北京协和医院

心脏疑难病例解析

（二）

方忻

方　全　朱文玲　张抒扬　主编

主　　编　　方　全　朱文玲　　张抒扬
副 主 编　　方理刚　沈珠军　　严晓伟
编　　者　（按姓氏笔画为序）

方　全　方理刚　王　辉　王芳菲　王崇慧　邓　华
叶益聪　田　庄　田　然　刘永太　刘颖娴　刘震宇
朱文玲　朱燕林　严晓伟　吴　炜　张丽华　张抒扬
李　玲　杨　明　杨　静　杨德彦　沈珠军　陈　未
陈太波　林　雪　范中杰　范俊平　金晓锋　赵昔良
倪　超　徐瑞燚　郭潇潇　高　鹏　常炳习　曾　勇
程中伟　程康安　谢洪智　韩业晨　赖晋智

中国协和医科大学出版社

图书在版编目（CIP）数据

心脏疑难病例解析. 第二集／方全主编. —北京：中国协和医科大学出版社，2016.10
ISBN 978-7-5679-0662-4

Ⅰ. ①心⋯　Ⅱ. ①方⋯　Ⅲ. ①心脏病-疑难病-病案-分析　Ⅳ. ①R541

中国版本图书馆 CIP 数据核字（2016）第 232623 号

北京协和医院

心脏疑难病例解析（二）

主　　编：方　全　朱文玲　张抒扬
责任编辑：田　奇

出版发行：中国协和医科大学出版社
　　　　　（北京东单三条九号　邮编 100730　电话 65260378）
网　　址：www. pumcp. com
经　　销：新华书店总店北京发行所
印　　刷：北京兰星球彩色印刷有限公司

开　　本：787×1092　1/16 开
印　　张：23
字　　数：460 千字
版　　次：2016 年 10 月第 1 版　　2016 年 10 月第 1 次印刷
定　　价：120. 00

ISBN 978-7-5679-0662-4

前　　言

五年以前我们出版了《协和心脏疑难病例解析》一书，该书在广大读者中引起了强烈反响。许多读者通过不同途径反映，希望我们继续出版相关病例，把北京协和医院的少见病，疑难病例展示到这一平台，加以分析与大家共同分享。为此我们对近年每周心内科大查房中的经典病例进行整理，加以分析，以"协和心脏疑难病例解析（二）"展现于此，希望这些病例分析能对各位的临床诊断治疗有所借鉴和帮助。

本册编写沿用第一册的基本格式。以患者的主要临床表现分类章节。由于本册病例未包含限制和缩窄的鉴别病例故取消，但加入了高血压、心脏瓣膜病等章节。不难看出，两书使用应该互为补充，逐步形成完善的临床病例参考系列。

北京协和医院作为卫计委重点临床疑难病诊治中心，我们在处理临床常见心脏疾病的同时面对各种疑难心脏问题，我们出版反映协和特色的病例解析，希望使大家从"支架"之外享受到缤纷色彩的愉悦。我们期待各位同行的宝贵意见和建议。

方　全　朱文玲　张抒扬

2016/9/16

目 录

第一章　心脏扩大、心力衰竭

第二章 心肌肥厚

第三章 急性心肌梗死或冠脉缺血

第四章　心律失常

第五章　高血压

第六章　心脏瓣膜病

第七章　心脏占位

第八章　其他

第一章　心脏扩大、心力衰竭

第一节　多发性大动脉炎

病例1　青年女性，左室扩大、左室收缩功能减低、多发动脉狭窄

视　点

　　一例21岁青年女性患者，临床表现为双侧肺炎，心脏扩大，左心室收缩功能重度减低，左心室血栓，大量蛋白尿，贫血，双侧胸腔积液，一侧积液为渗出性。起病前3个月有结核病接触史。仔细查体发现左侧桡动脉搏动微弱，测量发现双上肢血压不等，双下肢血压明显升高，最终确诊为大动脉炎，累及双侧锁骨下动脉、双侧肾动脉，同时合并肺结核、结核性胸膜炎、缺铁性贫血。治疗面临极大困难：①肾上腺皮质激素的使用与其可致结核扩散的风险；②应用抗凝剂治疗左心室内血栓与抗结核药物相互作用的复杂性；③监测血压困难；④治疗过程中患者分别发生与肾上腺皮质激素、降压药物、抗结核药物相关的多种不良反应，经及时处理、密切随诊均化险为夷，治疗1年后患者心脏功能、肾脏（肾脏功能，还是右肾结构也恢复了？因后文提及右肾萎缩）完全恢复正常。

病历摘要

患者，女性，21岁，在校学生。因咳嗽1月余，憋气不能平卧3周于2011年2月21日

入院。患者 2011 年 1 月 10 日受凉后出现频繁干咳、乏力，无发热，2011 年 1 月 20 日 CXR 提示双下肺多发斑片影，心影向左下增大（图 1），诊断为"肺炎"，先后予以莫西沙星口服，头孢替安、克林霉素静脉输注治疗，干咳较前好转。2011 年 1 月 27 日和 2 月 6 日两次复查 CXR 提示肺部斑片影逐渐吸收。但患者出现活动后气短、不能平卧、恶心呕吐、尿量减少、双下肢凹陷性水肿，外院诊断为缺铁性贫血，2011 年 2 月 14 日起就诊于我院急诊。血常规示：WBC 6.64×10⁹/L，N 0.63，Hb 89g/L；24 小时尿蛋白定量 3.19g；血 CK 101 U/L，CK-MB 0.2U/L，CTnI 0.44μg/L；ESR 32 毫米/第一小时；ANA（-），DNA（-）；D-Dimer 700U/L（0~420 U/L）；NT-proBNP 20042pg/ml。心脏彩超示：左室增大（舒张期末内径 56mm），左心室收缩功能重度减低，LVEF 25%，中度肺动脉高压（sPAP 62mmHg），左心室侧壁乳头肌处中低回声占位，活动度大，血栓可能（图 2）。急诊给予利尿剂治疗并于 2011 年 2 月 21 日入院。患者起病初曾有一过性左手麻木无力，起病 1 个多月来多次就诊发现左上肢血压不易测量，左侧桡动脉搏动弱。1 年来多次口腔溃疡。既往史：2010 年 10 月体检发现"贫血"，否认长期脱发、光过敏、外阴溃疡、皮疹、关节痛、雷诺现象等病史。在校大学生，平素挑食，2010 年 10 月寝室同学患"肺结核"。

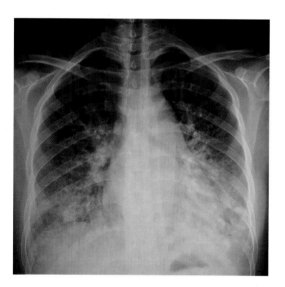

图 1　胸片提示双下肺多发斑片影，心影向左下增大

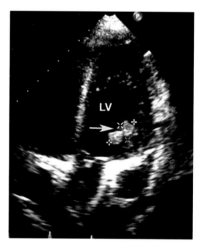

图 2　超声心动图：左心室内血栓，大小约 22.4mm×11.2mm

检查

入院查体　T 37.2℃，P 107 次/分，RR 30 次/分，右上肢 BP 130/90mmHg，左上肢 BP 100/80mmHg，左侧脉搏微弱，双下肢血压明显升高，均为 210/100mmHg。端坐位，贫血

貌，心界扩大，心率 107 次/分，奔马律，双肺未闻及干湿啰音。肝肋下 3cm，脾未及，双下肢不肿。全身各部位未及血管杂音。

实验室检查 血常规：WBC $7.09×10^9/L$，N 0.58%，Hb 96g/L，MCV 65.1fl，MCHC 320fl，PLT $448×10^9/L$，Ret 2.4%；外周血涂片（-）；血清铁 23μg/dl，TIBC 329μg/dl，SF 29ng/ml，骨髓增生正常，Coombs 试验（-）。各项检查提示缺铁性贫血。尿常规：Pro 5g/L。尿沉渣镜检：WBC/RBC（-）；24 小时尿蛋白为 3.19～1.69g。血生化：ALT 21U/L，TBil 19.1μmol/L，ALB 28g/L，Cr 87μmol/L，BNP 1790 pg/ml；复查 ANA+dsDNA、ANCA、抗 ENA、抗核抗体谱 19 项、心磷脂抗体均为（-），补体正常，IgA、IgG 正常，IgM 2.75g/L，hsCRP 64.15mg/L。

行右侧胸腔积液穿刺共引流液体 550ml，呈黄色混浊有凝块。白细胞 $350×10^6/L$，单核细胞 0.9，黎氏检查（-）；LDH 87U/L，TP 13g/L（血 LDH 307U/L，TP 61g/L）；结核感染的 T 细胞斑点试验 140，同时血结核感染的 T 细胞斑点试验<20；胸腔积液病原学（-）。

影像学检查

CXR：心影扩大，双肺多发斑片影，双侧胸腔积液。

CT：右肺上叶前段、中叶大片高密度影，两肺下叶多发淡片影及条索影，右肺门及纵隔明显肿大淋巴结，左侧叶间胸膜肥厚，双侧胸腔积液，以右侧为多，心包少量积液，盆腔积液；双腋窝及腹股沟区多发小淋巴结。CT 血管重建：大动脉炎不除外，双侧锁骨下动脉重度狭窄。主动脉及其多发分支管壁略增厚，右肺动脉管壁增厚；腹腔干起始部轻度狭窄；双肾动脉均为双支供血，右肾动脉上支纤细、下支闭塞，右肾萎缩伴大部梗死；左肾动脉上支起始部重度狭窄。双下肢血管未见异常。

治疗经过

入院初期治疗上给予监护、吸氧、三硝泵入，呋塞米静脉输注、螺内酯 20mg 口服及营养心肌等治疗，心腔内占位给予低分子肝素 4000IU 每日 2 次皮下注射，并过渡到华法林钠抗凝，保持 INR 在 2.5～3.0 之间，继续莫西沙星 0.4g qd 抗感染治疗，静脉注射 1 周后改为口服。贫血给予铁剂，并开始硝苯地平控释片（拜新同）30mg/d 口服，培哚普利 2mg/d 口服，在监测血压、血清肌酐稳定的情况下增加到 4mg/d。患者右上肢血压从 120～140/90mmHg 降至 90～100/70～80mmHg，双下肢血压从 220～240/130～150mmHg 逐渐降至 170～200/120～140mmHg，心衰症状改善，端坐呼吸消失，可以夜间高枕卧位，奔马律消失，停静脉注射呋塞米，开始 20mg bid 口服，之后开始给予卡维地洛 6.25mg/d 口服。多科会诊后诊断为大动脉炎累及心脏、肾脏致心脏扩大、心力衰竭、心室内血栓形成、大量蛋白尿、肾功能轻度下降，合并活动性肺结核、胸膜结核、缺铁性贫血。入院第 9 天开始口服泼尼松 55mg/d，环磷酰胺 0.4g 每周 1 次静脉注射治疗，同时加用异烟肼、利福平、乙胺丁醇口服保护性抗痨治疗。抗结核治疗开始后很快出现 INR 下降至 1.0 左右，不断增加华法林钠的剂量，仍然不能维持到大于 2.0，改换低分子肝素皮下注射。

加用泼尼松 55mg 后患者出现明显血压升高、头痛、眼睑水肿、呼吸困难加重、上腹部不适、反酸，加用奥美拉唑 20mg 后胃肠道反应消失。由于左侧上肢无脉，右侧上肢血压测量也较为困难，且患者右锁骨下动脉狭窄不能保证所测血压准确，入院后坚持测量双下肢血压，激素治疗后血压又上升到 200~220/130~140mmHg，反复调整降压药物，硝苯地平控释片增加到 30mg q12h，增加了氢氯噻嗪 25mg qd，培哚普利也增加到 4mg qd，螺内酯 20mg bid（为维持血钾），后又增加了多沙唑嗪 2mg q12h，经 2 周多时间调整，下肢血压又恢复到 170~200/120~140mmHg。从 3 月 20 日左右患者又出现面部皮疹，并逐渐增多蔓延至头颈部、双前臂，考虑为药疹，在泼尼松、环磷酰胺保持不变的情况下停服抗结核药物乙胺丁醇后，皮疹有改善，但仍有新发皮疹出现，逐一停服硝苯地平控释片、补铁剂、莫西沙星、钙剂，无效，在停用培哚普利后皮疹明显减轻，判断为乙胺丁醇、培哚普利导致的药疹。逐渐恢复其他药物治疗，改用福辛普利 10mg 后未再出现皮疹。

3 月 31 日复查患者心脏超声：左心室内血栓消失，左室舒张末内径从 58mm 减小到 54mm，左室射血分数（LVEF）从 25% 升到 36%，肺动脉压从 58mmHg 恢复到正常范围的 33mmHg。停用低分子肝素，继续华法林钠 6mg 抗凝，保持 INR 在 2.0 左右。此后患者恢复比较顺利，血压稳定，于 4 月 13 日出院。出院时血 Hb 135g/L，24 小时尿蛋白 1.31g，血 ALB 36g/L，复查胸部 CT 炎症消失，胸腔积液消失，右上肢血压 120/80mmHg，下肢血压 180/100mmHg，可慢走 400 米，心功能Ⅲ级。继续服用硝苯地平控释片 30mg q12h，多沙唑嗪 2mg q12h，福辛普利 10mg qd（最大剂量），卡维地洛 6.25mg q12h，氢氯噻嗪 25mg qd、螺内酯 20mg qd，呋塞米 20mg 隔日 1 次及奥美拉唑、门冬氨酸钾镁片、钙剂、铁剂、维生素 C，泼尼松 45mg qd，环磷酰胺 0.4g 每周 1 次静脉推注，继续口服异烟肼、左氧氟沙星抗结核，门诊调整治疗。

患者出院后门诊随诊治疗，上述药物坚持应用，初期血压仍较高，福辛普利曾加量至 15mg qd，卡维地洛逐渐增加剂量，泼尼松缓慢减量，每月减量 5mg，环磷酰胺保持不变。2 周后在恢复口服利福平后又出现皮疹，停用利福平，抗过敏治疗同时加用吡嗪酰胺，患者再次出现皮疹，停用吡嗪酰胺，改为利福喷丁 150mg，每周 2 次口服，无不良反应。随泼尼松缓慢减量患者血压开始下降，根据血压变化逐渐减少硝苯地平控释片、多沙唑嗪剂量。5 月 23 日复查心脏超声：LVDd 52mm，LVEF 46%，左室内未见血栓影。血 Hb 稳定，ALB 恢复正常，血清 Cr 50~68μmmol/L 之间，尿常规（-），24 小时尿蛋白 0.29g。多沙唑嗪于 2011 年 7 月停用，7 月底复查心脏超声示左室 LVDd 52mm，LVEF 50%，于 8 月停用华法林钠、硝苯地平控释片，呋塞米于 10 月停用。2011 年 12 月，患者泼尼松减至 10mg qd，环磷酰胺改为 0.6g 每 2 周注射 1 次，同时开始口服硫唑嘌呤 100mg qod，重叠 6 周后停环磷酰胺（环磷酰胺总剂量 15g）。心脏治疗方面：卡维地洛 25mg bid，福辛普利 10mg qd，氢氯噻嗪

12.5mg qd，螺内酯 10mg qd 维持。血压：右上肢 80~90/60mmHg，下肢在 150/90mmHg 左右。患者无任何症状，心功能恢复正常，于 2012 年 2 月底复查心脏超声：LVDd 50mm，LVEF 56%。24 小时尿蛋白 0.21g。患者返回学校上学。2012 年 8 月，考虑患者抗结核药物（异烟肼、利福喷丁）应用 17 个月，复查胸部 CT 无异常，ESR 正常，CRP（-），停服异烟肼、利福喷丁。

患者目前仍在随访中。目前用药：福辛普利 10mg qd，卡维地洛 25mg qd，泼尼松 5mg/7.5mg 交替使用，硫唑嘌呤 100mg 每周 2 次，钙剂及间断补充铁剂。2016 年 2 月复查心脏彩超：LVDd 46mm，LVEF 60%。尿 Pro（-），血 Cr 48μmol/L。

本例特点

①青年女性，急性病程；②双侧肺炎，抗感染治疗有部分作用，双侧胸腔积液，一侧为渗出性；③心脏扩大、左室收缩功能重度减低、左心室血栓；④大量蛋白尿，但尿常规无红细胞、管型等；⑤缺铁性贫血；⑥明确的结核病接触史；⑦查体：双上肢血压不等，下肢血压显著升高；⑧诊断明确，治疗困难，难题接二连三，药物不良反应层出不穷。

诊治思维

在辅助检查技术日新月异的今天详细的询问病史和仔细的体格检查仍是非常重要的，如更早发现左侧桡动脉搏动微弱、血压测量困难、双上肢血压不等，结合整个病史及实验室检查患者大动脉炎的诊断并不困难。

虽然多系统受累还需考虑系统性红斑狼疮等，但患者各种自身抗体等免疫指标均阴性，临床上不支持。多系统受累还要考虑代谢性疾病，如系统性淀粉样变也可出现心力衰竭、大量蛋白尿、多浆膜腔积液，但心脏淀粉样变多发生于中老年人，在影像学上表现为心肌增厚、限制性舒张功能减低为主，晚期可出现收缩功能减低，罕见心室扩大，因此不支持淀粉样变。此外患者起病初血白细胞升高，干咳、双侧肺炎经抗生素治疗肺部炎症有吸收，表明曾有感染，后出现心脏扩大、心衰、CTnI 轻度升高，提示急性心肌炎。但急性心肌炎多为病毒感染引起，通常病程更急骤，由于没有代偿往往患者心衰的临床表现更严重，当左室扩大 LVEF 低至 25% 时患者多表现为心源性休克、泵衰竭、低血压，不会出现下肢血压高、上肢血压不等，因此不支持病毒性心肌炎的诊断。

患者心脏扩大、心力衰竭与大动脉炎导致的高血压有关，但与原发性高血压的心脏改变不同，呈现扩张型心肌病的表现，可能与大动脉炎的直接心肌损害相关。Ghosh 等报道 195 例大动脉炎患者中有 12 例扩张型心肌病，占 5.6%，我院也有类似报道。以往观察和研究表明，在大动脉炎的血管损伤和大动脉炎心肌炎的发病中，HLA-Ⅰ、HL-AⅡ以及 ICAM-1、自然杀伤细胞和 γδT 淋巴细胞等细胞免疫功能的改变发挥了重要作用。因此，激素、免疫抑制剂治疗有效。Talwar 等报道，激素、免疫抑制剂治疗后，不仅患者临床症状好转，而且重复心肌活检提示心肌炎样改变消失。

患者胸腔积液为渗出性，肺部表现不仅与心力衰竭相关，也存在感染，在反复的抗感染治疗后炎症没有消失且同时存在胸膜炎，患者近期有明显的结核病接触史，胸腔积液 T-SPOT-TB 明显高于血 T-SPOT-TB，因此结核感染不能除外。

大动脉炎的治疗需要使用激素和免疫抑制剂，结核病在这种情况下极易扩散，因此同时进行抗结核治疗是必要的，这明显增加了药物不良反应的概率。利福平与华法林钠有明显的相互作用，患者心室内血栓必须抗凝，使用利福平后 INR 明显下降，华法林钠增加到 7.5mg 仍不能达标，只能使用低分子肝素皮下注射。服用肾上腺皮质激素后血压显著升高、胃肠道反应、水钠潴留、水肿再出现，都增加了治疗的难度。而随着肾上腺皮质激素逐渐减量，患者血压也随之变得易于控制，需要及时调整降压药的剂量和种类，在此过程中首先要考虑保留对心脏、肾脏都有益处的 ACEI 和 β 受体阻断剂，为减轻水钠潴留、水肿，利尿剂也是必要的。CCB 和 α 受体阻断剂是最后考虑使用并首先考虑减停的。

患者无论在住院期间还是出院以后，治疗过程中多次发生药疹，尽管同时应用较高剂量的肾上腺皮质激素和环磷酰胺，仍然对乙胺丁醇、培哚普利、利福平、吡嗪酰胺过敏，在此过程中需要付出极大的耐心和细致的观察以做出正确的判断。为减少药物治疗的不良反应，应根据病情变化及时准确调整治疗方案，如在患者心室内血栓已经消失、心脏收缩功能改善、LVEF 恢复到 40% 以上后即可停用华法林抗凝治疗，这样可以减轻治疗的复杂程度。

治疗策略的思考

患者在多脏器功能严重受损情况下诊断及治疗成功得益于临床密切观察和多科协作，对治疗当中可能出现的并发症要做到心中有数，一旦出现应及时处理，即使是心血管科医生也要具备全面的内科知识和熟悉各种临床药理学，以应对复杂的临床变化。早期诊断、及时治疗、合理地调整治疗方案、密切观察疗效和不良反应并及时处理是改善患者预后的关键。

参　考　文　献

1. Ghosh S, Sinha DP, Mitra D, et al. Dilated cardiomyopathy in non-specific aortoarteritis. *Indian Heart J*, 1999, 51 (5): 527-531.
2. Talwar KK, Chopra P, Narula J, et al. Myocardial involvement and It's response to immunosuppressive therapy in nonspecific aortoarteritis (Takayasu's disease) -a study by endomyocardial biopsy. *Int J Cardiol*, 1988, 21 (3): 323-334.

病例 2　青年女性，左室扩大、左右室收缩功能减低、多发动脉狭窄

视　点

本例为一 15 岁的女性患者，以下肢红斑起病，以乏力加重伴喘憋、咯血来诊。胸部 CT 有左上肺团块，超声心动图有全心收缩功能严重下降，合并有心室内附壁血栓形成。住院期间行动脉超声发现多个动脉内膜增厚及狭窄，符合大动脉炎的临床诊断标准，在结合感染科的意见后给予患者足量激素及四联抗结核治疗，患者临床症状迅速缓解，随诊期间复查超声心动图显示附壁血栓消失，心脏收缩功能恢复。本例提示，对于大动脉炎患者，尤其是青少年患者，合并急性心衰者并不少见，其累及心脏主要机制为心肌炎性改变，此时及时给予激素治疗能够迅速改善心衰症状。

病历摘要

患者，女性，15 岁。因双下肢红斑 1 年，全身乏力 1 个月，喘憋、咯血 2 周入院。患者 1 年前腹泻后出现双下肢红斑，呈隆起性，有压痛，伴低热，体温最高为 37.5℃，伴盗汗、乏力、双下肢疼痛，无咳嗽、咳痰、消瘦，无皮疹，就诊于天津血研所，诊断为自身免疫病结节性红斑，予胸腺肽、白芍总苷、硒酵母片、中药治疗（具体不详），红斑逐渐消退，体温恢复正常，仍间断有双下肢活动后无力，无关节肌肉红肿、疼痛。1 个月前出现爬 2 层楼梯不能，伴咳嗽、咳白色泡沫样痰，食欲下降，间断有恶心、呕吐，左侧前臂结节红斑，性状同前，小便泡沫增多，无颜色加深，小便量减少。外院查尿常规：WBC 20/μl；CRP 58mg/L，ESR 18mm/h，免疫球蛋白+补体+RF+ASO 阴性，抗核抗体 8 项、ANA、AECA、肌炎抗体谱阴性，未予明确诊治，乏力症状逐渐加重。2 周前出现平卧位症状明显，夜间偶有憋醒，坐位休息后好转，伴双下肢（累及大腿）、背部下垂部位、眼睑部凹陷性水肿，伴咯血，呈鲜红色，每日 2~4 次，每次 5ml 左右；就诊于当地医院，查血常规：WBC 10.7×10^9/L，NEUT 8.15×10^9/L，Hb 133g/L，PLT 278×10^9/L；Pro-BNP 12653pg/ml；胸

片、胸部 CT（图 1）：左上肺团块影，双肺多发斑片状磨玻璃影、密度增高影及树芽征；超声心动图：左心大（52mm），左心腔内高回声，考虑血栓。肺动脉压增高（56mmHg），LVEF 28%；予呋塞米、螺内酯利尿及补钾治疗，全身水肿较前好转，乏力、憋气缓解不明显。患者至北京阜外医院查超声心动图：全心轻度增大，左室壁厚度正常，各节段运动幅度呈弥漫性减弱，右室壁中下段运动幅度明显减低，左室腔内可见等回声强度团块附着于心尖部，较大者 38mm×22mm。印象：心肌受累疾患（双心室均受累），左室内血栓形成，二尖瓣、三尖瓣少量反流，心功能不全，肺动脉高压（轻度，43mmHg），LVEF 22%，考虑心衰原因不明，至我院门诊就诊。

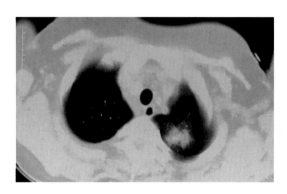

图 1　胸部 CT 示左上肺病变

既往史：每年口腔溃疡 2~3 次，非痛性，近 1 年脱发明显，近 2 周口干明显，有轻度眼干。否认光过敏、关节痛、外阴溃疡、雷诺现象等。近 2 周体重增加 2.5~3kg。

检查

查体　左上肢血压 161/114mmHg，右上肢血压 140/？mmHg，下肢血压测不出，叩诊心界扩大，心率 120 次/分，律齐，无杂音。肝肋下 2~3 指，移动性浊音（-），双下肢轻度水肿，双足背动脉搏动未及，右侧桡动脉搏动弱。

实验室检查　血常规：WBC $8.92×10^9$/L，N % 0.53，Hb 143g/L，PLT $182×10^9$/L。血气分析：pH 7.525，PCO_2 27.6mmHg，PO_2 92.5mmHg，$cHCO_3^-$ 22.7mmol/L，SO_2 97.8%，cLac 3.7mmol/L。凝血功能：PT 17.7s，APTT 34.7s，FBG 2.42g/L，D-Dimer 15.20mg/L。生化：ALB 23g/L，TBil 29.9μmol/L，DBil 14.3μmol/L，LD 474U/L，UA 543μmol/L，Cr（E）66μmol/L，Urea 4.01mmol/L，K 3.9mmol/L，LDL-C 2.90mmol/L，CK 137U/L，CK-MB-mass 0.7μg/L，cTnI 0.078μg/L，NT-proBNP 14761pg/ml。尿常规 + 沉渣：RBC 21.8/μL，Pro ≥ 3.0g/L；24h-UP 5.2g。尿蛋白电泳：肾小球性蛋白 100%；hsCRP 40.00mg/L，ESR 2mm/h，补体（-），Ig（-），ANA18 项、ENA（4+7）、ANCA 均为阴性，LA、ACL、B2GP1 均为阴性；痰病原学（-）×2 套；TB-SPOT、隐球菌抗原、G 试验均为阴性。$β_2MG$ 2.320mg/L，血清蛋白电泳、血免疫固定电泳、尿免疫固定电泳均为阴性。肿瘤标志物（-）。甲功（-）。

超声心动图（图 2）：心肌病变，全心增大；左室舒张末内径 49cm，左室收缩功能重度减低，LVEF 12%（双平面法），TAPSE 7mm；室壁运动普遍重度减低；左室限制性舒张功能减低。左室内可见大小约 62mm×20mm 和 40mm×13mm 附壁血栓回声；右室内可见大小约24mm×8mm附壁血栓回声；轻度肺动脉高压，少量心包积液。

心脏 MRI：左室增大，左室腔内血栓可能，右室中下部肌小梁增多，左右室收缩功能下降，LVEF 30.5%，RVEF 41.4%，室间隔及左室下壁心肌内多发可疑小片延迟强化；冠脉CTA 未见明显异常；CTPA：右肺动脉多发栓塞；左肺下叶基底段肺动脉纤细。

血管超声（图 3）：左侧颈动脉内中膜增厚；右侧肱动脉近心段局限性重度狭窄，范围长约 3.5cm，最窄处管腔内径约 0.10cm，PSV 296cm/s；RI：0.68；双侧股总、股浅动脉管壁增厚，双侧股总、股浅动脉狭窄，左侧为著；余外周动脉、腹主动脉、肾动脉均正常。PET-CT：骨髓代谢高；双肺多发代谢高斑片索条影。

治疗经过 考虑患者大动脉炎可能性大，合并肺结核不除外，加用泼尼松 50mg qd 口服，并同时加用四联抗结核治疗；心脏治疗方面加用培哚普利、美托洛尔抗心衰治疗；加用足量激素后，患者症状逐渐缓解，出院前行 6 分钟步行实验：345 米，未诉胸闷、憋气；复查超声心动图：左室附壁血栓；左室收缩功能减低（LVEF 41%）；各房室内径正常。出院 2个月后复查超声心动图：心室附壁血栓消失，左室收缩功能恢复正常（LVEF 59%）。复查胸部 CT：原左上肺病变完全消失。查体有双侧桡动脉搏动恢复，血压正常，遂逐渐减停培哚普利及美托洛尔。

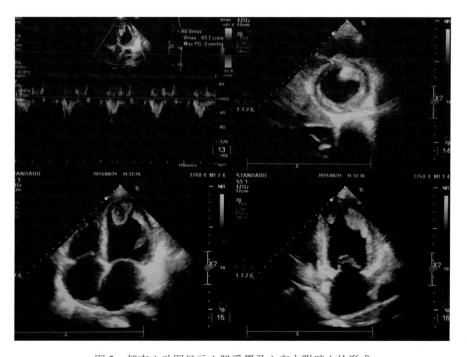

图 2 超声心动图显示心肌受累及心室内附壁血栓形成

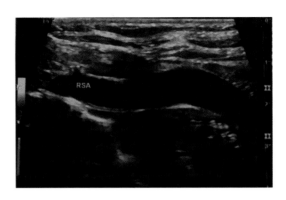

图 3   右侧肱动脉超声显示管腔重度狭窄

关于大动脉炎的诊断

大动脉炎是指主动脉及其主要分支的慢性进行性非特异性炎性疾病，病变多见于主动脉弓及其分支，其次为降主动脉、腹主动脉和肾动脉；主动脉的二级分支，如肺动脉、冠状动脉也可受累；受累的血管可为全程动脉炎；早期血管壁为淋巴细胞、浆细胞浸润，偶见多形核中性粒细胞及多核巨细胞，由于血管内膜增厚，导致管腔狭窄或闭塞；多发于年轻女性，30 岁以前发病约占 90%，40 岁以后较少发病；根据病变部位可以分为 4 种类型：头臂动脉型（主动脉弓综合征）、胸-腹主动脉型、广泛型和肺动脉型。

目前常用的诊断标准为 1990 年美国风湿病学会的分类标准：①发病年龄 ≤40 岁，即40 岁前出现症状或体征；②肢体间歇性运动障碍，活动时 1 个或多个肢体出现逐渐加重的乏力和肌肉不适，尤以上肢明显；③肱动脉搏动减弱：一侧或双侧肱动脉搏动减弱；④血压差>10mmHg，即双侧上肢收缩压差>10mmHg；⑤锁骨下动脉及主动脉杂音，即一侧或双侧锁骨下动脉或腹主动脉闻及杂音；⑥血管造影异常，主动脉一级分支或上下肢近端的大动脉狭窄或闭塞，病变常为局灶或节段性，且不是由动脉硬化、纤维肌发育不良或类似原因引起。符合上述 6 项中的 3 项者可诊断本病，此诊断标准的敏感性和特异性分别为 90.5%和 97.8%。

对本例患者进行分析，其满足①②③④共 4 条大动脉炎的诊断标准，所以其大动脉炎诊断明确，根据患者有多个动脉受累，故分型为广泛型。

大动脉炎的心脏受累

在大动脉炎的患者中，心脏受累并不少见，可表现为高血压心脏病、心肌病变、冠状动脉病变、心脏瓣膜病变、肺动脉高压、右心衰竭等。

大动脉炎患者中1/3合并高血压，长时间的血压增高可使左心室肥厚、扩大并最终导致充血性心力衰竭，部分患者虽然高血压时间不长，但因发病急骤，短时间内可导致左心快速增大，当病情及血压控制后，其心脏大小可很快恢复正常。

心脏瓣膜病变中主动脉瓣反流最常见，发生率为15%～50%，通常表现为瓣环的扩张和瓣叶的关闭不全，多发生在主动脉根部并形成瘤样扩张，主动脉瓣关闭不全可以从无症状到迅速加重导致心力衰竭，而二尖瓣和三尖瓣的瓣膜病变相对较轻微。

冠状动脉作为主动脉的一级分支，亦可作为受累血管，冠状动脉受累的比例最高可达60%，但仅有5%～20%的受累患者有症状，可以表现为心绞痛、急性心肌梗死、心律失常、传导系统异常和慢性心衰，冠状动脉受累部位多以左右冠状动脉开口及近段常见，大约占70%，其他患者可以表现为局限或弥漫的狭窄、瘤样扩张等；血管的炎性改变是冠状动脉受累的主要机制，而冠状动脉开口狭窄常受累主要是因为相邻的主动脉病变较重导致内膜层增生及纤维层回缩，同时早发动脉粥样硬化和慢性炎症状态也会导致冠状动脉病变。

心肌病变也是大动脉炎心脏损害的另一个常见类型，分为两种形式：心肌急性炎性改变和慢性心肌病样改变；对于心肌炎性改变机制的研究发现大动脉炎患者动脉血管壁上的炎症反应同样可以发生在心肌，就包括细胞毒性因子介导的炎症反应，大量的淋巴细胞浸润等，同时个别报道显示人白细胞表面抗原DR（HLA-DR）在心内膜细胞上表达，并发现心肌内膜小血管壁上免疫复合物的沉积，即细胞毒素机制和自身免疫性的损伤导致了心肌本身的损害。此类患者心力衰竭发生率较高，因发现时多处于活动期，激素和免疫抑制剂疗效较好，重复心肌活检可以观察到心肌炎性改变消失。对心肌病变患者的研究发现，此类人群的平均发病年龄低于大动脉炎的平均发病年龄，提示了心肌病变患者年龄更小，甚至是以青少年为主要发病人群；而慢性的心肌病变样改变则多是由慢性高血压（70%的大动脉炎患者）、瓣膜病变、冠状动脉缺血引起的，在纠正了继发的因素（如植入肾动脉支架、瓣膜置换、血运重建），并给予充分的药物治疗后，慢性心衰的改变可以得到一定程度的改善。

大动脉炎的肺内改变

大动脉炎累及肺内的改变多见于累及肺血管，据统计最高可达50%的患者有肺动脉的受累，主要表现为肺动脉高压。在某些情况下毛细血管后压力增高也引起肺脉高压，但肺内血管炎性的改变并不多见。本例患者的肺内病变是结核性病变还是肺内血管炎所致病变，尚无类似文献报道支持。

与其他类型血管炎的鉴别诊断

巨细胞性动脉炎　累及心脏相对少见（<5%），可以表现为心包炎、冠状动脉炎性改

变、心肌炎性改变、升主动脉扩张所致的主动脉瓣反流，但疾病本身多发生于老年人，并同时伴有心脏外表现，如颅内病变和风湿性多肌痛，也可以表现为急性冠脉综合征样的改变，并导致严重的后果。本例患者的年龄及心脏外表现不支持巨细胞性动脉炎诊断。

结节性多动脉炎　患者中心脏受累占 5%~20%，可以表现为冠状动脉炎、纤维素性心包炎、心肌炎则非常少见。此类患者都有明显的胸痛症状，而冠状动脉炎可以表现为冠状动脉管壁增厚、管腔狭窄、附壁血栓形成、夹层和瘤样扩张，也可以表现为微血管病变而血管造影显示冠状动脉完全正常，其导致的严重心肌缺血和高血压可以导致严重的心衰。本例患者没有胸痛症状，且冠状动脉的影像学特点也不支持冠状动脉炎诊断。

嗜酸性肉芽肿性炎血管炎　患者心脏受累十分常见（15%~60%），主要表现为心包炎和心肌病变，瓣膜受累亦不少见，约 3% 的患者表现为冠状动脉炎和传导阻滞，心室内血栓形成仅见于个案报道，临床症状主要表现为心律失常和心衰。心肌损伤的机制为嗜酸性粒细胞的细胞毒性所致，即导致心内膜下心肌纤维化、心肌内淋巴细胞浸润等。实验室检查可以发现嗜酸性粒细胞明显增多。心脏受累患者的 MRI 表现多为对比剂的延迟显像，主要由于活动性心肌炎和心内膜下心肌纤维化所致，虽然心内膜下心肌纤维化同样见于心肌缺血患者，但嗜酸性肉芽肿性炎血管炎患者的纤维化并不局限于特定血管血流支配的区域。本例患者没有嗜酸性粒细胞增多，虽然有心室内血栓形成，但综合患者病情亦可以除外嗜酸性肉芽肿性炎血管炎。

肉芽肿性血管炎和显微镜下多动脉炎　患者心脏受累较少见（1%~6%），而且多表现为心包炎和心律失常，而表现为心肌炎、冠状动脉炎和心脏内血栓患者的比例仅为 1%~2%，而且此类患者均有血清学 ANCA 相关性抗体检测阳性。本例患者没有检出抗体，且临床其他表现亦不支持肉芽肿性血管炎和显微镜下多动脉炎。

贝赫切特综合征（白塞病）　患者心脏受累比例约占 6%，其中心包炎最常见（39%），其次为瓣膜病变（27%，主要为主动脉瓣），再次为冠状动脉炎引起的心肌梗死（17%），少数患者可以表现为心肌炎，同时所有心脏受累患者中有 19% 的患者可以合并有心脏内血栓形成，且心脏受累患者多为男性。本例患者为女性，并没有动静脉同时受累的表现，所以也能够除外贝赫切特综合征引起的心肌损害。

本例患者诊治的思考

患者为青少年女性，以结节红斑、乏力加重、喘憋就诊，心脏受累表现为全心严重衰竭、左右心室同时形成血栓、肺动脉高压、肺栓塞。随后的检查没有发现冠状动脉受累，心脏 MRI 所见支持心肌病变；外周动脉检查发现肱动脉和下肢动脉狭窄伴有双上肢压力差，从患者血管病变入手可以诊断大动脉炎，但心脏受累表现似乎与大动脉常见的心脏受累不完全相符，表现为心肌受累起病急且非常严重，但通过系统检查又基本除外了罹患其他类型血管炎的可能性，最终确诊为大动脉炎心肌受累，经过激素和免疫抑制剂的治疗，患者心衰症状迅速得到缓解，心功能快速改善，从患者对激素治疗的反应也证实患者心肌炎性病变是心功能短期内快速恶化的主要原因。

参 考 文 献

1. 朱卫国，林雪等. 大动脉炎患者心脏损害临床表现. 中国临床免疫和变态反应杂志，2011，5（3）：217-220.
2. Eli Miloslavsky, Sebastian Unizony. The heart in Vasculitis. Rheum Dis Clin N Am, 2014,（40）：11-26.

第二节　嗜酸性粒细胞心肌炎

病例3　血嗜酸性粒细胞增多、全心扩大、全心衰

视　点

　　本例为一66岁的男性患者，以皮肤变红、瘙痒为首发症状，之后出现心力衰竭表现。患者皮肤弥漫潮红、表面大量脱屑，符合剥脱性皮炎（红皮病）诊断，需要查找剥脱性皮炎背后的原因。首诊时化验检查的突出异常为外周血嗜酸性粒细胞增多，因患者无常见的继发因素，TCR基因重排和FIL1P1-PDGFRA基因阴性；结合外周血嗜酸性粒细胞计数（EOS）>$1.5×10^9$/L，超过1个月；存在多器官受累。故临床怀疑为高嗜酸性粒细胞综合征（HES）。不过，我们尚没有获得患者组织中嗜酸性粒细胞浸润的确切病理，是否存在某些肿瘤（如淋巴瘤）或诊断特发性的HES亦需进一步检查和随诊。实际上，无论何种原因导致的嗜酸性粒细胞增多，嗜酸性粒细胞浸润心脏均可引起心内膜、心肌、瓣膜病变，导致心衰、心律失常、心腔内血栓、栓塞等临床表现。本例患者心脏突出表现为心脏扩大及收缩和舒张功能的显著下降，心脏核磁延迟钆显像提示弥漫性心肌细胞、瓣膜的炎症、水肿或纤维化。在使用激素并规律给予抗心力衰竭及预防心室重构治疗后，患者心脏功能和大小可恢复正常。本例提示：对于EOS增多后出现心力衰竭的患者，应注意EOS浸润引起的心脏损伤，需明确EOS增多原因，尽快降低EOS，减少其对脏器侵犯；提高患者依从性与良好的预后相关。

病历摘要

　　患者，男性，66岁。因皮肤变红、瘙痒1年余，干咳、憋气、双下肢水肿10天入院。2012年初无明显诱因出现全身皮肤变红、增厚，伴瘙痒、脱屑。外周血嗜酸性粒细胞35%，计数$4.39×10^9$/L；骨髓涂片示增生活跃，EOS比例升高至25%。抗核抗体、抗可溶性核抗原抗体、抗中性粒细胞胞浆抗体均阴性；结核感染T细胞斑点试验（TB-SPOT）阴性；粪

便查寄生虫及幼虫鉴定 3 次均为阴性。胸腹盆腔 CT 见纵隔、腹膜后及肠系膜区多发淋巴结肿大。腹股沟淋巴结活检：符合皮病性淋巴结炎；皮肤活检病理示真皮全层血管周围较多慢性炎症细胞浸润，未见 EOS；皮肤 TCR 基因重排阴性，FIL1P1-PDGFRA 基因阴性；诊断为剥脱性皮炎，予甲泼尼龙 48 mg/d 口服治疗，患者皮肤发红及瘙痒改善，淋巴结缩小。激素治疗后 2 天 EOS 降至 0.67×10⁹/L。此后甲泼尼龙每周减 4mg。服用激素第 3 天患者出现喘憋、不能平卧，心电图示窦性心动过速，心率 109 次/分；超声心动图示：左心室射血分数（LVEF）42%，心肌病变，左室室壁运动普遍减弱。考虑急性左心衰，在皮肤科予利尿、静脉输注硝酸酯类药物治疗后好转出院。

2013 年 2 月患者受凉后出现发热，体温最高达 38~39℃，伴畏寒及咳嗽、咳白黏痰，拉丝，并逐渐出现憋气，夜间不能平卧，双下肢凹陷性水肿，自行停用甲泼尼龙（当时 20mg/d），收入心内科。查血常规示：白细胞 19.11×10⁹/L，中性粒细胞 0.89%，EOS 0，Hb 108g/L；肝肾功能：丙氨酸转氨酶 1260U/L，肌酐 135μmol/L，乳酸脱氢酶 3800U/L；肌钙蛋白 I 0.101ng/ml；N 末端脑钠肽前体（NT-proBNP）5140.73 pg/ml；血沉 51 毫米/第 1 小时；动脉血气：pH 7.546，PCO_2 24mmHg，PO_2 63mmHg，SiO_2 92%，Lac 2.4mmol/L。超声心动图示：左心室壁各节段收缩幅度减低，LVEF 40%。心肌磁共振成像示：左心室收缩功能减低，LVEF 18%，部分心内膜延迟强化（图 1）。胸部 CT 示双肺弥漫性磨玻璃样改变。冠状动脉 CT 造影未见明显异常。考虑肺部感染、心力衰竭，予盐酸莫西沙星、哌拉西林钠/他唑巴坦钠、磺胺等药物抗感染及抗心力衰竭治疗，患者体温下降，但憋气无好转，动脉血氧饱和度进行性下降，胸部 CT 示双肺弥漫渗出影较前加重。遂行支气管镜及肺泡灌洗，灌洗液巨细胞病毒（CMV）-DNA 为 2000 copies/ml，其他病原学检查阴性。诊断 CMV 肺炎明确，予更昔洛韦治疗 4 周，复查 CT 示双肺病变较前明显吸收，一般情况好转出院。患者出院后不久再次停用所有药物。2013 年 5 月患者无明显诱因出现尿量减少（300ml/d），双下肢重度凹陷性水肿、不能平卧、干咳，偶有憋醒、咳粉红色泡沫痰，无发热，为诊治再次入院。既往否认药物过敏史。

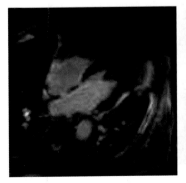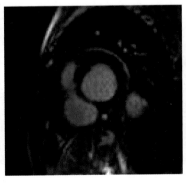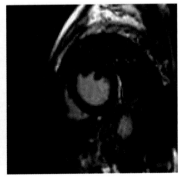

图 1 2013 年 2 月左心室收缩功能减低，LVEF 20%，部分心内膜延迟强化

检查

查体　BP 101/79mmHg，SpO$_2$ 97%。双侧腋下及腹股沟可触及多个肿大淋巴结，最大者 2cm×2cm，无触痛。双肺肩胛下角线第 8 肋下叩诊呈浊音，双肺底闻及少许细湿啰音。心界向左下扩大，心率 125 次/分，律齐，未及杂音。腹软，肝肋下 1 横指，移动性浊音（-）。双下肢、腰骶部及阴囊重度凹陷性水肿。

实验室检查　血常规：WBC 12.60×10^9/L，NEUT% 0.86，EOS 0.00～0.32×10^9/L，余（-）。生化：ALT 21～91U/L，Cr（E）79μmol/L。凝血：PT 14.6s，D-Dimer 4.31mg/L。CK-MB-mass 2.2μg/L，cTnI 0.069μg/L；NT-proBNP 12549pg/ml；ESR 15mm/h；hsCRP 68.62mg/L。补体+免疫球蛋白+ASO+RF 正常。肿瘤标志物阴性。血清免疫固定电泳、血清蛋白电泳及 U-β$_2$MG 阴性。

影像学检查

心电图：心率 125 次/分，窦性心动过速，肢导低电压。肺 HRCT：双肺可见渗出影及胸膜下结节。超声心动图：全心大，左室心内膜回声增强，左室收缩功能重度减低（LVEF 12%），左室舒张功能减低，轻中度肺动脉高压（55mmHg），下腔静脉增宽（图 2 A-C）。心脏核磁：左右心室和左右心房心内膜下及左右房室瓣线样延迟强化，室间隔及左右心室部分乳头肌延迟强化，较 2012 年 2 月延迟强化范围明显增大（图 3）。PET/CT：双肺及双侧腋下多发代谢稍增高结节（SUV 0.5～1.9），反应性增生可能性大。

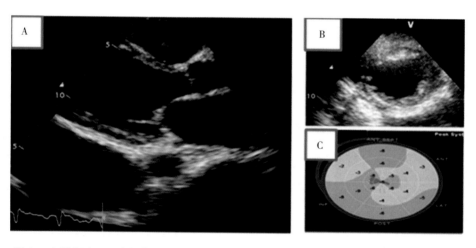

图 2　心脏超声 A：胸骨旁长轴切面示左心增大，大量胸腔积液；B：左心室短轴心尖部见内膜增厚，回声增强，可疑血栓；C：超声心动图二维斑点追踪技术分析心肌应变，左心室心肌整体收缩峰值应变显著降低

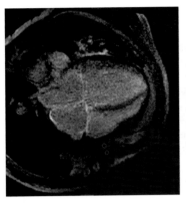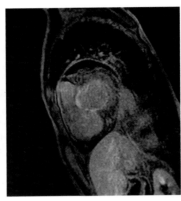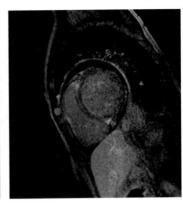

图 3　2013 年 5 月左右心室和左右心房心内膜下及左右房室瓣线样延迟强化，室间隔及左右心室部分乳头肌延迟强化

骨穿涂片：嗜酸性粒细胞比例增高 12%，余大致正常。

骨髓活检：骨髓组织中造血细胞明显减少，绝大部分为脂肪组织，极少量造血组织中可见成熟中性粒细胞，巨核细胞罕见。

治疗经过

入院后予静脉输注呋塞米，后改为布美他尼 1mg tid、地高辛 0.125mg qd、卡托普利 3.125mg tid、螺内酯 20mg Qd 口服。患者憋气症状逐渐好转，夜间可平卧入睡，双下肢水肿减轻，体重由入院时的 57kg 降至 45.3kg。出院时予地高辛 0.125mg qd、雷米普利 10mg qd、螺内酯 20mg qd、卡维地洛 12.5mg bid 口服。

随访

患者出院后规律服用 ACEI、β 受体阻滞剂和螺内酯，心脏功能逐渐恢复，一般情况好，日常活动不受限，但皮肤仍有增厚、变红。多次查外周血嗜酸性粒细胞计数均为 0。因该患者是否合并某些肿瘤（如淋巴瘤）或诊断特发性的 HES 尚不明确，故定期在我院血液科、心内科门诊随访。1 年后查心脏彩超显示心腔内径恢复正常，左心室 LVEF60%；复查心脏 MRI 示左室内径正常，LVEF59%，心内膜下极少量延迟强化。

关于剥脱性皮炎常见的病因

患者为老年男性，皮肤弥漫潮红，表面大量脱屑，符合剥脱性皮炎的诊断。剥脱性皮炎是一种严重的炎症性皮肤病，炎症性红斑面积可达体表面积 90%，又称红皮病、剥脱性红斑、红人综合征。其治疗取决于原发病。其病因应考虑以下疾病。

炎症性皮肤病： 原有皮肤病典型皮损特点的临床证据或病史，通过组织学检查（皮肤活检）和实验室检查（包括斑贴试验）确诊。如银屑病、特应性皮炎、落叶性天疱疮等。该患者并无皮肤病病史，不符合炎症性皮肤病。

药疹： 一般与使用卡马西平、别嘌呤醇、苯巴比妥、苯妥英钠、硝苯地平、金制剂等有关。可先有麻疹样或猩红热样疹，面部红斑，受累区域可有瘙痒，结合组织学检查（皮肤活检）可以确诊，停用相应药物 2~6 周后可消退。该患者既往体健，无用药史，不符合药疹。

恶性肿瘤： 淋巴网状系统肿瘤最常见，尤其是 T 细胞淋巴瘤，如覃样肉芽肿、Sezary 综合征。淋巴瘤引起剥脱性皮炎，皮疹骤然发生，呈深紫红色，有剧烈瘙痒，可有疼痛性、皲裂性角质瘤。若不根治恶性肿瘤，症状难于控制，病程长。血中 $CD4^+/CD8^+$ 细胞比率升高，可发现克隆性 T 细胞群落。该患者老年男性，慢性病程，体态消瘦、多处淋巴结肿大，淋巴结或皮肤活检均未发现克隆性细胞，TCR 基因重排阴性，PET/CT 未见明显异常，恶性肿瘤证据不足。

自身免疫病： 主要见于皮肌炎或亚急性皮肤型红斑狼疮。患者自身免疫抗体均阴性，无肌肉病变或肌酶升高，不符合皮肌炎或亚急性皮肤型红斑狼疮。患者存在嗜酸性粒细胞增多，多系统损害，但皮肤活检无血管炎证据，ANCA（-），无哮喘、鼻窦炎表现，嗜酸性粒细胞性肉芽肿性多血管炎（EGPA）证据不足。

高嗜酸性粒细胞综合征（HES） 该患者嗜酸性粒细胞增多特点是：①嗜酸性粒细胞计数>$1.5×10^9$/L，超过 1 个月，考虑嗜酸性粒细胞中度增多；②存在皮肤、心脏受累和功能障碍；③未发现引起嗜酸性粒细胞增多的其他原因。根据 2012 年 Valent 专家共识，需考虑 HES 的诊断。患者 TCR 基因重排阴性，FIL1P1-PDGFRA 基因阴性，FIL1P1-PDGFRA 融合基因阴性的 HES 可能性大。

关于心肌病变的病因

患者临床上有夜间不能平卧、双下肢水肿等心力衰竭症状，NT-proBNP 显著升高，左心室收缩功能进行性降低，心力衰竭诊断明确。其原因包括缺血、感染、毒物、射线、微量元素、代谢或心肌病，该患者冠状动脉 CT 造影未见明显异常，不考虑缺血。依据病史，患者也不存在毒物、射线、微量元素、代谢等证据。

心肌灌注延迟成像动态示左右心室和左右心房心内膜下及左右房室瓣线样延迟强化，室间隔及左右心室部分乳头肌延迟强化，故考虑存在心肌和瓣膜的弥漫损害。心肌病变病因需要对以下疾病进行鉴别。

CMV 感染引起的心肌病变　患者本次心衰发作同时有明确的肺部 CMV 感染，是否存在 CMV 感染导致的心肌炎性损伤呢？病毒感染为心肌炎常见原因，其中以肠病毒，如柯萨奇病毒常见，CMV 导致心肌炎多为个案报道。其主要临床表现为流感样症状，典型 CMV 感染症状可有视网膜炎（无痛性视力下降或失明）、肺炎（呼吸困难）、肝炎（肝大、转氨酶升高 2 倍以上）、脑炎（抽搐、昏迷、行为改变）、胃肠道症状（腹泻、溃疡出血）等。心脏方面可见轻度胸痛，MRI 表现为心外膜延迟强化，心肌活检可见到淋巴细胞炎症、包涵体形成等，多呈现自限性或暴发性过程。芬兰 Turku 大学 Kyto 等报告，在心肌炎死亡病例的心肌中，CMV 感染其实很常见，其病毒 DNA 的总检出率可达 43%。早期更昔洛韦治疗预后佳。本例患者 CMV 感染明确，但心脏 MRI 显示为心内膜延迟强化；经积极抗病毒治疗全身症状明显好转，但心脏收缩功能进行性下降；且患者在 2012 年即有左右心室室壁运动普遍减弱，LVEF42%，其心肌病变不能用单纯的这一次 CMV 感染来解释。

HES 与心肌病变　嗜酸性粒细胞浸润心肌即嗜酸性粒细胞心肌炎报道不多，国外约 30 例。其临床表现有发热、寒战、体重下降、急性冠状动脉综合征样症状、心力衰竭、快或慢型心律失常、猝死等。诊断金标准是心内膜病理，即心肌间质可见嗜酸性粒细胞。心肌病变分为 3 个阶段：①急性坏死阶段，心肌变性坏死，患者可能出现心力衰竭、心绞痛、心肌梗死或猝死；②血栓形成阶段，EOS 释放的颗粒可激活 XII 因子，促进血小板和单核细胞聚集，促进血栓形成；本阶段可存在肌钙蛋白的升高，也可在心腔内发现血栓的形成；③纤维形成阶段，当发展至纤维化阶段心脏病变很难逆转。本患者考虑 FIL1P1-PDGFRA 融合基因阴性的 HES 可能性大，治疗策略为早期、足量、足疗程泼尼松。治疗初期效果显著，EOS 计数迅速减少。但患者并未按疗程坚持用药，尽管多次外周血 EOS 计数为 0，而心肌病变却在进展，需考虑 EOS 心肌炎性损伤。组织中 EOS 释放的 EOS 阳离子蛋白（ECP）是引起组织损伤的毒性蛋白。心肌组织中脱颗粒的 EOS 数目较外周血总 EOS 数目在心肌病变中意义更大，而血清中 ECP 水平正常可使 EOS 心肌炎逆转。在本例患者，我们推测其心肌内存在脱颗粒的 EOS 浸润，其毒性蛋白造成心肌持续性的损伤，遗憾的是未能进行心内膜活检。HES 心脏受累预后很差，平均生存期 9 个月，3 年生存期为 12%。

关于高嗜酸性粒细胞综合征心肌病变的治疗策略

应尽早、积极地使用糖皮质激素治疗，首选泼尼松从 1mg/（kg·d）开始，缓慢减量。以降低嗜酸性粒细胞数量，减少其对脏器侵犯。其次，基于病因可应用酪氨酸激酶抑制剂（伊马替尼）以及免疫抑制剂等。同时推荐应用抗凝、标准抗心力衰竭治疗，如血管紧张素转换酶抑制剂（ACEI）/血管紧张素 II 受体拮抗剂（ARB）、β 受体阻滞剂、醛固酮受体拮抗剂等。此外，心脏移植也可以作为治疗选择。本患者虽然早期接受足量激素治疗，但病程中患者反复自行停药，是引起疾病进展的一个原因。

患者本次入院全心衰竭症状突出，经积极利尿、加用 ACEI、β 受体阻滞剂和螺内酯，目前心脏功能逐渐恢复，一般情况好，日常活动不受限，但皮肤仍有增厚、变红；多次查外周血 EOS 计数均为 0。因高嗜酸性粒细胞综合征合并剥脱性皮炎患者病情隐匿，不能完全除外恶性肿瘤，如淋巴瘤，故定期在我院血液科、心内科门诊随访。1 年后随访超声心动图显示心腔内径恢复正常，LVEF 60%。复查心脏 MRI 左室内径正常，LVEF59%，心内膜下极少量延迟强化（图 4）。

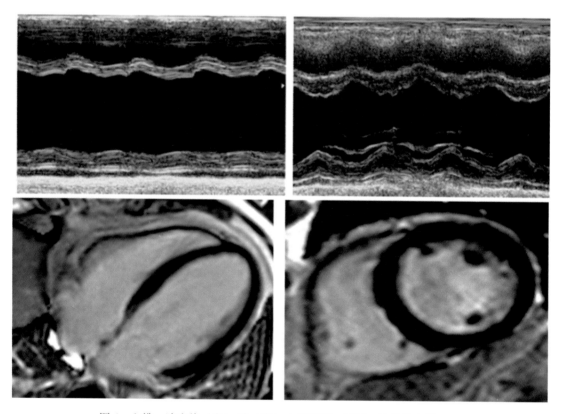

图 4 上排：治疗前（左）后（右）心脏超声。下排：治疗后心脏 MRI

本例患者治疗策略的思考

（1）激素治疗：患者病初表现为 EOS 增多、剥脱性皮炎，在除外恶性肿瘤、免疫疾病、寄生虫、过敏疾病等病因，结合 TCR 基因重排、FIL1P1-PDGFRA 基因检测，考虑

FIL1P1-PDGFRA 基因阴性的 HES 可能性大。HES 引起的心肌病变可能持续存在，外周血 ESO 水平不能代表心肌损伤的严重程度。早期给予足量激素治疗，降低嗜酸性粒细胞数量，减少其对脏器的损害。患者早期反复自行停服激素以及治疗心衰药物，可能是病情反复进展的原因。良好的患者依从性及早期规范的治疗是治疗的关键。

（2）长期服用激素的患者常存在免疫功能的紊乱，感染风险大，易发生机会性感染，如结核、CMV、PCP、隐球菌等；寻找感染证据，及时给予患者恰当的抗感染药物，可延长患者生存期。

（3）抗心力衰竭治疗：正规抗心衰治疗、规律随访和严格管理有助于改善心脏结构和功能，延缓甚至逆转心脏病变，改善预后。

本例提示对于 EOS 增多后出现心力衰竭的患者，应考虑 EOS 浸润心肌引起的心力衰竭，一方面需明确 EOS 增多原因，尽快降低 EOS，减少其对脏器侵犯；另一方面，外周血嗜酸性粒细胞计数与组织损伤并不平行，组织中阳离子蛋白是引起组织损伤的毒性蛋白，因此足疗程的激素治疗及长期抗心衰治疗至关重要。

第三节　多发性肌炎

病例4　四肢肌无力、全心扩大、全心衰

> **视　点**
>
> 　　本例患者为青年女性，以典型的心力衰竭起病，超声心动图提示全心增大，左心室射血分数下降。同时，患者存在突出的四肢近端无力，影像学及病理活检提示骨骼肌炎性细胞浸润。根据一元论诊断原则考虑为多发性肌炎，心肌受累。因此，除了给予标准慢性左心室射血分数下降心力衰竭的标准治疗以外，针对炎症的激素及免疫抑制剂治疗同样重要。

病历摘要

　　患者，女性，39岁。主因"双下肢水肿1年余，四肢肌无力6个月"于2014年2月28日入院。患者于2012年10月出现双下肢水肿，伴腹胀及活动耐量下降。当地医院检查提示丙氨酸氨基转移酶（ALT）246U/L，天门冬氨酸氨基转移酶（AST）149U/L，肌酸激酶（CK）1731.7U/L。超声心动图提示全心扩大，弥漫性室壁运动减低，左心室射血分数21%。腹部超声提示腹腔积液，腹腔积液穿刺检查提示为漏出液。外院给予依那普利、酒石酸美托洛尔、螺内酯、呋塞米及地高辛治疗，症状改善。2013年8月开始出现四肢近端肌无力，表现为端碗、梳头、举物费力，下蹲后不能站起，无皮疹。为进一步诊治收入院。患者否认既往高血压、糖尿病、冠心病病史，否认心肌病、晕厥、猝死家族史。

体格检查

　　血压85/60mmHg，双肺呼吸音清，未闻及干湿啰音；心界向左下扩大，心率71次/分；移动性浊音（+）；四肢肌肉萎缩，双上肢近端肌力4级，远端肌力5⁻级，双下肢近端肌力3级，远端肌力5⁻级。双下肢对称轻度凹陷性水肿。

实验室检查

血常规、尿常规、粪常规正常；粪潜血阴性（×4 次）。ALT 67U/L，AST 87U/L，乳酸脱氢酶（LDH）505U/L，总胆红素 47.1μmol/L，直接胆红素 28.5μmol/L，清蛋白 37g/L，N 末端脑钠肽前体（NT-proBNP）4671pg/ml；促甲状腺激素（TSH）5.785μIU/ml，游离三碘甲状腺原氨酸（FT_3）2.91pg/ml，游离甲状腺素（FT_4）1.260ng/dl。肿瘤标志物：癌胚抗原 7.45ng/ml，糖链抗原 125 97.1U/ml。血沉 2mm/h。血清蛋白电泳、血尿免疫固定电泳阴性。补体 C4 0.089g/L。抗核抗体（ANA）核仁型 1∶80 阳性，抗可提取性核抗原（ENA）抗体、抗中性粒细胞胞浆抗体（ANCA）阴性。肌酸激酶 1149U/L，肌酸激酶同工酶 MM 95.6%，巨肌酸激酶 2.8%，肌酸激酶同工酶 MB 1.6%。

辅助检查

心电图（图 1）：窦性心律，电轴左偏，室性期前收缩，房性期前收缩，Ⅲ、aVF 导联呈病理性 Q 波，胸前导联 R 波进展不良，广泛导联 T 波低平。超声心动图（图 2）：全心增大，下腔静脉增宽，左室室壁运动普遍重度减低，左室射血分数 23%。心脏磁共振（CMR）：右房、右室、左室增大；二尖瓣、三尖瓣反流；左、右室收缩功能减低（左室射血分数 13%，右室射血分数 10%）；下腔静脉增宽；室间隔首过灌注减低，室间隔及左、右

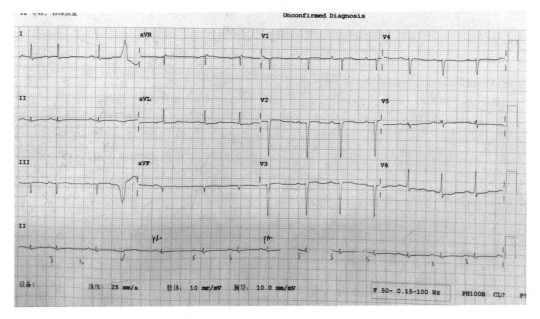

图 1　入院心电图

室心内膜下线样延迟强化，考虑心肌病变。冠状动脉 CT 重建：冠脉未见钙化、狭窄。双大腿磁共振：髋部及双侧下肢软组织异常信号，符合肌炎改变。胸部 CT：双肺纹理模糊增厚伴磨玻璃影；右肺中叶、左肺舌叶、下叶小片实变，左肺下叶条片状影，肺部分不张及膨胀不全改变可能。腹部 CT：肝脏饱满，伴密度略不均匀减低；腹膜后小淋巴结；腹腔内脂肪间隙模糊伴积液。浅表淋巴结超声：可见多个小淋巴结，结构清，未见异常血流。骨髓涂片、骨髓活检：大致正常。肌电图：肌源性损害。右侧股四头肌肌肉活检病理：肌源性改变，伴大量单个核炎性细胞浸润，部分细胞有异型性，提示肌肉炎性改变可能，淋巴细胞浸润性疾病不除外。

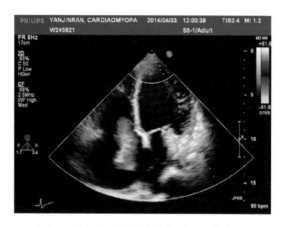

图 2　超声心动图符合扩张型心肌病表现

治疗经过

针对扩张型心肌病引起的心力衰竭，给予培哚普利 5mg qd、琥珀酸美托洛尔 71.25mg qd、螺内酯 20mg qd 口服及利尿治疗，心衰症状明显改善，患者腹胀及双下肢水肿完全缓解，活动耐量明显改善。针对骨骼肌炎症，考虑多发性肌炎诊断明确，给予泼尼松 50mg qd、甲氨蝶呤 12.5mg 每周 1 次口服治疗，1 个月后随访，患者肌力明显恢复，可步行数百米，端碗、梳头、举物不受限，但下蹲后仍无法站起。

关于扩张型心肌病的病因探讨

患者第一个突出的临床表现为气短、腹胀、漏出性腹腔积液、双下肢水肿，利尿治疗后症状改善，是典型的心力衰竭表现。超声心动图提示全心增大，左室射血分数显著下降，因此心衰原因考虑与心肌病变导致的左室收缩功能严重下降相关。

对于心肌病变的患者，目前主要根据 2008 年 ESC 心肌病分类进行临床分析。首先需要明确或除外是否因为高血压、冠心病（如大面积心肌梗死）、先天性心脏病及瓣膜病导致的左室射血分数下降。本例患者否认高血压病史，入院查体血压不高，因此可以排除高血压所致心肌损害；此外我院及外院心脏超声和心脏核磁均未提示先心病和瓣膜病，因此上述两个疾病亦可排除；患者入院后冠脉 CT 重建未见明显狭窄，而且心脏超声提示室壁运动弥漫普遍下降，均不支持冠心病心肌梗死所致心肌异常。

在除外了上述四大病因之后，根据形态学和功能异常区分心肌病的类型，包括肥厚型心肌病、扩张型心肌病（DCM）、限制型心肌病（RCM）、致心律失常右室心肌病（ARVC）和未分类心肌病（左室致密化不全及 Tako Tsubo 心肌病）五种。肥厚型心肌病最突出的表现为室壁明显增厚，LVEF 通常正常或升高；限制型心肌病表现为左室限制型舒张功能异常；ARVC 则有严格的诊断标准，而 DCM 则定义为左室扩大，左室收缩功能异常，室壁通常变薄。由此可知，本例符合典型 DCM 形态学表现。

这里所谓的"扩张型心肌病"是符合上述形态学特点的一大类疾病的集合，其病因繁多，务必仔细分析筛查。病因筛查分两个方向，如果存在明确心肌病阳性家族史，需要对 DCM 常见致病基因进行筛查，反之，则需要充分评估各种继发因素，包括病毒性心肌炎、风湿免疫疾病心肌受累、药物毒物心肌损害、原发性系统性血管炎、妊娠、甲状腺功能异常、酒精性心肌病和心动过速心肌病等，若筛查未发现特殊病因，则考虑为特发性扩张型心肌病。

本例患者对上述常见病因进行了筛查，发现肌酸激酶显著升高，因此高度怀疑多发性肌炎引起的心肌受累。

肌病的诊断思考

患者另一个突出的表现为四肢对称性近端肌无力。实验室检查肌酸激酶明显升高，肌酸激酶同工酶 MM 占 95.6%，提示肌酸肌酶升高来源于骨骼肌的损害。因此，需考虑肌炎和肌病，前者骨骼肌活检表现为炎性细胞浸润，后者则缺乏相应表现。本例患者肌电图示肌源性损害，肌活检可见大量炎性细胞浸润，大腿肌肉磁共振符合肌炎表现。对于炎性肌病，其病因众多，包括局灶性肌炎、嗜酸性粒细胞增多性肌炎、巨细胞性肌炎、感染相关肌炎、内分泌相关肌炎、药物相关肌炎、毒物相关肌炎与特发性炎性肌病。本例患者无特异性肌炎病因提示，因此考虑为特发性炎性肌病可能性大。而特发性炎性肌病的类型包括多发性肌炎、皮肌炎、肿瘤相关性多发性肌炎和皮肌炎、幼年型多发性肌炎和皮肌炎、血管炎相关性多发性肌炎和皮肌炎、结缔组织病相关性多发性肌炎和皮肌炎及包涵体肌炎。患者无皮疹，无血管炎、结缔组织病、恶性肿瘤的证据，肌肉活检未见包涵体，根据中华医学会风湿病学分会多发性肌炎和皮肌炎诊断及治疗指南可诊断为多发性肌炎。

患者骨骼肌活检曾考虑淋巴浸润性疾病不除外，故需除外淋巴瘤导致的心脏及肌肉受累的可能。从临床表现上看，该患者病程超过 1 年，无发热，消耗症状轻，血象、骨髓涂片及活检未见异常，已筛查浅表淋巴结、深部淋巴结，目前并无系统性淋巴瘤的证据。心脏受累的淋巴瘤包括以下两种：16%～28% 为系统性淋巴瘤的一部分；其余为原发心脏的淋巴瘤，在结外淋巴瘤中占 0.5%，占原发心脏肿瘤的 2%。通常心脏原发淋巴瘤表现为心腔占位、心包腔占位，也有个别报道表现为心肌壁显著增厚，未见表现为扩心病的报道。淋巴瘤肌肉受累非常罕见，常累及下肢，主要表现为肿胀、疼痛、肿块等。该患者的突出表现为全心扩大，肌肉萎缩，不符合上述淋巴瘤累及心脏和肌肉的典型表现。

多发性肌炎导致扩张型心肌病

多发性肌炎可累及心脏导致扩心病。文献报道 423 例多发性肌炎和皮肌炎患者中，通过心电图、超声心动图评估心脏受累情况，符合心脏损害定义患者占 42.6%（180/423），符合心肌损害定义患者占 10.4%（44/423），其中，左室收缩功能减低 8 例（1.9%），左室扩大 10 例（2.4%）。多发性肌炎和皮肌炎导致心肌受累的病理机制有两方面：一是与骨骼肌病理类似的心肌坏死、纤维化；二是冠脉小血管炎、内膜增生、中层硬化、痉挛。Mavrogeni S 等报道，16 例多发性肌炎和皮肌炎患者进行心脏核磁钆延迟强化，9 例（56.3%）存在延迟强化，但部位主要在心外膜及心肌内，罕见心内膜。本例心脏核磁延迟强化位于心内膜下，类似心肌梗死患者的心脏核磁延迟强化表现，而其心外膜冠脉血管未见狭窄，推测存在冠脉小血管炎导致心内膜缺血。

本例患者治疗策略的思考

本例提示，对表现为扩张型心肌病的患者应积极寻找继发病因，结合全身表现寻找证据。多发性肌炎可出现以扩张型心肌病为表现的心肌受累，给予激素和免疫抑制剂治疗原发病联合标准心衰治疗效果尚不明确，需定期门诊密切随访调整用药、监测心脏病变情况。

参 考 文 献

1. 佟胜全，周新福，张奉春. 多发性肌炎或皮肌炎心脏损害的临床分析 [J]. 中华风湿病学杂志，2006，9 (10)：605-608.

2. Denbow C E, Lie J T, Tancredi R G, et al. Cardiac involvement in polymyositis：a clinicopathologic study of 20 autopsied patients [J]. Arthritis & Rheumatism, 1979, 22 (10)：1088-1092.

3. Mavrogeni S, Douskou M, Manoussakis M N. Contrast-enhanced CMR imaging reveals myocardial involvement in idiopathic inflammatory myopathy without cardiac manifestations [J]. JACC：Cardiovascular Imaging, 2011, 4 (12)：1324-1325.

病例 5　中年女性、持续心肌酶升高、肌无力、右心增大

视　点

本例为一名55岁中年女性患者，以胸闷、双上肢无力和心肌酶持续升高数月就诊心内科。患者心肌酶升高同时也伴有肌酶的显著升高，入院后明确了患者多发性肌炎的诊断。多发性肌炎可以累及心脏，国内外均有报道。入院后通过超声心动图、心脏核磁等检查发现患者存在明确的心脏结构和功能异常，但是患者的心脏受累以右心受累为主，左心受累相对较轻，既往类似的报道罕见，所以该患者需要鉴别其他主要引起右心受累的疾病。患者入院后应用激素和免疫抑制剂治疗1个月后肌酶降至正常，心肌特异性标志物也明显下降，进一步支持了本例患者多发性肌炎累及心脏的诊断，心内膜活检可能有助于本病的进一步确诊。

病历摘要

患者，女性，55岁。因"胸闷、双上肢无力伴心肌酶升高6个月"入院。患者2011年2月底无明显诱因出现胸闷、气短，活动时症状加重，无胸痛、咳嗽、咳痰、咯血，无发热，无尿少，夜间可以平卧，伴双上肢无力，但无肌肉酸痛、麻木，无明显下肢无力，可以上2~3层楼。当地医院检查心肌酶升高，CK 647U/L，CK-MB 31.2μg/L，CTnI 3.28μg/L，肝肾功能及其他生化指标正常，未予特殊治疗。2011年4月患者感舌尖麻木，此后范围逐渐扩大，2011年6月麻木感已至双侧眼睑，伴口唇、双颊黏膜肿胀。再次于当地医院就诊，查头颅 MRI 提示脑白质变性；面部肌电图未见明显异常；多次复查心肌酶仍升高，给予腺苷钴胺、银杏叶胶囊治疗，患者症状无改善，麻木范围逐渐扩展至额部和头顶。2011年8月初患者因家中变故心情不佳，胸闷、气短及双上肢无力感加重，活动耐力明显下降，平地行走几百米即感憋气，至我院门诊查：CK 726U/L，CK-MB 36.9μg/L，CTnI 3.49μg/L；心电图：窦性心律，肢体导联低电压，V_1~V_3 P 波高尖，Ⅱ、Ⅲ、AVF 呈 QS 型，V_1、V_2 呈 Qr 型，V_1~V_4 T 波倒置（图1），为进一步诊治收入病房。

患者自起病以来感肢端发凉，无疼痛。进食和大小便正常。无脱发、口腔溃疡和皮疹，

无口眼干、光过敏、肌肉关节疼痛和雷诺现象。既往白癜风病史 7 年，否认冠心病、高血压和糖尿病病史。绝经 4 年，个人史、生育史、家族史无特殊。

检查

查体 T 35.8℃，P 86 次/分，R 14 次/分，BP 118/82mmHg，发育正常，神清语利，步入病室，自主体位。全身多处皮肤色素脱失，头面部痛温觉减退。睑结膜无苍白，口唇无发绀，伸舌略向右偏，无颈静脉怒张，肝颈静脉回流征（-）。双肺呼吸音清，未闻及干湿啰音。心前区无隆起，心率 86 次/分，心律齐，$P_2 = A_2$，三尖瓣区可闻及 3/6 级收缩期杂音。肝脾肋下未触及，双下肢无水肿。四肢近端肌力 5⁻ 级，远端肌力 5 级，肌张力正常，双侧肱二头肌反射正常，双侧 Babinski 征（-）。

实验室检查 血、尿、便常规正常；肝功：ALT 59U/L（正常 5~40U/L），AST 55U/L（正常 5~37U/L）；肾功能、血脂、血糖、电解质、血气分析、甲状腺功能及 D-Dimer 结果正常；心肌酶：CK 557U/L（正常 18~198U/L），CK-MB 28.9μg/L（正常 0.6~6.3μg/L），cTnI 3.94μg/L（正常 0~0.04μg/L）；CK 同工酶电泳：CK-MM 97.2%（正常 97.0%~100.0%），CK-MB 2.8%（正常 0~3.0%），CK-BB 0.0%（正常 0）；BNP 537ng/L（正常 0~100 ng/L）；免疫指标：补体、免疫球蛋白、ESR 和 CRP 均正常；抗核抗体和自身抗体谱：抗核抗体 IgG 型阳性，斑点型，滴度 1∶1280（正常<1∶40）；抗线粒体抗体 M₂ 亚型阳性，滴度 28；抗 SSA 抗体弱阳性，滴度 20；抗 JO-1 抗体和抗 SCL-70 抗体阴性；肌炎抗体谱：Ku（WB）阳性，余阴性；ANCA、抗 ENA、类风湿抗体谱、抗磷脂抗体均阴性。

肺功能： 弥散功能减低。

Holter： 心率 55~106 次/分，平均心率 73 次/分，3 次室性期前收缩，52 次房性期前收缩。

肌电图： 未见神经源性或肌源性损害。

右上肢三角肌活检： 肌纤维大小不等，散在小灶性或散在分布的萎缩变性肌纤维，个别坏死肌纤维，个别伴吞噬现象，提示急性或慢性肌源性改变伴炎性反应，多见于免疫介导性肌炎，包括结缔组织病伴肌炎。

影像学检查

胸部高分辨 CT：双肺间质病变。超声心动图：右心增大，右室前后径 37mm，右室横径 40mm，右房上下径 55mm，右房左右径 53mm，右室壁变薄，运动幅度显著减低，左室舒张末内径 42mm，左房前后径 37mm，左室收缩功能轻度减低，LVEF 48%，各瓣膜结构未见明显异常，三尖瓣大量反流，估测肺动脉收缩压 24mmHg（图 2，图 3）。冠状动脉 CTA：右冠状动脉优势型，右冠状动脉远端纤细（图 4），右心房和右心室明显增大，右室舒张末容积

200ml，收缩末容积 174ml，RVEF 13%，右室壁心肌变薄。心脏 MRI：右心房和右心室增大（图 5），右室壁变薄，右室内见多发紊乱的肌小梁，未见明确脂肪沉积，左、右心室运动均减弱，RVEF 7%，LVEF 42%，8 分钟延迟扫描各房室心内膜下弥漫性线状延迟强化，并可见三尖瓣及二尖瓣延迟强化。

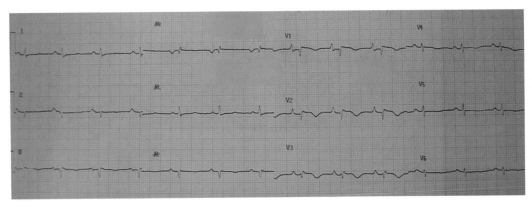

图 1　ECG 示窦性心律，$V_1 \sim V_3$ P 波高尖，Ⅱ、Ⅲ、AVF 呈 QS 型，V_1、V_2 呈 Qr 型，$V_1 \sim V_4$ T 波倒置

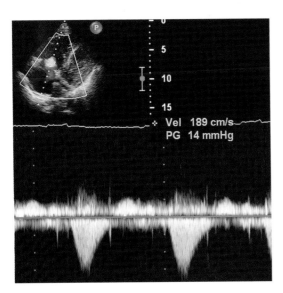

图 2　超声心动图示三尖瓣反流速度 1.9m/s

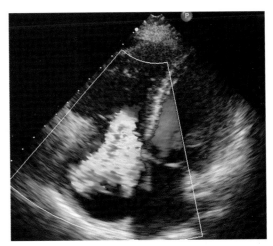

图 3　超声心动图胸骨旁四腔切面示三尖瓣大量反流

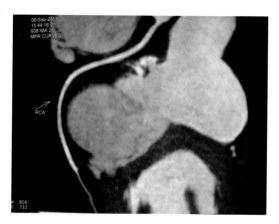

图 4　冠状动脉 CTA 示右冠状动脉远端纤细

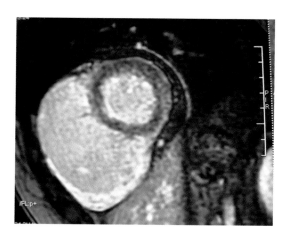

图 5　心脏 MRI 示右心室显著增大

诊治经过

免疫科会诊：根据患者症状、实验室检查和肌活检结果，考虑患者结缔组织病诊断可成立，多发性肌炎（PM）可能性大，给予患者泼尼松 1mg/（kg·d）、雷公藤 20mg bid、甲氨蝶呤 12.5mg qd 口服治疗。治疗 1 个月后患者面部麻木情况好转，活动耐力较前改善，6 分钟步行试验 546m，复查 CK 降至正常，CK-MB 降至 15.4μg/L，cTnI 降至 1.06μg/L。神经内科会诊：患者四肢近端肌力下降定位于肌肉病变可能性大，面部麻木是三叉神经受累的表现，结缔组织病可累及三叉神经。

诊治思维

本例为中年女性，入院前 6 个月内多次查心肌酶升高，伴双上肢无力、胸闷，查体发现四肢近端肌力轻度降低，同时患者肌肉活检显示肌源性改变伴炎症反应，诊断首先考虑为多发性肌炎（PM）。PM 诊断根据 Bohan/Peter 建议的诊断标准：①对称性近端肌无力表现；②肌肉活检异常：肌纤维变性、坏死，细胞吞噬、再生，伴炎性渗出；③血清肌酶升高；④肌电图示肌源性损害。确诊 PM 应符合①~④条中任何 3 条标准，符合①~④条中的任何 2 条标准为疑诊 PM。本例患者肌电图正常，符合其他 3 条标准，诊断考虑为 PM。诊断 PM 需除外其他原因造成的肌炎，如包涵体肌炎或恶性肿瘤、其他结缔组织病伴发的肌炎和代谢性疾病等，根据患者的病史和各项检查均不支持。患者心肌特异性的标志物 CK-MB 和 cTnI 也明显升高，影像学检查发现患者右心增大，左、右心室收缩功能均减低，说明患者存在心肌受累，面部麻木考虑为三叉神经受累。

关于多发性肌炎心脏损害

PM 是以肌肉慢性非化脓性炎性改变伴肌无力为特征的自身免疫性结缔组织病，以侵犯横纹肌为主，女性发病多于男性，发病年龄以 40~60 岁多见。1899 年 Oppenhein 首次报道 PM 伴发心脏损害，PM 累及心脏并出现明显临床表现的并不十分多见，多数表现为亚临床的客观检查异常，如心电图异常。由于心脏受累的定义和检测心脏受累的方法不同，文献报道 PM 累及心脏发生率在 6%~75% 之间。心脏受累是肌炎患者死亡的常见原因，可表现为心力衰竭、心律失常、心绞痛、心肌梗死、心包炎、心脏骤停等。目前报道最多的是充血性心力衰竭，PM 累及心肌可引起左室收缩和（或）舒张功能下降，累及冠状动脉可使冠状动脉内膜增殖、管壁硬化、血管痉挛。PM 患者心电图异常的发生率为 32.5%~72%，可表现为房室传导阻滞、期前收缩、异常 Q 波、房性或室性心动过速、束支传导阻滞和非特异性 ST-T 改变。

2005 年北京协和医院报道自 1989 年 1 月至 2004 年 1 月住院的 423 例多发性肌炎/皮肌炎患者（除外既往高血压、冠心病、糖尿病或其他心脏病史者），其中有 180 例（42.6%）存在心电图和（或）超声心动图检查异常，在不同性别之间，肌炎和皮肌炎之间存在心脏检查异常的差异无统计学意义。超声心动图显示左室舒张功能减低 12 例，左室收缩功能减低 8 例，有 16 例患者存在心脏扩大，其中单纯左房增大 6 例，左房合并左室增大 8 例，单纯左室增大 2 例。

本例患者的影像学资料（超声心动图、冠状动脉 CTA、心脏 MRI）显示患者右心显著扩大，右室壁薄，右室收缩功能明显减低，伴三尖瓣大量反流，左心不大，左室收缩功能轻度减低。从影像学资料看患者左、右心均受累，但受累的程度有差异，表现为右心受累严重，左心受累相对较轻。从既往的文献中未见到类似的 PM 累及心脏以右心受累为主的病例报道，所以需要鉴别患者是否存在引起右心扩大和收缩功能减低的其他疾病。

关于引起右心增大伴右室收缩功能减低疾病的鉴别诊断

原发三尖瓣病变　临床上单独三尖瓣的病变少见，该患者住院期间多位有经验的超声心动图医师给患者进行了会诊，从多个不同切面观察三尖瓣的各个瓣叶，没有发现三尖瓣的瓣叶增厚、回声增强，瓣叶的位置和活动也没有发现明显异常，所以考虑患者大量三尖瓣反流的主要原因还是右心扩大，瓣环扩张造成的三尖瓣相对关闭不全。

肺动脉高压　结缔组织病或房间隔缺损等左向右分流的先天性心脏病会引起肺动脉高压，导致右心负荷增加、右心扩大及右心功能下降，但患者超声心动图显示三尖瓣反流速度为 1.9m/s，估测肺动脉收缩压正常，且主肺动脉不宽，右室壁不厚，也没有发现心内分流，不支持患者继发于肺动脉高压和先天性心脏病导致的右心扩大。

致心律失常右室心肌病（ARVC） ARVC 是由于右室心肌被脂肪浸润及纤维组织所替代，致使右室弥漫性扩张、室壁变薄、心肌萎缩、肌小梁排列紊乱、收缩运动进行性减弱，疾病发展到晚期，左心室也可受累，最终导致右心室或双心室功能衰竭。根据 2010 年 AHA/ESC 修订的标准，诊断 ARVC 要考虑以下几方面：①右室整体和（或）局部功能障碍与结构改变；②室壁组织学特征；③复极障碍；④除极/传导异常；⑤心律失常；⑥家族史。本例患者右心室增大，右室收缩功能重度减低，心电图提示存在复极障碍（ECG：$V_1 \sim V_4$ T 波倒置）和可疑的除极异常（ECG：$V_1 \sim V_3$ 在 QRS 波终末至 T 波之间有低电位信号，存在可疑的 Epsilon 波）（图 1），但是 ARVC 是原发性心肌病，与遗传有一定关系，患者无特殊家族史，无明确心律失常发作史，心脏 MRI 也未发现明确右室心肌脂肪沉积，诊断 ARVC 证据不足，患者心电图的部分变化可以用右心扩大解释。

慢性肺源性心脏病和肺栓塞 慢性阻塞性肺病或肺栓塞可以引起肺动脉高压，右心功能减低，患者没有慢性咳嗽、咳痰病史，D-Dimer 水平不高，血气分析结果基本正常，不支持慢性肺源性心脏病和肺栓塞的诊断。

右室梗死 右室梗死可以造成右心室增大，右室壁变薄和运动减低，但是患者除为绝经后女性外无其他心血管疾病危险因素，无心肌梗死病史，且右室梗死很少单独存在，多伴发于左室下壁心肌梗死，患者超声心动图未发现左室下壁心肌变薄和节段性运动异常，冠状动脉 CTA 也未发现明显异常，所以患者合并右室梗死的证据不足。

本例患者诊治策略的思考

目前本例患者的心脏改变还是考虑为 PM 累及心脏，患者心肌酶持续升高，应用激素和免疫抑制剂治疗 1 个月后，复查 CK 已经降至正常，CK-MB 和 CTnI 水平虽显著下降但仍高于正常水平，考虑患者心肌受累有所控制，但仍需要长期激素和免疫抑制剂的治疗，随诊观察。虽然超声心动图检查未发现患者三尖瓣显著的结构和运动异常，但心肌核磁延迟扫描提示患者心脏各房室心内膜下弥漫性线状延迟强化，并可见三尖瓣及二尖瓣延迟强化，说明患者心脏的各个房室和二尖瓣、三尖瓣均受累，这可能会引起三尖瓣功能异常，加重右心负荷，导致右心进一步扩大和收缩功能降低。

右室心内膜活检对于明确患者心肌受累的原因很有价值，会进一步促进我们对于多发性肌炎心脏受累的认识，但患者由于经济的原因未行此项检查。长期随诊观察激素和免疫抑制剂治疗后患者心脏结构和功能的变化也具有十分重要的临床意义。

参 考 文 献

1. 中华医学会风湿病学分会. 多发性肌炎和皮肌炎诊断及治疗指南. 中华风湿病学杂志，2010，12

（14）：828-831.

2. 徐东，张卓莉，于孟学. 结缔组织病合并三叉神经病变临床分析. 北京医学，2007，29（7）：420-423.

3. Lundberg IE. The heart in dermatomyositis and polymyositis. Rheumatology（Oxford），2006，45 Suppl 4：iv18-21.

4. 佟胜全，周新福，张奉春. 多发性肌炎或皮肌炎心脏损害的临床分析. 中华风湿病学杂志，2005，9（10）：605-608.

5. Senechal M，Crete M，Couture C，et al. Myocardial dysfunction in polymyositis. Can J cardio，2006，22（10）：869-871.

6. Marcus FI，Mckenna WJ，Sherrill D，et al. Diagnosis of arrhythmogenic right ventricular cardiomyopathy/dysplasia：proposed modification of the Task Force Criteria. Eur Heart J，2010，31（7）：806-814.

第四节 进行性肌营养不良

病例6 四肢肌无力、肌萎缩、全心扩大、全心衰

视 点

本例为一17岁男性患者，以"气短伴水肿8个月，右侧肢体无力5天"收治。患者由于上呼吸道感染诱发全心衰表现，心电图提示室性逸搏心律，ECHO提示全心增大，射血分数减低。治疗期间出现急性脑梗死。患者幼时诊断为"进行性肌营养不良"。先后行肌酶谱、肌电图、肌活检及基因检测，最终确诊为进行性肌营养不良（EDMD型）累及心肌。患者处于终末期心力衰竭阶段，在等待心脏移植过程中猝死。

病例摘要

患者，男性，17岁。于2012年9月28日以"气短伴水肿8个月，右侧肢体无力5天"收治。患者8个月前受凉后出现活动后气短伴乏力、腹胀、少尿，双下肢、腰骶部水肿，夜间可平卧，无夜间阵发性呼吸困难。患者症状进行性加重，遂于4个月前就诊于阜外医院，查NT-proBNP 2116pg/ml，ECHO示：全心增大，LVEDD 59mm，LVEF 40%，三尖瓣反流（大量）。ECG及Holter均提示室性逸搏心律。诊断为"心肌病；心律失常；室性逸搏"，予利尿（布美他尼1mg qod、氢氯噻嗪50mg qod、螺内酯20mg qd口服）治疗，症状仍未完全缓解。5天前进食中突发右侧肢体无力伴言语不清。于急诊查LDH 677U/L，CK 251U/L，CK-MB 34U/L。头颅CT未见异常。MRI提示左侧半卵圆中心-侧脑室旁-基底节急性至亚急性早期梗死灶（图1）。考虑"脑梗死"，予拜阿司匹林0.2g qd及金纳多口服改善循环治疗，患者右侧肢体无力症状部分好转。病来精神弱，饮食、睡眠可，大小便正常，体重未监测。

患者1岁半开始出现行走不稳，"鸭步"步态，1999~2004年间多次于儿童医院及我院就诊，查CK 200~300U/L，肌电图呈肌源性损害，右侧股四头肌活检：轻度肌源性和神经

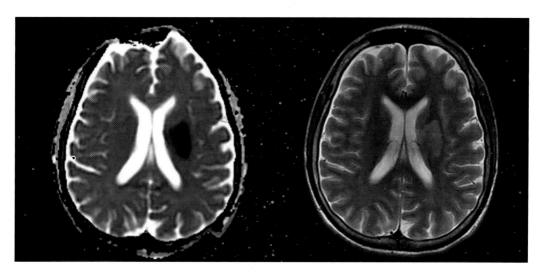

图1 MRI 提示左侧半卵圆中心-侧脑室旁-基底节急性至亚急性早期梗死灶

源性改变，肌纤维比例失常（Ⅱ型肌纤维占优势）。诊断为"进行性肌营养不良"。患者四肢肌无力缓慢进行性加重，不能上楼、蹲起，上肢抬举可，双肘、双膝背伸不完全，双足下垂，双上肢近段及下肢肌肉萎缩，无呼吸困难、构音障碍、饮水呛咳。其他既往史、个人史、家族史无特殊。

检查

查体 体温 36.3℃，心率 48 次/分，呼吸 20 次/分，血压 93/57mmHg，身高 176cm，体重 60kg。神清，构音不清，双下肺叩诊呈浊音，未闻及干湿啰音。心界扩大，心率 48 次/分，心音低，律齐，各瓣膜听诊区未闻及病理性杂音。肝脾肋下未触及，移动性浊音（+）。双下肢及腰背部水肿明显。翼状肩胛，双侧肱二头肌、肱三头肌、双下肢肌肉萎缩。双侧肘关节、膝关节背伸受限，跟腱挛缩，马蹄内翻足。右侧肢体肌力 3⁺级，左侧肢体肌力 4⁺级，腱反射对称减低，肌张力低，右侧巴氏征阳性，感觉未见异常。

实验室检查 血常规：WBC 7.72×10^9/L，N 0.66，Hb 10^9g/L，PLT 144×10^9/L，RET% 2.25%；生化：ALB 27 ~ 31g/L，TBil 62.5μmol/L，DBil 27.3μmol/L，Urea 9.44mmol/L，Cr（E）54μmol/L，余（-）。凝血：PT 14.6s，PT% 68.1%，INR 1.28，APTT 39.9s，APTT-R 1.48，D-Dimer 2.06mg/L；易栓全套：Acl、β_2GP1、LA（-）；血气分析：pH7.48 CO_2 44 O_2 78，Lac 1.6mmol/L。腹腔积液常规：外观黄色微混，细胞总数 2240×10^6/L，白细胞总数 298×10^6/L，单核 95%，多核 5%，黎氏试验（-），比重 1.010。乳糜试验（+）。腹腔积液生化：ADA 3.6U/L，ALB 7g/L，LD 130U/L，Glu 6.4mmol/L，Cl

102mmol/L。TC 0.64mmol/L，TG 0.87mmol/L。腹部超声：肝剑下 2.4cm，胆囊充盈欠佳，腹腔积液。阴囊超声：双侧睾丸附睾未见异常。

心脏方面检查　NT-proBNP 6975～8785pg/ml。BNP 638ng/L。心脏 3 项：CK 322U/L，cTnI 0.74μg/L，CK-MB 6.8μg/L。心电图（图2）：心房静止，加速性室性逸搏心律，肢导低电压。超声心动图：心肌病变，全心增大，二尖瓣轻度关闭不全，三尖瓣轻中度关闭不全，左右室收缩功能重度减低（左室 LVEF 24%，左室舒张末内径 59mm，TAPSE 10mm），室壁运动不协调，下腔静脉增宽，少量心包积液。心肌增强磁共振（图3）：心脏房室增大，双心室运动减弱，LVEF 10%，RVEF 7.8%；左室心肌片状延迟强化，提示心肌病变；心包积液，双侧胸腔积液，腹腔积液。心肌核磁：心脏各房室增大，双侧心室运动减弱，LVEF 10%，RVEF 7.8%，三尖瓣少量反流；8 分钟后延迟扫描可见左室心肌片状延迟强化，提示心肌病变；心包积液，双侧胸腔积液，腹腔积液。

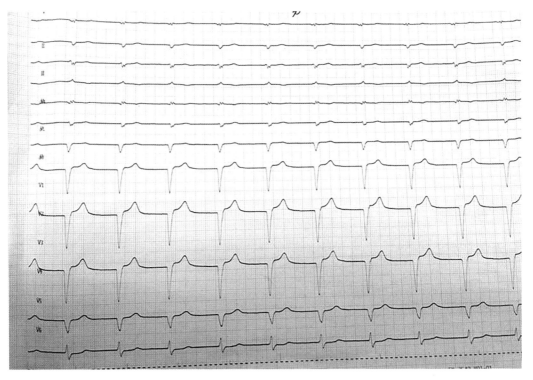

图2

肌肉活检病理　轻度肌肉源性和神经源性改变。肌纤维比例失常（Ⅱ型肌纤维占优势）。抗 Dys-1、Dys-2、Dys-3，抗 Emerin 抗体染色均（+），不支持 Duchenne 型或 Becker 型肌营养不良，亦不支持 Emery-Dreifuss 型肌营养不良。

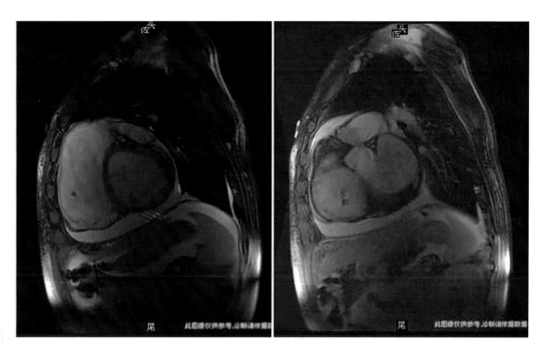

图 3

诊断与鉴别诊断

　　患者临床表现及心脏结构改变符合扩张型心肌病，这是各种心肌病共同的终末阶段，也需要除外系统性疾病累及心脏，常见的有感染性疾病（如病毒性心肌炎）、自身免疫性疾病（如多发性肌炎）、浸润性疾病（淀粉样变）、糖原累积病（如 Pompe's 病）、溶酶体贮积病（如 Danon 病）以及神经肌肉疾病（如进行性肌营养不良）等，其中浸润性疾病、糖原累积病、溶酶体贮积病等多以心肌增厚为主。患者并无病毒感染史及免疫病特点，结合既往肌肉疾病考虑进行性肌营养不良累及心肌可能性大，该病可分为多个亚型。

　　1. Duchenne muscular dystrophy（DMD）　男性患儿，一般在 5 岁左右发病，表现为颈屈肌、腹肌以及肢带肌无力。肌无力缓慢进展，发音、吞咽肌以及眼外肌不受累，一般 7~12 岁患儿不能行走。肌电图呈典型的肌源性改变，血清肌酶 CK、LDH 等增高。肌肉活检病理显示以散在大圆形嗜伊红均质玻璃样变纤维为特点的慢性肌源性改变，免疫组化分析显示肌纤维膜上 Dys 缺乏或重度减少。DMD 心脏受累多在 10 岁左右发病，随着年龄增长发病率增高，到 18 岁时几乎所有 DMD 患者都出现心脏病变，左室壁心肌营养不良，外膜面 1/3 延伸至全层，并由纤维组织取代，表现为节段性室壁变薄、运动减低；进而出现心脏扩大，收缩功能减低。可出现快速房性心律失常及晚期出现传导阻滞。

2. Becher muscular dystrophy（BMD） 临床与 BMD 相似，但是与 DMD 相比，本病起病较晚，多在 12 岁之后发病；进展缓慢，多数患者 40 岁以后仍能行走；死亡年龄较晚。心脏受累与 DMD 相似。

根据典型的临床表现和遗传方式，结合肌酶、肌电图以及肌肉病理检查，一般 DMD 及 BMD 均能确诊。肌肉活检免疫组化分析发现肌膜上 Dys 丧失或明显减少可帮助分型。本例患者肌肉活检病理：抗 Dys-1、Dys-2、Dys-3 抗体染色均（+），不支持 Duchenne 型或 Becker 型肌营养不良。

3. Emery-Dreifuss 肌营养不良（EDMD） 是一组遗传异质性疾病，分为 X 连锁或常显遗传。X 连锁的 EDMD（XL-EDMD）是 X 染色体 Xq28 的 STA 基因突变所致，该基因编码的 emerin 是锚定于骨骼肌、心肌和平滑肌核膜内表面的核内膜蛋白，其主要功能是在肌肉收缩过程中对抗机械性压力并稳定核膜。EDMD 特点：本病多在儿童期发病，缓慢进展，以早发的关节挛缩以及缓慢进展的以肱、腓受累明显的肌无力为典型表现。以肱、腓受累明显，即肱二头肌、肱三头肌受累而肩带肌不受影响。血清 CK 轻度升高。XL-EDMD 易累及心脏，随年龄进展。以 AVB 为特点，常在 20~30 岁之前出现，35~40 岁后几乎所有患者出现窦房结功能和传导异常，早期出现心房静止、心房扑动或心房颤动，后期出现结下传导异常。心肌病变：扩张、收缩功能减低。AD-EDMD 骨骼肌受累轻微或无骨骼肌受累，但是常有心脏受累，20~40 岁出现扩张型心肌病或传导障碍（AVB）。

在 X-连锁的病例，抗 emerin 抗体免疫组化染色，可发现 emerin 在肌细胞核和皮肤细胞核中缺失可诊断。不典型的 EDMD 病例，需做 DNA 分析。本患者肌肉活检抗 Emerin 抗体染色（+），入院后进一步行染色体检查。

4. 肢带型肌营养不良（limb-girdle muscular dystrophy，LGMD） 是一组遗传异质性疾病，分为常显性 7 种（LGMD1A to 1G）和常隐性 13 种（LGMD2A to 2M），受累的蛋白有 dystrophin，glycoprotein complex，nuclear lamina or sarcomere，肩带肌和骨盆带肌受累，骨盆带肌萎缩。病情进展缓慢，平均病后 20 年丧失行走能力。LGMD 心脏受累：扩张、收缩功能减低；传导阻滞。LGMD 诊断：肌病表现，CK 升高，肌电图、肌肉活检提示肌肉损害和病变，缺陷蛋白的免疫病理及 DNA 检测。本患者目前尚不能除外。

5. 强直性肌营养不良（myotonic dystrophy） 为常染色体显性遗传病，基因缺陷位于染色体 19q13.2~19q13.3 基因三核苷酸（CTG）重复序列扩增，多起病于青春期后，以肌无力、肌萎缩及肌强直为主要症状，前两者尤为突出。心脏受累以传导阻滞、室性心律失常及猝死为主，心肌病相对少见，可见左室肥厚（19.8%）、左室扩张（18.6%）、左室收缩功能不全（14%）等。MD 的诊断主要依靠家族遗传史、特殊分布的肌肉无力、萎缩、肌肉强直现象和多器官系统受累的表现以及肌电图典型的肌强直放电。本例患者无。

6. 线粒体病 线粒体肌病多在 20 岁左右起病，以骨骼肌极度不耐受疲劳为特点，伴肌肉酸痛和压痛，但是肌萎缩少见，肌肉活检病理发现异常线粒体聚集的蓬毛样红纤维

（RRF）。本患者肌肉活检不支持。

7. Pompe's 病 溶酶体内参与葡萄糖降解的 α-1, 4-葡萄糖苷酶（GAA）缺乏。分 2 型：婴儿型以心肌肥厚、呼吸肌和其他骨骼肌无力、早夭为特点；儿童和青少年患者在 1 岁后发病。成年型常在 20~60 岁发病。主要表现有骨骼肌无力伴呼吸肌受累，逐渐出现肌肉萎缩，心脏不受累或仅轻度受累。可测定血白细胞或皮肤成纤维细胞 GAA。本患者 α-1, 4-葡萄糖苷酶筛查已明确除外 Pompe's 病。

最终诊断

患者基因检测为 LMNA 基因突变，符合 EDMD 文献报道的基因突变。最终确诊为进行性肌营养不良（EDMD 型）累及心肌。

治疗及随访

患者入院后行腹穿置管引流，每日引流腹腔积液 700~1000ml。予呋塞米、螺内酯利尿治疗。加用培哚普利 2mg qd 口服，因低血压患者不能耐受而停用。因心房静止及脑卒中予低分子肝素重叠华法林抗凝治疗，目前华法林 1.5mg qd，INR2~3。予补钾、补镁、保肝等支持治疗。专业组查房考虑患者为终末期心力衰竭，且心房静止，行 CRT 及 ICD 治疗对血流动力学改善有限，获益较少，预计存活期短，建议配型等待心脏移植治疗。出院时患者症状相对稳定，水肿减轻。一般情况可，下地拄拐杖行走仍感气短。查体：HR 57 次/分，BP 90/60mmHg。双肺未闻及明显干湿性啰音，腹膨隆，移动性浊音阳性。双下肢轻度凹陷性水肿。右侧肢体肌力 3 级，左侧肢体肌力 5 级，右侧巴氏征阳性。密切电话随访，患者症状稳定，但 3 个月后突然发生心源性猝死。

本例患者诊治思路

随着心脏分子遗传学的迅速进展，对心肌病发病机制认识的不断深入，美国心脏病协会（AHA）于 2006 年 3 月提出心肌病新的定义和分类，新的定义和分类克服了单纯从解剖形态学分类的局限性，从分子遗传学角度全面理解心肌病的发病机制。新的分类法基于疾病受累器官的不同将心肌病分为两大类，即原发性心肌病和继发性心肌病。原发性心肌病是指病变仅局限在心脏的心肌，根据发病机制，原发性心肌病又分为遗传性、遗传和非遗传混合性及获得性 3 种。继发性心肌病是指心肌的病变是全身多器官病变的一部分，继发性心肌病心脏受累的程度和频度变化很大，有些疾病非常少见，仅有散在的病例报道。

本例患者心脏表现为扩张型心肌病，但同时存在进行性肌营养不良。虽然现有的临床检查，如肌肉活检等未能确切分型，但基因检测证实为文献报道的不典型 EDMD 的基因突变。

进行性肌营养不良累及心肌的病例并不少见，甚至可以认为是疾病发展的转归。但对于这类少见的继发性的心肌病，除了正在探索的基因治疗，如成肌细胞移植等，缺乏同原发心肌病同样有效的治疗手段和询证证据。有报道使用泼尼松［0.75 mg/（kg·d）］或地夫可特［0.9 mg/（kg·d）］，研究证实可以改善骨骼肌的力量，减少心脏扩大和左室功能的减低。ACEI 有可能延缓心脏功能减低的发展，但需要 5 岁左右即早期使用。β 受体阻滞剂、利尿剂或螺内酯可能有益。其他非药物治疗按照心力衰竭的指南推荐，缓慢心律失常或束支传导阻滞植入起搏器或 CRT，室性心律失常植入 ICD 预防猝死，骨骼肌受累较轻而心脏扩大、功能下降比较严重的患者可以考虑心脏移植。本例患者已经处于终末期的心衰，对药物无法耐受，ICD 及 CRT 等治疗获益不大，在等待心脏移植过程中发生猝死，非常可惜。

心力衰竭患者发生猝死多为快速性室性心律失常，本例患者虽然没有明确的 ICD 植入适应证，但却是可穿戴式心脏复律除颤器（wearable cardioverter defibrillator）使用的 I 类适应证，该治疗技术在国内已经可实施的情况下不知是否已经介绍该治疗于患者。如果是，则该病例的整个诊治过程堪称完美。

参 考 文 献

1. Hunt SA, Abraham WT, Chin MH, et al. ACC/AHA 2005 guideline update for the diagnosis and management of chronic heart failure in the adult: summary article: a report of the American College of Cardiology/American Heart Association Task Force on Practice Guidelines (Writing Committee to Update the 2001 Guidelines for the Evaluation and Management of Heart Failure): developed in collaboration with the American College of Chest Physicians and the International Society for Heart and lung Transplantation: endorsed by the Heart Rhythm Society. Circulation, 2005, 112: 1825-1852.

2. David M. Connuck, Lynn A. Sleeper, Steven D. Colan, et al. Characteristics and Outcomes of Cardiomyopathy in Children with Duchenne or Becker Muscular Dystrophy: A Comparative Study from The Pediatric Cardiomyopathy Registry. Am Heart J, 2008 June, 155 (6): 998-1005.

3. Wagner S, Knipp S, Weber C, Hein S, et al. The heart in Duchenne muscular dystrophy: early detection of contractile performance alteration. J Cell Mol Med, 2012 Sep 13, 1582-4934.

4. Ingrid A. W. van Rijsingen, Eloisa Arbustini, Perry M. Elliott, et al. Risk Factors for Malignant Ventricular Arrhythmias in Lamin A/C Mutation Carriers. A European Cohort Study. J Am Coll Cardiol, 2012, 59: 493-500.

5. Laurence V, Philip T, Kevin F, et al. Effects of Angiotensin-Converting Enzyme Inhibitors and/or Beta Blockers on the Cardiomyopathy in Duchenne Muscular Dystrophy. J Am Coll Cardiol, 2012, 110: 98-102.

病例 7　下肢肌无力、肌萎缩、全心扩大、全心衰

视　点

　　本例为一 23 岁的青年男性患者，年幼时出现双下肢无力、运动受限。入院前半月余开始无明显诱因出现干咳，伴活动后喘憋，多于平地行走 500 米或上 2 层楼时出现，休息后可好转。平卧时憋气明显，坐位可缓解，伴双膝以下对称性凹陷性水肿。入院后行超声心动图提示心肌病变，全心增大，左室收缩功能重度减低（LVEF 24%）。进一步检查发现 CK 明显增高，CK-MM 占 97.5%，肌电图提示肌源性损害。结合患者的查体并追问患者家族史后明确患者为进行性肌营养不良合并扩张型心肌病。积极予以慢性心力衰竭的标准治疗后患者心功能不全的情况得到改善。本例提示：对于进行性肌营养不良这类遗传性肌肉变性病，部分患者出现心肌的受累将极大影响患者的生活质量及预后，一旦发生终末期心衰，药物治疗及器械辅助治疗的疗效仍不确定，早期规范的随诊及干预可能是改善这类患者预后的首要环节。

病历摘要

　　患者，男性，23 岁。因双下肢无力 10 余年，咳嗽、喘憋半个月入院。患者 8 岁开始，逐渐出现双下肢无力，双侧对称，无法跑跳，逐渐加重，无法蹲起，不能进行日常体育活动等，活动后小腿肌肉疼痛，休息后缓解。双侧大腿肌肉萎缩，小腿肌肉肥大。行走尚可，日常生活可以自理。曾行头颅 MRI 未见明显异常。2015 年 2 月起无明显诱因出现干咳，无发热、头痛、流涕、咽痛、胸痛等不适，逐渐出现活动后喘憋，多于平地行走 500 米或上 2 层楼时出现，休息后可好转。平卧时觉憋气，坐位可缓解，偶有夜间憋醒。伴双膝以下对称性可凹性水肿。近 1 周咳嗽较前好转，喘憋及双下肢水肿无明显变化。当地医院查血常规：WBC $16.48×10^9$/L，N 0.66，Hb 157g/L，PLT $259×10^9$/L。尿常规：SG>1.030，PRO（+），BLD（-），酮体（±）。肝肾功能：ALB 35.8g/L，ALT 250.8U/L，AST 223.2U/L，LDH 410U/L，TBil 21.0μmol/L，DBil 6.9μmol/L，UA 591U/L，Cr 56μmol/L，K 4.6mmol/L。心肌酶谱：CK 2966U/L，CK-MB 91.4U/L，cTnT 0.135ng/ml。超声心动图：左房、左室增大

（左房前后径 42mm，左室舒张末内径 56mm）。左室壁弥漫性运动减低，厚度正常，LVEF 38%。二尖瓣反流（中度），三尖瓣反流（轻度），肺动脉高压（中度）（53mmHg）。胸部 CT：双肺可见云絮状高密度影，双侧胸腔积液，肺动脉增宽。近半个月尿量偏少，每日 200~300ml，尿色深，大便正常，体重变化不详。既往血压 120~130/80~90mmHg，否认其他病史。足月顺产，无新生儿窒息史。生长发育与同龄人基本无异，幼时跑跳较同龄人稍差，易摔倒。学习成绩不佳，初二退学。家系见图 1。

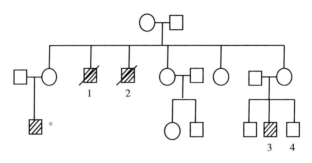

图 1　家系图示

＊为本例患者
1. 双下肢无力，渐加重，后卧床无法活动，生活不能自理，50 余岁猝死。
2. 双下肢无力，渐加重，后需拄拐行走，40 余岁时外出走失后死亡。
3. 双下肢无力，渐加重，目前 30 余岁，拄拐行走
4. 他人家寄养，情况不详。

检查

查体：P 94 次/分，BP 120/88mmHg，T 36.5℃，RR 22 次/分。心界大。心率 94 次/分，律齐，二尖瓣听诊区及三尖瓣听诊区均可闻及 3/6 级收缩期吹风样杂音。双肺及腹部查体（－）。双膝以下中度凹陷性水肿。高级智能基本正常，双侧大腿肌萎缩，双小腿肌肥大（图 2）。双下肢屈髋肌力 3⁻级、伸膝肌力 4⁻级，余肢体肌力 5⁻~5 级。蹲起不能，Gower 征（＋）。双侧膝反射未引出，病理征（－）。

实验室检查　血常规：WBC 11.88× 10^9/L，N 0.64，Hb 151g/L，PLT 241×

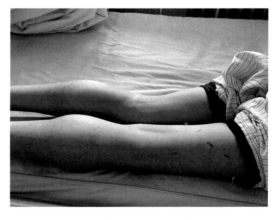

图 2　双小腿肌肥大

10^9/L。肝肾功能：ALT 231U/L，TBil 25.2μmol/L，DBil 5.6μmol/L，K 3.8mmol/L。心肌酶+NT-proBNP：CK 3413U/L，CK-MB 56.5μg/L，cTnI 0.64μg/L，NT-proBNP 3505pg/ml。CK-同工酶电泳：CK-MM 97.5%，CK-MB 0.4%，巨 CK-1 2.1%。炎症指标：hsCRP 1.70mg/L，ESR 2mm/h。甲功：T_3 0.659ng/ml，TSH_3 5.347μIU/ml。ANA18 项：阴性。乙肝五项：小三阳（HBsAg、HBeAb、HBcAb 阳性）。HBV-DNA（进口）：23206 IU/ml。

肝功全项：ALT 217U/L，AST 138U/L，GGT 44U/L，ALP 71U/L，LD 401U/L，TBil 19.6μmol/L，DBil 6.8μmol/L，ALB 33g/L。AFP：阴性。

影像学检查

腹部 B 超：肝静脉增宽、胆囊壁增厚，余无特殊。

超声心动图：心肌病变，全心增大，二尖瓣重度关闭不全，三尖瓣中度关闭不全。左室收缩功能重度减低（LVEF 24%），左室舒张功能减低，轻度肺动脉高压。

Holter（图 3、图 4）：心率 50~118 次/分，平均 81 次/分。窦性心律，P 波高尖。343 次室性期前收缩，7 次成对，7 阵室速（最长 11 个），15 次房性期前收缩，室内传导阻滞，T 波改变。

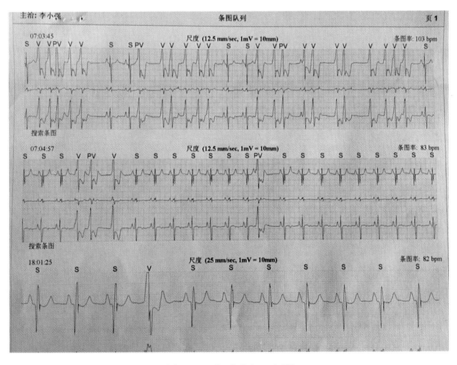

图 3　24 小时动态心电图

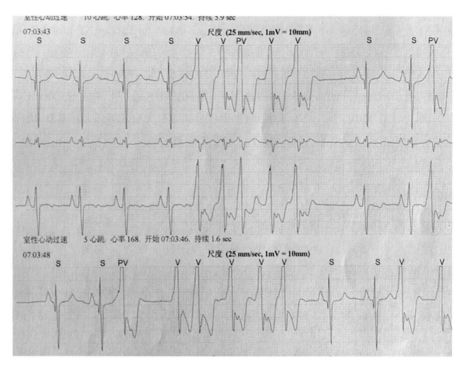

图4　24小时动态心电图

心脏 MRI：右心房、左心房、左心室增大，左室心肌变薄，左心室及室间隔心肌多发延迟强化，房间隔延迟强化，可符合肌营养不良心脏受累改变。左室、右室室壁运动减弱，LVEF 27%，RVEF24%。心包少量积液，右侧胸腔少量积液。

肌电图：肌源性损害。

治疗经过

入院后予以积极控制出入量，纠正心衰，加用呋塞米 20mg qd+螺内酯 20mg qd→呋塞米 5mg qd、螺内酯 20mg qd 利尿，逐渐调整 ACEI+β 受体阻滞剂剂量：培哚普利 2mg qd+比索洛尔 1.25mg qd→培哚普利 1mg qd+比索洛尔 1.25mg qd 口服。治疗后患者胸闷、喘憋缓解，夜间可平卧。双下肢水肿消退。胸腔积液消退（B 超：9cm 变为 0.8cm）。体重下降 7kg，稳定于 45kg。目前 BP 83~90/56~66mmHg，HR 80~90 次/分。

关于扩张型心肌病的鉴别诊断

患者为青年男性，近期以咳嗽、喘憋、双下肢水肿起病，提示有临床心功能不全的表现，结合患者既往年幼时明显的双下肢乏力及家族史，我们需要在扩张型心肌病的病因鉴别方面拓展思维寻找病因。扩张型心肌病（dilated cardiomyopathy，DCM）是一类既有遗传又有非遗传原因造成的复合型心肌病，以左室、右室或双心腔扩大和收缩功能障碍等为特征，通常经二维超声心动图诊断。DCM 导致左室收缩功能降低、进行性心力衰竭、室性和室上性心律失常、传导系统异常、血栓栓塞和猝死。DCM 是心肌疾病的常见类型，是心力衰竭的第三位原因。扩张型心肌病的病因较为复杂，简单可以分为特发性、家族遗传性及继发性。

1. 特发性 DCM　原因不明，需要排除全身疾病和有原发病的 DCM，有文献报道约占 DCM 的 50%。

2. 家族遗传性 DCM　DCM 中有 30%~50% 有基因突变和家族遗传背景，部分原因不明，与下列因素有关：①除家族史外，尚无临床或组织病理学标准来对家族性和非家族性的患者进行鉴别，一些被认为是散发的病例实际上是基因突变所致，能遗传给后代；②由于疾病表型，与年龄相关的外显率，或没有进行认真全面的家族史调查易导致一些家族性病例被误诊为散发病例；③DCM 在遗传上的高度异质性，即同一家族的不同基因突变可导致相同的临床表型，同一家族的相同基因突变也可能导致不同的临床表型，除了患者的生活方式和环境因素可导致该病的表型变异外，修饰基因可能也起了重要的作用。

3. 继发性 DCM　由其他疾病、免疫或环境等因素引起，参考 Weigner 和 Morgan 分析 DCM 并且列举了众多的原因，结合国人资料，常见以下类型：①缺血性心肌病：冠状动脉粥样硬化是最主要的原因，有些专家们认为不应使用"缺血性心肌病"这一术语，心肌病的分类也不包括这一名称；②感染/免疫性 DCM：病毒性心肌炎最终转化为 DCM，既有临床诊断也有动物模型的证据，最常见的病原体有柯萨奇病毒、流感病毒、腺病毒、巨细胞病毒、人类免疫缺陷病毒等以及细菌、真菌、立克次体和寄生虫（如 Chagas 病由克氏锥虫感染引起）等，也有报道可引起 DCM，在克山病患者心肌中检测出肠病毒；③中毒性 DCM：包括了长时间暴露于有毒环境，如酒精性、化疗药物、放射性、微量元素缺乏致心肌病等；④围产期心肌病：发生于妊娠最后 1 个月或产后 5 个月内，发生心脏扩大和心力衰竭，原因不明；⑤部分遗传性疾病伴发 DCM：见于多种神经肌肉疾病，如进行性肌营养不良（PMD）等均可累及心脏，出现 DCM 临床表现；⑥自身免疫性心肌病：如系统性红斑狼疮、胶原血管病等；⑦代谢内分泌性和营养性疾病：如贫血、嗜铬细胞瘤、甲状腺疾病、肉毒碱代谢紊乱、硒缺乏、淀粉样变性、糖原累积症等；⑧其他：应激性心肌病等。

关于 PMD 诊断的思考

PMD 是一组遗传性肌肉变性病，临床以缓慢进行性加重的对称性肌无力和肌肉萎缩为特征，可累及肢体和头面部肌肉，少数可累及心肌，无感觉障碍。根据遗传方式、发病年龄、萎缩肌肉的分布、有无肌肉假性肥大、病程及预后，可分为不同的临床类型，大多有家族史。按照临床分类可以分为：假肥大型肌营养不良症，包括 Duchenne 型肌营养不良症（DMD）和 Becker 型肌营养不良症（BMD）；面肩肱型肌营养不良（FSHD）；肢带型肌营养不良（LGMD）；Emery-Dreifuss 肌营养不良（EDMD）；眼咽型肌营养不良（OPMD）；眼型肌营养不良（ocular muscular dystrophy）；远端型肌营养不良（distal muscular dystrophy）和先天性肌营养不良（CMD）。

PMD 的病因及发病机制极为复杂，近年来多数学者认同该病的细胞膜学说，在肌细胞膜外基质、跨膜区、细胞膜内面以及细胞核膜上有许多蛋白，基因变异可导致编码蛋白的缺陷，由于不同的蛋白在肌细胞结构中所起的作用不完全相同，肌细胞遗传变性使细胞膜即肌纤维膜结构和功能发生改变导致不同类型的肌营养不良。

常见的两种为 Duchenne 型肌营养不良症（DMD）和 Becker 型肌营养不良（BMD）。目前对 DMD 和 BMD 致病基因的编码蛋白 dystrophin 蛋白（即抗肌萎缩蛋白）研究较多，dystrophin 位于 Xp21，是目前人类发现的最大的基因，长度为 2400~3000kb，约 79 个外显子，编码 3685 个氨基酸，组成 dystrophin 蛋白，分子量 427kD。Dystrophin 蛋白位于骨骼肌和心肌细胞膜内面，为细胞骨架蛋白，具有抗机械牵拉作用，dystrophin 与细胞膜内面、跨细胞膜区以及细胞膜外区的多种蛋白紧密结合，相互关联，在细胞膜内外组成一个整体，维系细胞膜内外的物质交换和联系，保护细胞膜结构完整和稳定。Dystrophin 基因缺陷导致肌细胞膜上 dystrophin 蛋白缺乏或减少，使肌细胞膜不稳定而引起肌细胞坏死和功能丧失。如 dystrophin 蛋白完全缺乏，产生 DMD 表现；如仅为量的减少，则为 BMD。

DMD 的患儿均为男性，是最常见的 X 性连锁隐性遗传性，多在 3~5 岁发病，起病隐袭，首发症状多为行走慢，容易跌倒。肌无力自躯干和四肢近端开始缓慢进展，下肢重与下肢鸭步，患者骨盆带肌无力，肌张力减低，由于髂腰肌和股四头肌无力，而登楼及蹲位站立困难，进而腰椎前凸，骨盆带肌无力致行走时向两侧摇摆，脚尖走路而跟腱挛缩，9~12 岁时常不能行走，要坐轮椅。可见轻度面肌无力，发音、吞咽、眼肌运动不受累。多数患儿心肌受累，少数患儿心肌受损严重可产生充血性心衰。约 20 岁时患者出现呼吸道症状，晚期病情加重需呼吸机支持。患者多在 25~30 岁以前死于呼吸道感染、心力衰竭或消耗性疾病。约 1/3 患儿智力发育迟缓。一般无消化道症状，少见的并发症为急性胃扩张。本型的病情是 PMD 中最严重的，其严重程度与患儿家族中遗传代数成反比，即家族中受累代数越多，病情越轻，最重的是散发病例，预后不良。

本例患者结合其特点包括年幼起病已经 23 岁整个病程较为良性进展缓慢，伴有腓肠肌肥大、近端肢体无力、血清 CK 增高、EMG、家族史等诊断线索，因经济原因未行病理及基因检测，考虑 Becker 型肌营养不良（BMD）可能性较大。BMD 由 Becker（1957）首先报告，发病率较低，约为 DMD 的 1/10，约为 1/20，000，具有 DMD 必有的特征，如 X 连锁遗传、腓肠肌肥大、近端肢体无力、血清 CK 增高、EMG 和肌肉病理呈肌病表现等。与 DMD 不同点是发病年龄较晚（常在 12 岁以后），病情进展慢（病程可达 25 年以上，20 岁以后仍能行走），多不伴有心肌受累或仅轻度受累，预后较好。

PMD 相关的辅助检查

血清肌酶检验 包括 CK、LDH 等，DMD 患者 CK 升高显著，可达正常值的 20~100 倍以上，BMD 时可升高 5~20 倍，LGMD 和远端型肌病患者肌酶轻到中度升高，FSHD 患者肌酶可正常或轻度增高。

肌电图 肌电图呈现典型肌源性改变的特征，在疾病不同阶段，肌电图改变也可有变化。

肌肉活检病理 PMD 的肌肉基本病理改变为肌纤维坏死和再生，肌膜核内移，肌细胞萎缩与代偿性增大相嵌分布，肥大肌细胞横纹消失，光镜下呈玻璃样变；坏死肌细胞出现空泡增多、絮样和颗粒变性及吞噬现象；肌细胞间质内可见大量脂肪和结缔组织增生；肌活检组化检查见 dystrophin 缺失或异常。

DMD 和 BMD 的 ECG、ECHO 特点及预后

DMD ECG 表现为 R 波高尖或 R/S>1；侧壁导联 Q 波形成；完全或不完全 LBBB 或完全 RBBB；心动过速。ECHO 表现为心肌肥厚、扩张型心肌病。心源性死亡发生率为 10%~20%，没有机械通气的患者平均生存 19 年，有机械通气的患者平均生存 25 年。

BMD ECG、ECHO 表现特点同 DMD。心源性死亡发生率 50%，患者平均生存年 45 年，波动于 21~89 岁不等。

DMD 和 BMD 的治疗及随访建议

糖皮质激素 在 ACEI/ARB 基础上，可以减少 DMD 患者全因死亡和新发进展性心肌病变的发生，患者年龄 9.1±3.5 岁，随访时间 11.3 ±4.1 年。

ACEI、β 受体阻滞剂 可以延缓心脏功能恶化，应用 ACEI 初始治疗的平均年龄为 BMD 14.1 岁，DMD 16.1 岁。ACEI 类应用比例为 86% 依那普利、10% 卡托普利、4% 赖诺普利。平均 ACEI 剂量为依那普利 3.6mg bid、卡托普利 7.6mg tid、赖诺普利 5mg qd。应用 β 受体阻滞剂初始治疗的平均年龄为 BMD 16 岁，DMD 18.1 岁。β 受体阻滞剂应用比例为 57% 卡维地洛，43% 美托洛尔。平均剂量为卡维地洛 4mg bid，美托洛尔 21mg bid。

心力衰竭的标准药物治疗

其他 包括缓慢心律失常或束支传导阻滞可能需要起搏器治疗；对于室性心律失常，猝死需考虑 ICD 植入；曾有植入 CRT-D 的报道，George Andrikopoulos 等报道一例 44 岁男性

BMD 患者，伴有晕厥及心功能Ⅲ级（NYHA），植入 CRT-D 后 LVEF20%，5 个月后改善为 30%，心功能Ⅰ~Ⅱ。

LVAD 应用：Thomas D. Ryan 等报道 HeartMate Ⅱ and HeartWare LVADs 在 2 例 DMD 伴终末期 DCM 的患者应用；心脏移植、基因治疗；基于 PMD 的肌肉康复治疗等。

随访建议

DMD	<10 年，ECG+ECHO/2 年 >10 年或心脏相关症状，每年行 ECG+ECHO 若心功能异常，每年行 Holter 治疗心功能不全的症状
BMD	>10 年，ECG+ECHO/2 年 如心功能不全或有相关症状，每年行 ECG+ECHO+Holter 治疗心功能不全的症状 在严重 DCM 患者考虑心脏移植
携带者	>16 年，ECG+ECHO/5 年 如有异常或心脏相关症状：更加密切的随访 治疗心功能不全的症状 在严重 DCM 患者考虑心脏移植

本例患者治疗策略的思考

本例患者幼年起病，早期就诊延误造成了诊断及治疗不及时，可能错过最佳的治疗时机最终发展为扩张型心肌病、慢性心力衰竭。由于 PMD 继发的扩张型心肌病起病较早，因此一旦发生终末期心衰药物治疗等手段不一定能明确改善患者的预后。因此这类患者可能需要多学科协作，做到早期诊断、早期干预，在即幼年时根据情况密切随访，及时加用 ACEI、β 受体阻滞剂等可能有助于患者心功能改善的药物。其他的器械辅助治疗可能需根据具体情况制定治疗策略，需要进一步更确凿的临床研究证据来支持。

参　考　文　献

1. Bushby K, Muntoni F, Bourke JP. 107th ENMC international workshop：the management of cardiac involvement in muscular dystrophy and myotonic dystrophy. 7th-9th June 2002, Naarden, the Netherlands. Neuromuscul Disord, 2003, 13：166-172.

2. Eagle M, Baudouin SV, Chandler C, et al. Survival in Duchenne muscular dystrophy：improvements in life expectancy since 1967 and the impact of home nocturnal ventilation. Neuromuscul Disord, 2002, 12：926-929.

3. Hoogerwaard EM, de Voogt WG, Wilde AA, et al. Evolution of cardiac abnormalities in Becker muscular dystrophy over a 13-year period. J Neurol, 1997, 244：657-663.

4. Gernot Schram, MD, PHD, Anne Fournier, MD, Hugues Leduc, MSC, et al. All-Cause Mortality and Cardiovascular Outcomes With Prophylactic Steroid Therapy in Duchenne Muscular Dystrophy. J Am Coll Cardiol, 2013, 61：948-954.

5. M. C. E. Hermans, Y. M. Pinto, I. S. J. Merkies, et al. Hereditary muscular dystrophies and the heart. Neuromuscular Disorders, 20 (2010), 479-492.

第五节　室性期前收缩相关性心肌病

病例 8　频发室性期前收缩，左室扩大

> ### 视　点
>
> 　　本例为 32 岁的女性患者，心悸、胸闷 8 年，心电图明确诊断为流出道起源的室性期前收缩二联律，超声心动图监测到左室舒张内径进行性增大，左室射血分数进行性降低，考虑室性期前收缩性心肌病，成功行射频消融术消除了室性期前收缩，3 个月后患者超声心动图各项指标恢复正常。本例提示：频发的非器质性室性期前收缩可以导致心脏结构和功能改变，现在被认为是一种独立的心肌病，但预后相对良好，导管消融根除期前收缩后心脏结构和功能通常可以迅速恢复。

病历摘要

　　患者，女性，32 岁。主因"阵发心悸、胸闷 8 年"入院。患者 8 年前无明显诱因出现发作性心悸及胸闷，情绪波动或饮咖啡时较为明显，行心电图检查示频发室性期前收缩，超声心动图正常。先后不规律服用中药及西药（不详），效果不佳，但日常活动不受限制。近来觉活动后症状有所加重，活动耐力下降。否认心脏病及猝死家族史。

查体

　　HR 80 次/分，BP 120/75mmHg，心界略向左扩大，可闻及二联律，各瓣膜区未闻及杂音及附加心音。肺、腹（−）。双下肢不肿。

　　实验室检查　各项常规检查及生化指标、心肌酶均在正常范围内，NT-BNP 1100ng/ml。

　　心电图　室性期前收缩二联律，提示流出道起源（图 1）。

　　动态心电图　见表 1。

　　心脏彩超　见表 2。

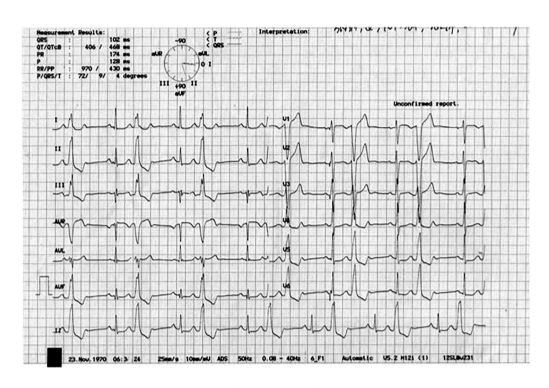

图 1　心电图示室性期前收缩二联律

表 1　动态心电图（历次检查）

日期	24 小时室性期前收缩/心搏总数	室性期前收缩比例	室性期前收缩形态	备注
2009 年 5 月	67552 /137569	49.1%	单源	可见室性期前收缩二联律，室性期前收缩三联律及 1 次短阵室速
2010 年 6 月	59299 /126533	46.8%	单源	可见室性期前收缩二联律，室性期前收缩三联律
2011 年 1 月	56649 /120073	47.2%	单源	可见室性期前收缩二联律，室性期前收缩三联律

表 2　心脏彩超结果（历次检查，最后一次为入院后结果）

日期	LVEDd (mm)	IVS (mm)	LVPW (mm)	LA (mm)	LVEF	备注
2009 年 6 月	正常				正常	
2010 年 11 月	59	7	6	36	正常	
2010 年 12 月	61			33	51%	二尖瓣少量反流
2011 年 3 月	69	7	7	40	40%	室壁运动遍减低，二尖瓣少量反流

治疗经过

入院后各种检查排除各种遗传或获得性心肌病，结合既往病史和高室性期前收缩负荷，考虑诊断为室性期前收缩性心肌病，2011 年 3 月 3 日在我院行 Caroto3 系统指导下三维电生理标测，确定室性期前收缩起源于主动脉右冠窦并成功消融。术后给予美托洛尔和培哚普利治疗。患者 3 个月后随诊，复查心电图和动态心电图均无室性期前收缩复发。复查超声心动图：LVDd54mm，LVEF55%。NT-BNP 在正常范围。患者心脏结构与功能完全恢复，进一步证实室性期前收缩性心肌病的诊断。

关于心肌病的鉴别诊断

心肌病是一组临床上不同心肌异常疾病的统称，定义为除外缺血性心脏病以及心脏负荷过重情况下心肌结构和（或）功能的异常。传统的心肌病分类是在 1995 年 WHO/ISFC 依据临床表现分为肥厚型、扩张型、致心律失常型右心室心肌病等。2006 年美国心脏病协会（AHA）新定义：心肌病是一组异质性疾病，由各种不同原因（常为遗传原因）引起。有心脏的机械功能障碍和（或）心电活动异常，常表现为心室不适当的肥厚或扩张，但也可以正常，常导致心血管死亡或心功能不全。该病可局限于心脏，亦可是全身系统性疾病的部分表现。心肌病新的分类-AHA（2006）如下。

1. 原发性心肌病（病变局限于心肌）　①遗传性心肌病：肥厚型心肌病（HCM）致心律失常型右室心肌病/发育不良（ARVC/D），左室致密化不全（LVNC），传导系统疾病，包括 Lenegre 病、病窦综合征与 Lenegre 病并存、有家族史的 WPW 综合征、离子通道病（长 QT 综合征、Brugada 综合征、儿茶酚胺敏感性多形性室速、短 QT 综合征）；②混合性心肌病：扩张型心肌病、原发限制型非肥厚型心肌病；③获得性心肌病：心肌炎（炎症性心肌病）、应激性心肌病（Tako-Tsubo）、其他（围生期心肌病、心动过速性心肌病、酒精性心肌病）。

2. 继发性心肌病（心肌病变是全身多器官病变的一部分）　浸润性心肌病（淀粉样变性）、蓄积性疾病（血红蛋白沉着症）、中毒性疾病（药物、重金属）、神经肌肉病（进行性肌营养不良）、心内膜疾病（心内膜纤维化）、内分泌疾病（糖尿病、甲亢、甲减、甲旁亢）、自身免疫性疾病（系统性红斑狼疮、皮肌炎、类风湿关节炎、硬皮病）、肿瘤化疗（阿霉素、柔红霉素、环磷酰胺）、放射治疗等。

该患者为年轻女性，心脏表现为进行性心脏扩大，收缩功能降低而无心肌增厚，既往身体健康，无基础疾病及近期感染病史，无家族遗传病史，无系统性疾病证据，无特殊毒物、药物、放射、酒精接触史，心电图除频发室性期前收缩外无明确缺血或除极、负极异常，故考虑室早性心肌病可能性大，导管消除患者心脏结构与功能完全恢复，进一步证实室早性心肌病的诊断。

关于室早性心肌病的认知过程

室性期前收缩是临床最常见的心律失常，其人群发生率很高，可达 70%～90%，发生率和复杂性随年龄增长而升高，不同心电检测方法检出率不同。Framingham 研究中用 24 小时动态心电图检测普通人群室性期前收缩发生率，大于 1 个 PVC/h 的室性期前收缩在男性中为 33%，女性中为 32%。近几年，室性期前收缩性心肌病已成为心血管病和心律失常领域关注的热点，这与频发室早的发病率高而且常发生于无器质性心脏疾病的年轻人有关。

随着临床科学的发展，现今对室性期前收缩的认识较以往有了很大的改变。早期阶段，临床医生对频发的室性期前收缩积极使用抗心律失常药物治疗，然而结果并不理想，甚至有害。随后 Kennedy 以及 Gaita 等的临床研究认为，在心功能正常及无临床症状的情况下，有频发（24 小时多于 1000 个）室性期前收缩的人在 10 年的随访期并不比正常人群有较高心脏病发病率。所以认为，大多数室性期前收缩是"良性"的。然而，新近的临床证据及基础研究表明有些非器质性心脏病的室性期前收缩也并非那么"良性"。在临床实践中，人们发现频发室性期前收缩合并心功能不良的患者无论通过药物控制期前收缩或通过射频消融治疗的患者，随访发现随着期前收缩的控制，心脏功能得到明显改善，术后心脏扩大得以逆转。由此进一步提出频发室性期前收缩可以引起心肌病样改变，衍生出了室早性心肌病或称期前收缩相关性心肌病的概念。Sheldon 等提出期前收缩相关性心肌病诊断为：①年轻、健康，不存在器质性心脏病的患者；②频发室性期前收缩（超过 20000 次/24 小时）；③1 到 2 种期前收缩形态；④通过药物或射频消融治疗后期前收缩明显减少后心功能得到明显改善。

频发的心室异位搏动，即使是在没有持续性室性心律失常的情况下，以频发室性期前收缩为表现的心室异位搏动也可能引起可逆性心肌病。一项纳入 27 例频发单形性心室异位搏动消融治疗的研究支持这一观点。该研究中室性异位搏动均来源于右室流出道，24 小时平均异位搏动超过 17000 次。研究排除了频发非持续性 VT 或者有持续性 VT 病史的患者，这些患者中有 8 例的 LVEF 小于或等于 45%。结果显示，LVEF 降低的 8 例患者中有 7 例消融治疗取得成功，所有这 7 例患者的左心室功能均得以改善（平均 LVEF 从 39% 增加至 62%）。室性期前收缩（VPB）的 QRS 时限似乎在心肌病的发生中起到一定作用，QRS 波群越宽，诱发心肌病所需要的 VPB 总体负荷越低。在一项病例系列研究中，连续入选 294 例接受导管消融治疗频发 VPB 患者，113 例（38%）患者诊断为频发 VPB 相关的心肌病（定义为 LVEF 小于 50%）。VPB 相关的心肌病组患者 QRS 时限明显更长（164ms vs LVEF 正常组的 149ms）。Niwano S. 等对 239 名无基础心脏病但频发起源于 LVOT 或 RVOT 室性期前收缩的患者随访至少 4 年，发现 PVC 的频度（尤其期前收缩达到 20000 个/24 小时以上时）与左室受损程度显著正相关。当然，也有研究提示期前收缩负荷超过 10% 或 5000~10000 个/24 小时以上即可出现左室功能受损。除了室性期前收缩负荷，高龄、基础心脏功能、右室起源也与心肌病发生有关。2012 美国宾夕法尼亚大学医院报道发现室性期前收缩的 QRS 波 > 155.5ms 是诊断室早性心肌病的临界点，敏感性 84%，特异性 92%。这与起搏相关的心脏功能受损有些相似，右室心尖起搏比例超过 40% 的临界点预示左室功能受损，而双心室起搏则会保护心功能。这些研究提示心室收缩的不同步是室早性心肌病的发病机制之一。此外，室性期前收缩性心肌病并非心动过速性心肌病，因为期前收缩并不增加心率数量，甚至发生在收缩期（即正常 QRS 至 T 波）的期前收缩基本是无效射血，主动脉压力并不增高，形成短细脉，所以室早性心肌病与心动过缓性心肌病更相似，后者是指患者长期处于严重的心率过慢，为使患者每分钟的心输出量增加满足机体代谢需求，心脏将发生重构发生代偿性的心室扩张或肥厚。当然，对于室早性心肌病的致病机制尚未完全清楚，还需要进一步基础和临床研究阐明。

关于室早性心肌病治疗策略的建议

由于常用的抗心律失常药物心脏及心脏以外的副作用限制了药物治疗室性期前收缩的作用，室早性心肌病常发生于健康而年轻的患者，长期用药治疗的依从性和副作用是很大的问题，对于 LVEF 降低的患者，尤其需要注意的是应该避免使用有较高致心律失常可能性的药物（如氟卡尼），同时避免使用可进一步降低 LVEF 的药物（如普罗帕酮等）。目前随着人们对期前收缩认识的提高和医疗器械的改进，如三维立体标测系统 ENsite3000、CARTO 在临床上的应用，室性期前收缩的消融成功率已越来越高，除了经典部位如左右室流出道和左室间隔起源的期前收缩有很高的消融成功率，对于一些非经典部位的期前收缩，如乳头肌起源、左室顶部（summit）、流入道起源等过去难以消融部位的室性期前收缩也有很高的成功率，而且避免了长期服用抗心律失常带来的副作用。此外，随着导管消融的技术迅速发展，新的标测技术和消融导管工艺上的进步使消融根治室早的成功率高达 70%~100%，并且可以逆转室早性心肌病的病程。从《2006 年 ACC/AHA/ESC 室性心律失常治疗和心脏性猝死防治指南》开始，已经将频发的症状性单行性室性期前收缩、药物治疗无效或无法耐受药物治疗或不愿长期服药的患者列为射频消融 II a 类适应证；而对于无症状的频发期前收缩患者，为避免或治疗期前收缩所致的 CMP 消融治疗列为Ⅱb类适应证。《2009 年 EHRA/HRS 室性心律失常射频消融术治疗专家共识》已明确将引起心功能不良的频发室性期前收缩列为射频消融治疗适应证。

QRS 时限和 VPB 心外膜位置起源似乎也是导管消融后 LVEF 改善的重要预测因子。一项病例系列研究纳入了 48 例接受 VPB 消融术的患者（VPB 负荷大于 10%，LVEF 小于 50%），结果发现消融术后 LVEF 转为正常的患者其术前平均 QRS 时间显著较短（158ms vs LVEF 没有改善组的 173ms）。较长的 QRS 时限也与消融术后左心室收缩功能恢复正常所需时间延长相关，QRS 波时限明显延长如 QRS 波时限≥170ms 则预示消融治疗后心功能回复不理想，往往不可逆转，有证据表明 QRS 波时限是预测消融成功后心功能能否恢复的独立预测因子。另一项研究纳入了 87 例频发 VPBs 相关的左心室收缩功能障碍患者，其中 75 例（86%）患者消融治疗取得成功（定义为 VPB 负荷减少 80% 以上），VPB 心外膜起源是左心室功能恢复延迟的唯一预测因子。

尽管在心动过速终止或者心率被控制时，心脏功能表面上恢复正常，但是心肌超微结构异常仍可能持续存在。如果进行消融术，即使消融治疗成功也需要密切随访，因为如果心律失常复发，则心肌病也可能复发。值得注意的是，最初室性期前收缩性心肌病发生虽然可能需要数月的时间，但心律失常一旦复发将导致 LVEF 急剧下降。因此，通过门诊就诊、动态心电图（Holter）以及超声心动图检查进行密切监测至关重要。室性期前收缩消除后，大多数患者在数月期间左心室射血分数（LVEF）显著改善或恢复正常。本例患者的治疗和随访结果充分证明了导管消融治疗室性期前收缩性心肌病的有效性。

参 考 文 献

1. Baman TS, Lange DC, Ilg KJ, et al. Relationship between burden of premature ventricular complexes and left ventricular function. Heart Rhythm, 2010, 7：865.

2. Yarlagadda RK, Iwai S, Stein KM, et al. Reversal of cardiomyopathy in patients with repetitive monomorphic ventricular ectopy originating from the right ventricular outflow tract. Circulation, 2005, 112：1092.

3. Bogun F, Crawford T, Reich S, et al. Radiofrequency ablation of frequent, idiopathic premature ventricular complexes：comparison with a control group without intervention. Heart Rhythm, 2007, 4：863.

4. Yokokawa M, Kim HM, Good E, et al. Impact of QRS duration of frequent premature ventricular complexes on the development of cardiomyopathy. Heart Rhythm, 2012, 9：1460.

5. Deyell MW, Park KM, Han Y, et al. Predictors of recovery of left ventricular dysfunction after ablation of frequent ventricular premature depolarizations. Heart Rhythm, 2012, 9：1465.

6. Yokokawa M, Good E, Crawford T, et al. Recovery from left ventricular dysfunction after ablation of frequent premature ventricular complexes. Heart Rhythm, 2013, 10：172.

7. Niwano S, Wakisaka Y, Niwano H, et al. Prognostic significance of frequent premature ventricular contractions originating from the ventricular outflow tract in patients with normal left ventricular function. Heart, 2009 Aug, 95（15）：1230-1237.

第六节 心动过速性心肌病

病例 9 房颤、心脏扩大、全心衰

视 点

本例患者为一老年女性，因心悸、胸闷、不能平卧来诊，根据临床表现、心电图和 N 端脑利钠肽前体（NT-proBNP）升高考虑快速心房纤颤合并心功能不全，而后续超声心动图提示扩张型心肌病样改变（dilated cardiomyopathy，DCM）。诊断上首先考虑心动过速性心肌病（tachycardia-induced cardiomyopathy，TIC）可能性大，但也不能除外在原有 DCM 基础上出现快速心律失常。经利尿减轻容量负荷并重点逐步加强心室率控制后，短期内患者心脏结构及心功能便恢复正常。本例经由一典型病例提示当患者存在房颤等快速心律失常伴心衰时需考虑 TIC 可能，而对于房颤致 TIC 的患者，积极控制心室率很重要。除 TIC 外，我们也应了解到其余哪些情况所导致的心衰是可逆的？加强对这些疾病的认识，尽早治疗对患者心功能恢复和改善预后至关重要。

病历摘要

患者，女，63 岁。因间断心悸 4 年，加重伴胸闷、不能平卧 3 个月，于 2012 年 1 月 10 日入院。患者于 4 年前无诱因出现心悸，每次发作持续 3~4 小时可自行好转。外院诊为"心房纤颤"，予以普罗帕酮口服，患者自觉心悸好转后不规律服药，未监测心率及心律。3 个月前劳累后再次心悸，伴胸闷、不能平卧，逐渐加重并出现双下肢可凹性水肿，无法从事日常活动。我院急诊检查：NT-proBNP 8444pg/ml；D-二聚体、肌钙蛋白 I（-）；胸片（CXR）示心影增大、肺纹理增粗；心电图（ECG）示心率 150 次/分，房颤律；超声心动图（ECHO）示双房左室增大（左房 56mm，左室舒张末期内径 59mm）、左室射血分数减低（LVEF 36%），予以利尿治疗稍好转收入院。发病以来无出汗多、易怒、手抖。既往可疑冠心病病史 10 年，表现为餐后胸闷，每次休息 3~5 分钟可缓解。类风湿关节炎（RA）4 年，口服甲氨蝶呤、雷公藤治疗。无烟酒嗜好。否认心脏病家族史。查体：血压 115/75mmHg（双侧对等），颈静脉充盈，双下肺少量湿啰音，心率 150 次/分，心律绝对不齐，第一心音强弱不等，心界向左下扩大，腹部（-），双下肢膝关节以下可凹性水肿，双手近端指间关节呈梭形，四肢动脉搏动对称。

关于心房纤颤合并心功能不全的诊断和鉴别诊断

患者老年女性，临床表现为活动耐量下降、不能平卧及下肢可凹性水肿，检查示 NT-proBNP 明显升高、快室率房颤、心脏扩大（尤其左心）及 LVEF 减低，因此心力衰竭较明确，系全心衰。患者间断心悸 4 年，提示房颤开始为阵发性，近 3 个月可能变为持续房颤，心功能不全逐渐加重，慢性病程基础上呈急性加重，因出现心脏结构功能改变及症状，应属于临床心衰阶段（阶段 C），由左心衰演变为全心衰。患者左心室扩大、室壁不厚、LVEF 值下降，呈 DCM 特征，应考虑心肌病的可能。2008 年欧洲心脏病学会对心肌病定义为导致心肌结构及功能改变的心肌疾病，并除外冠心病、瓣膜病、高血压及先心病。后三者根据病史、ECHO 即可排除。尽管患者没有明确的冠心病常见高危因素、ECG 没有缺血表现，但患者为中老年并且有餐后胸闷症状，需进一步应行冠脉的影像学检查除外冠心病。除了冠心病，此患者 DCM 特征的诊断和鉴别诊断考虑如下。①心动过速性心肌病（TIC）：患者存在快室率房颤，与心衰发作有时间先后的顺序，需高度怀疑。可予以控制心室率并注意观察心功能恢复情况。②自身免疫性：患者既往 RA 病史，需考虑到 RA 心脏受累可能，但 RA 合并脏器受累时多有明显关节症状及炎性指标升高。RA 心脏受累多为心包、瓣膜病变，心肌较少累及，且 RA 出现心肌炎极少引起心肌功能障碍。其他自身免疫病可致心肌受累的常见有系统性红斑狼疮、系统性血管炎、多发性肌炎等。此患者无相应表现不支持，可完善相关抗体指标除外。③代谢或内分泌性疾病：患者有房颤需除外甲状腺功能亢进症（甲亢），但甲亢引起心脏扩大，射血分数降低时常常见于甲亢未得到控制，患者并无甲亢的常见临床表现，可进一步行甲状腺功能检查。④其他：如病毒性心肌炎、酒精性心肌病、遗传性心肌病，患者无相关病史可暂不考虑。

入院后实验室检查和治疗经过

入院后根据上述考虑完善相应的检查：血、尿、便常规；肝肾功能、凝血、感染指标（-）；NT-proBNP 6398pg/ml、肌钙蛋白 I（-）；甲状腺功能、免疫固定电泳（-）；血沉、C 反应蛋白、类风湿因子（RF）、抗核抗体、抗双链 DNA、补体、抗中性粒细胞胞浆抗体（-）；外周大动脉超声（-）；冠脉 CT 血管造影（CTA）未见冠脉明显钙化及狭窄。心衰治疗上除继续利尿外，予以地高辛、氯沙坦、螺内酯治疗，此后在心衰症状稳定的前提下加用低剂量美托洛尔；房颤治疗上先予毛花苷 C、地高辛控制心室率，逐渐上调美托洛尔剂量

（琥珀酸美托洛尔 23.75mg qd 渐加至 71.25mg qd），给予阿司匹林。心室率从 150 次/分逐渐平稳降至70 次/分。4 周后复查 CXR 显示心脏大小较前明显缩小（图 1）；ECHO 提示自第 3 周开始 LVEF 57%、左心大小（左房 48mm，左室舒张末期内径 56mm）改善，4 周后恢复正常（LVEF60%，左房 40mm，左室舒张末期内径 52mm）（表 1）。复查 NT-proBNP 降至852pg/ml，6 分钟步行距离为 415m。

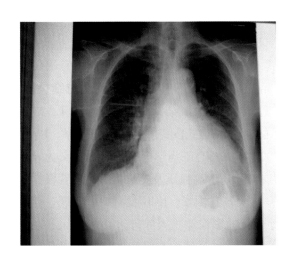 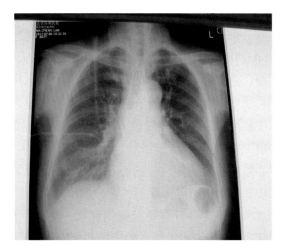

图 1　左图：入院时 CXR 示心影增大。右图：控制心室率 4 周后心影大小明显恢复

表 1　患者入院治疗后超声心动图的变化提示心脏结构及功能逐渐恢复

超声心动图指标	入院时	入院 3 周	入院 4 周
左室射血分数（%）	36	57	60
左房前后径（mm）	56	48	40
左室舒张末期内径（mm）	59	56	52
左室收缩末期内径（mm）	48	39	35

关于 TIC 诊断上的思考

进一步检查除外甲状腺功能亢进、冠心病。患者在正规抗心衰治疗（因使用血管紧张素转换酶抑制剂后干咳明显，改为血管紧张素受体拮抗剂）前提下积极控制心室率，在心室率控制后心脏结构及功能迅速在 4 周内恢复正常，活动能力明显提高，这也提示此患者左室大、LVEF 降低、心衰和快速房颤关系密切，TIC 诊断明确。TIC 的诊断目前尚无明确标准，主要是回顾性诊断并排除其他可能原因。目前文献中对于 TIC 的诊断，考虑流程如下：

对于新发心衰和快速性心律失常患者，需除外冠脉病变以及其他可能导致心功能改变的原因，经控制心率、心律，若心功能不恢复考虑 DCM 继发快速性心律失常，若心功能仅部分恢复则考虑 TIC 与 DCM 并存，若心功能几周内恢复正常则可诊断 TIC。因此诊断的关键在于心动过速和心衰的时间顺序以及有效改善或终止快速性心律失常后心功能恢复的情况。此患者病情均符合上述 TIC 的诊断依据，且基本排除其他引起 DCM 的常见原因。根据一项回顾性研究显示房颤合并心衰患者中 TIC 至少占 14%，而其中无器质性心脏病者占 29%。这提示 TIC 并不罕见，且与房颤、心衰之间关系密切。而在心功能恢复时间上，目前认为 TIC 在控制心律失常后数周内左室功能就有可能改善，3~6 个月时改善最明显，随后仍可能进一步改善。

关于 TIC 进一步治疗上的思考

此房颤患者 LVEF 较低，尽管减慢心率很重要，但单用 β 受体阻滞剂存在风险，因此在洋地黄基础上使用。房颤伴急性心衰时首选地高辛或毛花苷 C 静脉注射。如患者房颤超过 48 小时，应先抗凝或行经食管超声心动图（TEE）检查除外心房内血栓后才考虑节律控制，但 TEE 检查在急性心衰患者中进行存在一定困难，需要时应在静脉麻醉状态下进行检查，否则心率易加快，诱发心衰加重。患者 $CHADS_2$ 评分为 1 分，尽管可以用阿司匹林治疗，但房颤伴心衰患者可能会需要复律，因此抗凝治疗更合适。患者经过控制心室率、抗心衰后心功能恢复，但在后续治疗上仍存在一个主要的问题：继续控制心室率还是恢复窦性心律对患者获益更大？对于房颤致 TIC 患者研究数量较少，尽管文献中提及心室率控制和节律控制后对于心功能均有改善，但缺乏对于两者之间比较及长期预后的大样本研究报道。AF-CHF 研究是第一个以房颤伴心衰患者群为对象，比较心室率、节律控制治疗差异的大规模临床试验。共纳入 1367 例房颤伴 LVEF≤35% 患者，在基础治疗上分为节律组（胺碘酮）和心室率组（β 阻滞剂+地高辛）观察 37±17 个月。结果显示心血管死亡和全因死亡两组无明显区别，提示心室率控制不劣于节律控制。同时也将 AFFIRM 试验对于一般房颤患者的结论推展到心衰患者群中。但是该研究中胺碘酮治疗组有 58% 患者房颤复发，有学者认为节律控制组的疗效可能被抗心律失常药物（AAD）副作用影响，故改以射频消融节律控制的研究也在进行。PABA-CHF 研究则以射频消融控制节律和房室结消融后双腔起搏控制心室率进行比较，结果显示节律控制组在心功能、运动耐力、症状上有更显著的改善。而后续的 ARC-HF 等试验也提示类似的结果。尽管对于这类患者哪种方式更有优势仍有争议，但目前认为射频消融的方式可作为房颤伴 LVEF 低下、药物难以控制患者的优先选择，并且恢复窦性心律相比房颤律可能会使患者有较高的生活质量和较好的心功能恢复。

患者住院治疗后 1 个半月于局麻下顺利接受消融术（肺静脉电隔离术+二尖瓣峡部及左房顶部线性消融术），术后恢复窦性心律，常规华法林、胺碘酮治疗 3 个月并维持其余抗心衰药物。患者病情平稳出院。

本例提示当患者存在房颤等快速心律失常伴心衰时需考虑 TIC 可能。房颤致 TIC 患者积极控制心室率很重要，控制心室率加其他抗心衰药物可能使左室功能恢复正常。使用 AAD 需警惕药物副作用，具备条件时建议房颤相关 TIC 患者进行射频消融术。另外我们也要认识到除了 TIC 外，其他常见如围生期、甲状腺功能亢进或减低、应激性、酒精性等心肌病及病毒性心肌炎所导致的心衰是有可能好转的，加强对这些疾病的认识并尽早治疗对于患者心功能恢复和改善预后至关重要。

参 考 文 献

1. Lishmanov A, Chockalingam P, Senthilkumar A, et al. Tachycardia-induced cardiomyopathy: evaluation and therapeutic options. Congest Heart Fail, 2010, 16: 122-126.

2. Fujino T, Yamashita T, Suzuki S, et al. Characteristics of congestive heart failure accompanied by atrial fibrillation with special reference to tachycardia-induced cardiomyopathy. Circ J, 2007, 71: 936-940.

3. Roy D, Talajic M, Nattel S, et al. Rhythm control versus rate control for atrial fibrillation and heart failure. N Engl J Med, 2008, 358: 2667-2677.

4. Khan MN, Jais P, Cummings J, et al. Pulmonary-vein isolation for atrial fibrillation in patients with heart failure. N Engl J Med, 2008, 359: 1778-1785.

5. Jones DG, Haldar SK, Hussain W, et al. A randomized trial to assess catheter ablation versus rate control in the management of persistent atrial fibrillation in heart failure. J Am Coll Cardiol, 2013, 61: 1894-1903.

病例 10　房室折返性心动过速、全心扩大、全心衰

视　点

本例是一例中年女性，因心衰住院。心脏彩超发现心脏扩大，左室射血分数降低，不除外心肌致密化不全（LVNC）。患者同时合并重度耳聋，入院后反复发作室上性心动过速，电生理检查发现为房室折返性心动过速，行射频消融治疗成功。经过全面评估，除外系统性疾病累及心脏的可能。随诊过程中，患者心功能逐渐恢复，随诊 1 年余后，患者心脏大小及收缩功能恢复正常。考虑患者心衰是由于反复发作快速心律失常导致的心动过速性心肌病。这例患者提示我们，对于不明原因的心肌病，应密切随诊，心动过速性心肌病要根据控制快速心律失常后心功能的变化诊断。

病历摘要

患者，女，49 岁。因反复心悸、乏力、双下肢水肿半年余，再发加重 1 个月余入院。患者于 2013 年 5 月初受凉后出现咳嗽、心悸、乏力，不能行走，双下肢凹陷性水肿，于辽宁省抚顺市医院就诊，诊断考虑为心力衰竭，间断予利尿治疗，症状反复。2013 年 11 月症状加重，曾于外院查心电图示室上性心动过速（具体不详），药物治疗，症状缓解不明显。于 2014 年 1 月 15 日来我院门诊，ECHO 图 1 全心增大，LVEDD 64mm，LVEF 29%，LA 44mm，RA 51×47mm，RV 42mm，E/A>2，心尖部可见较多未致密化肌小梁，LVNC 可能，心尖部血栓，收住院。既往史：患者自 30 岁左右起，弯腰干活后，容易引发心悸，未予重视。自幼听力欠佳，诊为重度神经性耳聋。入院查体：BP 100/60mmHg，双耳听力减退，双肺呼吸音清，心界向左扩大，HR 90 次/分，未闻及病理性杂音，双下肢不肿。

入院诊断　　心肌病变
　　　　　　心肌致密化不全不除外
　　　　　　心功能Ⅲ级（NYHA）
　　　　　　阵发性室上性心动过速

重度神经性耳聋

诊治经过

入院后完善相关检查 血常规、便常规，电解质、肝肾功能（-）；BNP 665ng/L；ANA（-）。心电图提示窦性心律，HR 90 次/分。冠脉 CT 血管造影（CTA）：右冠优势型，冠状动脉轻度钙化，未见明显狭窄。听力检测：双侧极重度听力减低，神经性耳聋。心脏磁共振：左室后壁及心尖部可见较多肌小梁，全心增大，LVEF 20%，左室心尖部血栓，钆显像未见心肌延迟强化。患者仍反复发作室上性心动过速（图 2），电生理检查发现为房室折返性心动过速，行射频消融治疗成功。考虑患者心肌病病因不除外 LVNC，因同时合并神经性耳聋，不除外系统性疾病心肌受累可能。骨骼肌活检：Ⅱ 型肌纤维为主的肌萎缩，未见线粒体病的表现。心肌病相关基因筛查（-）。入院后予氯沙坦钾片 50mg qd，美托洛尔缓释片 47.5mg qd，地高辛 0.125mg qd 及抗凝、利尿治疗。患者症状逐渐缓解。

出院诊断 心肌病变
　　　　　　LVNC 可能性大
　　　　　　房室折返性心动过速（射频消融术后）
　　　　　　心功能 Ⅱ 级
　　　　　　重度神经性耳聋

出院随诊 出院后继续上述药物治疗，门诊随诊。BP 90/60mmHg，HR 90 次/分。随诊 ECHO，患者心功能逐渐恢复。2014 年 12 月 16 日随诊 ECHO：LVEDD 52mm，LVEF 48%，BNP 67ng/L。2016 年 4 月 11 日随诊 ECHO：LVEDD 52mm，LVEF 53%，未见心尖部血栓。BNP 12ng/L。停用抗凝及利尿治疗。

随诊诊断 心动过速性心肌病
　　　　　　房室折返性心动过速（射频消融术后）
　　　　　　重度神经性耳聋

关于本例心衰病因的鉴别诊断

患者为中年女性，表现为全心扩大，左室收缩功能下降。心脏超声及磁共振发现有心肌致密化不全的表现，同时合并重度神经性耳聋及阵发性室上性心动过速。心衰的病因考虑心肌致密化不全。左室心肌致密化不全是一种遗传性心肌病，遗传方式大多为常染色体显性遗传。可能是胎儿心肌发育过程中疏松的网状组织致密化为心肌的过程停滞所致。主要的特征为心肌小梁突出和小梁间隐窝深陷，导致心肌增厚，呈现出结构致密化和非致密化的两层心肌，左心室腔与深陷的小梁隐窝连续相通，隐窝内充满来自心室腔的血液。目前诊断主要靠心脏超声、磁共振等影像学检查，但缺乏诊断的金标准。目前常用的心脏超声标准是 Jenni

标准，包括：①左心室壁增厚，包括 2 层，即一层薄的致密化心外膜层和一层显著增厚的非致密化心内膜层，内层有数目众多的突出小梁形成和深陷的小梁间隐窝，收缩末期胸骨旁短轴切面的非致密化心肌与致密化心肌的最大比值大于 2：1。②彩色多普勒成像可见深陷的小梁间隐窝内血流的证据。③左心室下壁和侧壁心尖段或中段有突出的小梁网状组织。但上述标准是一个纯粹影像学的诊断标准，缺乏特异性。有文献报道 24% 有收缩功能障碍的患者可以出现上述心肌致密化不全的表现。所以本患者尽管心脏超声上满足心肌致密化不全的诊断标准，但仍需和其他可引起心脏扩大，心脏收缩功能下降的疾病相鉴别。从随诊结果看，患者在一年内心脏大小及左室射血分数都恢复正常，这一点与 LVNC 的临床过程不符。这也提示我们，目前在诊断左室心肌致密化不全时要慎重，要密切随访。可同时造成神经性耳聋和心肌受累的少见遗传性疾病包括线粒体肌病、Fabry 病，Leopard 综合征等。这些疾病均可引起心肌病变和神经性耳聋，但均有其他特征性的系统受累的表现，如骨骼肌症状、皮肤表现、特征性的面容等等。本患者虽有神经性耳聋，但无这些系统受累的表现，而且骨骼肌活检也没有发现线粒体病的征象，基因筛查也没有发现相关基因的突变。此外，上述疾病的心脏受累大多为心肌不同程度的肥厚，与本病例表现的心脏增大不同。所以，上述疾病可基本排除。

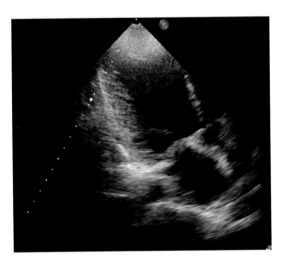

图 1　心脏超声：心尖三腔心切面，左室扩大，左室后壁可见未
致密化肌小梁，非致密化心肌与致密化心肌的最大比值大于 2：1

缺血性心肌病　成人心衰均应除外缺血的因素。但本病人高危因素少，没有心肌缺血的症状，冠脉 CTA 没有发现冠脉狭窄，可基本除外缺血性心肌病。心动过速性心肌病：长期存在的心动过速可能诱发类似扩张型心肌病样表现。几乎每一种形式的室上性快速性心律失常，包括房性心动过速、非阵发性交界性心动过速以及心房颤动均与可逆的左心室功能障碍

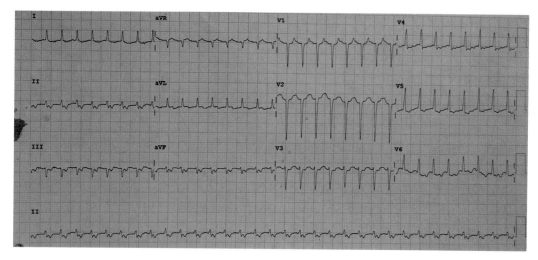

图2　患者室上速发作时心电图，心室率195次/分，窄QRS，QRS后可见逆p，RP大于70ms，提示房室折返性心动过速

有关。这种心肌病在有效治疗快速心律失常后是可逆的。其临床表现与其他疾病引起的心衰并无不同，在除外了其他的病因以后，如果患者存在快速心律失常，则应考虑心动过速性心肌病的可能；即使存在其他可引起心衰的心脏疾病，如果同时并存快速心律失常，这种心律失常也是心衰的加重因素。快速心律失常相关的心肌病的诊断常常要在随诊过程中才能最后明确，在有效控制了心律失常以后的数周到数月，这种患者的心脏大小和心脏收缩功能可有明显恢复。心动过速性心肌病的心脏功能下降程度与心室率和持续时间有关，但是特别快的心率却很少引起该病，因为这种情况下患者快心率的症状大多很明显，会很早去寻求治疗。那些相对心率不是很快而且没有快心率相关症状的患者，往往以心衰的症状起病。正因如此，多数室上性心动过速，尤其是房室折返导致的室上性心动过速很少引起心肌病，因为其多为阵发性，而且快心率相关的症状明显。本患者因为自幼存在重度耳聋，与外界沟通存在障碍，且长期独自生活，所以室上速未能及时处理，数月后出现心肌病变。患者经过射频消融治疗后数月心功能明显恢复，一年多以后心脏大小和收缩功能完全恢复，从临床上看，支持心动过速性心肌病的诊断。心动过速性心肌病患者除了治疗快速心律失常以外，其他抗心衰的治疗与大多数其他心力衰竭患者应用的治疗相同，包括血管紧张素转换酶抑制剂或血管紧张素受体拮抗剂、β受体阻滞剂及利尿剂、醛固酮受体拮抗剂。长期的快速心律失常会引起心脏结构性改变，包括左心室扩张和细胞形态学变化。尽管在心动过速终止或者心率被控制时，左室射血分数可恢复正常，但是心肌超微结构异常仍可能持续存在。所以，这部分患者应坚持正规抗心衰治疗，至于具体用药时程，目前还没有确切共识。另外，虽然最初心动过速诱发心肌病可能需要数月的时间，但心动过速一旦复发将导致LVEF急剧下降。所以，

这部分患者应密切门诊随诊、监测心脏超声和动态心电图。建议心脏超声每 3~6 个月一次，随诊 1~2 年。如果心动过速性心肌病复发，患者猝死风险相当高，应当考虑埋藏式心律转复除颤器（ICD）植入。

本例患者治疗策略的思考

患者心肌病变的原因是在随诊过程中明确的。患者住院期间针对心衰的病因进行了系统的评估，基本除外了其他可能引起心衰的原因，而患者射频消融治疗阵发性室上性心动过速后随诊 1 年，心脏结构和功能完全恢复正常，这个临床过程符合心动过速性心肌病的特点。提示我们心动过速性心肌病的诊断往往是在除外了其他引起心衰的原因并有效治疗了快速心律失常以后，通过密切随访患者心脏超声的变化而做出的。临床上对于不明原因心衰的患者，如果存在快速心律失常，应该考虑到本病的可能性，并积极控制患者快速心率的负荷，观察心功能的变化，本病在控制了快速心率的负荷以后，预后良好。

参 考 文 献

1. Kohli SK, Pantazis AA, Shah JS, et al. Diagnosis of left-ventricular non-compaction in patients with left-ventricular systolic dysfunction：time for a reappraisal of diagnostic criteria? Eur Heart J, 2008, 29：89-95.

2. Kajstura J, Zhang X, Liu Y, et al. The cellular basis of pacing-induced dilated cardiomyopathy. Myocyte cell loss and myocyte cellular reactive hypertrophy. Circulation, 1995, 92：2306-2317.

3. Nerheim P, Birger-Botkin S, Piracha L, Olshansky B. Heart failure and sudden death in patients with tachycardia-induced cardiomyopathy and recurrent tachycardia. Circulation, 2004, 110：247-252.

4. Dandamudi G, Rampurwala AY, Mahenthiran J, et al. Persistent left ventricular dilatation in tachycardia-induced cardiomyopathy patients after appropriate treatment and normalization of ejection fraction. Heart Rhythm, 2008, 5：1111-1114.

第七节　致心律失常性心肌病

病例 11　右心扩大，左右心室收缩功能减低

> ### 视　点
>
> 　　本例患者以心衰起病，超声心动图显示右心增大，左右心室收缩功能减低；未见有肺高压、瓣膜病或者缩窄性心包炎征象。同时发现患者有系统性硬化症。患者的临床表现是否可以用一元论来解释呢？系统性硬化症可以导致心肌纤维化从而引发心衰。但是临床问诊中发现患者有"心脏疾患"家族史，似乎难以用系统性硬化症解释。基因检测显示患者及其部分兄弟姊妹桥粒芯蛋白-2 基因阳性，结合影像学检查，最终诊断为致心律失常性心肌病。本例提示系统性硬化症累及心肌不少见，但并非所有系统性硬化症患者出现心肌病都是原发病所致，要考虑合并其他心肌病可能，对于遗传性心肌病进行基因分析有助于临床上对疾病的正确诊断治疗。

病历摘要

　　患者，女，59 岁。乏力 7 个月余，胸闷气短伴肢端雷诺现象 4 个月入院。患者于 2013 年 8 月无明显诱因出现全身乏力，未诊治。2013 年 10 月底出现劳累后胸闷、气短，双下肢水肿，夜间不能平卧，肢端雷诺现象。多次外院就诊，超声心动图检查显示：右心增大，左室收缩功能减低，三尖瓣中量反流，心包积液。血 CK443U/L。诊断为心功能不全，心包积液。给予利尿、扩血管治疗，症状反复。2014 年 1 月患者自觉症状加重，静息状态下亦出现胸闷、憋气，2014 年 3 月就诊于我院收住院。

　　家族史：母亲 70 岁左右当地诊断为心脏病，妹妹因背痛于当地就诊，查心电图和心脏超声异常。

检查

入院查体　BP 100/70mmHg，HR 70 次/分。心律整齐，无明显杂音，双下肢轻度凹陷性水肿。

实验室检查　血常规、肝肾功能、免疫球蛋白、补体均正常。自身抗体：ANA IgG 型（+），SN 1∶320，Scl-70 阳性（++），ESR 9mm/h，hsCRP 0.61mg/L，BNP 489ng/L。

影像学检查

心电图：窦性心律，72 次/分，完全性右束支传导阻滞。

动态心电图：窦性心律，平均心率 73 次/分，最慢 53 次/分，最快 101 次/分，室性早搏 1526 次。

超声心动图：右房右室增大（右房上下径 53mm，左右径 49mm；右室横径 48mm），三尖瓣中度关闭不全（反流速度 2m/s），左、右室收缩功能重度减低（LVEF30%，TAPSE 8mm）。冠脉 CTA 检查：LAD 散在斑块，RCA 散在斑块，局部斑块狭窄最重 10%。

心脏磁共振：右心增大，左右室收缩功能下降，左右室均可见延迟强化。

诊治经过

免疫科会诊意见　结缔组织病诊断明确，高度怀疑系统性硬化症（SSc），心肌病变考虑 SSc 心脏受累可能。患者有心肌受累，虽目前有心衰表现，但炎症指标不高，心肌病变倾向于纤维化为主，暂不予激素冲击；建议强的松 60mg qd，环磷酰胺 0.4g iv，1 次/周。

患者的超声心动图及心电图提示右心受累为主；母亲及妹妹有心脏病史。特别是妹妹的心电图显示窦性心律，73 次/分，V_{1-3} 为 QS 型（妹妹有 ECHO 吗？）。考虑患者致心律失常右室心肌病（ARVD）不能完全除外，建议患者及其一级亲属行基因检查。本患者共兄弟姐妹 5 人，其中包括本患者在内的 4 人桥粒芯蛋白-2（Desmoglein 2，DSG-2）基因（+），DSG-2 为桥粒的组成部分，其基因突变与 ARVD 发病相关。结合患者临床表现、影像学、基因检测结果及家族史，心脏疾病考虑为 ARVD，以右心受累为主，左心同时受累。因患者免疫病稳定，激素免疫抑制剂迅速减量。并予抗心衰治疗：美托洛尔缓释片 47.5mg qd，氯沙坦钾片 50mg qd，呋塞米片 40mg qd，螺内酯 20mg qd。

关于以右心病变为主的心肌病的鉴别诊断

临床以右心衰为主要表现的疾病主要见于致心律失常性右室心肌病、肺高压、三尖瓣下移畸形、二尖瓣狭窄、缩窄性心包炎和限制性心肌病。超声心动图可以排除一部分疾病，本例患者的超声心动图显示右心增大，左、右心室收缩功能均减低，三尖瓣反流计算肺动脉收缩压力无升高，未见有瓣膜疾病；同时也并不支持缩窄性心包炎和限制型心肌病的表现。因此重点要考虑致心律失常右室心肌病（ARVD）。

ARVD 是一种右室发育不良导致的心肌疾病，1977 年由 Fontaine 等首先描述。是一种以心律失常、心力衰竭及心源性猝死为主要表现的非炎性非冠状动脉疾病，患者右心室常存在功能及结构异常。以右室心肌，特别是右室游离壁心肌逐渐被脂肪及纤维组织替代为特征，许多同时存在遗传背景，多发生心律失常、心力衰竭及心源性猝死。目前认为 ARVD 是一种细胞−细胞连接性疾病，基因突变造成的桥粒蛋白功能不全。在机械负荷下，基因突变的细胞黏着蛋白作用减弱，导致肌细胞的分离和死亡。活检或尸检的组织学检查发现弥漫性或节段性右心室心肌的丧失，脂肪组织局灶性或弥漫性浸润，其间残存条状心肌组织和散在纤维化，斑片状心肌炎症、局灶性心肌细胞坏死和炎性细胞浸润并存。这些病理改变造成心室壁变薄、心脏形态和容积的变化，形成多个折返，成为心律失常和心脏性猝死的基础。ARVD 常表现为家族性，家族性发病占 30~50%。ARVD 临床表现复杂多变，发病年龄多在青年以后，儿童发病较为少见。约半数以上患者有不同程度的心悸，1/3 患者发生过晕厥，接近 1/10 的患者以恶性心脏事件为首发症状，在家系患者中半数左右可出现心源性猝死，心力衰竭较为少见，发生率不足 1/10，罕见以此为首发症状者，临床应排除右室心肌梗死、瓣膜病、左向右分流以及其他先天性疾病如 Ebstein's 畸形。临床中出现下列情况之一者应考虑 ARVD 的可能性。①中青年患者出现心悸、晕厥症状，明显排除其他心脏病。②无心脏病史而发生室颤的幸存者。③患者出现单纯性右心衰竭，临床排除肺动脉高压。④家族成员中有已临床或尸检证实的 ARVD 患者。⑤家族成员中有心源性猝死，尸检不能排除 ARVD。⑥患者亲属中有确诊扩张型心肌病者。⑦无症状患者（特别是运动员）心脏检查中存在 ARVD 相应表现者。

ARVD 的自然史分为四个阶段。①隐匿期：可能有轻微的室性心律失常，没有显著的解剖结构变化。患者往往无症状但在剧烈运动时有 SCD 危险。病变轻微，仅局限于"发育不良三角"。②显性电紊乱期：可见症状性室性心律失常，伴有明显的右心室形态和功能的异常。心律失常表现为左束支阻滞图形的孤立室性期前收缩、非持续性或持续性室性心动过速。③右心室衰竭期：右心室病变进展，左心室功能相对保持正常。④双心室衰竭期：病变显著且累及左室，发生双心室衰竭，类似于扩张型心肌病（DCM）的表现，仅有少数患者逐步进展为晚期。

ARVD/C 的临床诊断基于潜在的病理改变带来的心脏结构、功能和电活动的异常。1994 年 ARVD/C 专家工作组制定的典型病例的诊断标准具有很高的特异性，但对隐匿期的 ARVD/C 和临床表现不完全者缺乏敏感性。2010 年国际专家组修订更新的诊断标准依据新的心电图指标、量化的心脏影像学和形态学标准等，增加了"临界诊断"和"可疑诊断"（见表 1）。

表 1　2010 年 ARVD/C 专家组修订诊断标准与 1994 年诊断标准的对照

1994 年诊断标准	2010 年诊断标准
右心室或节段性结构和功能异常	
主要标准 1）严重右心室扩张或右心室射血分数下降伴或不伴左心受累 2）右心室室壁瘤（运动不良或运动障碍，伴舒张时膨出） 3）严重的节段性扩张	1. 二维超声： 1）右心室节段性运动不良、运动障碍或室壁瘤 2）符合以下任何一项（舒张末期）： 胸骨旁长轴右心室流出道（PLAX RVOT）≥32mm（经体表面积校正 PLAX/BSA ≥19mm/m²）；胸骨旁短轴右心室流出道（PSAX RVOT）≥36mm（经体表面积校正 PSAX//BSA≥21mm/m²）；分次面积改变≤33% 2. 磁共振： 1）右心室节段性运动不良或运动障碍或右心室收缩不协调 2）符合以下任何一项（舒张末期）： 右心室舒张末容积/体表面积之比（RVEDV/BSA）：男性≥110 ml/m²，女性≥100 ml/m²；右心室射血分数≤40% 3. 右心室造影： 右心室节段性运动不良、运动障碍或室壁瘤
次要标准 1）轻度右心室扩张或右心室射血分数下降，不伴左心受累 2）右心室节段性轻度扩张 3）右心室节段性运动不良	1. 二维超声： 1）右心室节段性运动不良或运动障碍 2）符合以下任何一项（舒张末期）：胸骨旁长轴右心室流出道（PLAX RVOT）≥29 但<32mm（经体表面积校正 PLAX/BSA ≥16 但<19mm/m²）。胸骨旁短轴右心室流出道（PSAX RVOT）≥32 但<36mm（经体表面积校正 PSAX/BSA ≥18 但<21mm/m²）；分次面积改变>33% 但≤40% 2. 磁共振 ①右心室节段性运动不良或运动障碍或右心室收缩不协调 ②符合以下任何一项（舒张末期）： 右心室舒张末容积/体表面积之比（RVEDV/BSA）：男性≥100 但<110 ml/m²，女性≥90 但<100 ml/m²；右心室射血分数≤40% 3. 右心室造影： 右心室节段性运动不良、运动障碍或室壁瘤
心室壁组织学特征	
主要标准 心内膜心肌活检提示纤维脂肪取代心肌细胞	形态学分析残余心肌<60%（<50%），≥1 块右心室游离壁活检心肌组织纤维替代，伴或不伴心内膜心肌活检脂肪替代。
次要标准	形态学分析残余心肌 60%~75%（50%~65%），≥1 块右心室游离壁活检心肌组织纤维替代，伴或不伴心内膜心肌活检脂肪替代。

续 表

1994 年诊断标准	2010 年诊断标准
	复极异常
主要标准	右胸导联（V_1、V_2 和 V_3）T 波倒置或异常（14 岁以上，不存在完全右束支传导阻滞 QRS≥120ms）
次要标准 右胸导联（V_2 和 V_3）T 波倒置或异常（12 岁以上，不存在右束支传导阻滞）	14 岁以上 V_1 和 V_2 导联 T 波倒置（不存在完全右束支传导阻滞），或 V_4、V_5 及 V_6 导联 T 波倒置 14 岁以上，存在完全右束支传导阻滞，V_1、V_2、V_3 和 V_4 导联 T 波倒置
	除极/传导异常
主要标准 Epsilon 波或右胸导联（V_1 到 V_2）QRS 局部延长（>110ms）	Epsilon 波（重复出现的 QRS 与 T 波起始之间的低振幅信号）
次要标准 晚电位（信号平均心电图）	不存在 QRS 时限≥110ms 的情况下，信号平均心电图可见晚电位（3 个参数中≥1 个） 滤波后的 QRS 时限（fQRS）≥114ms QRS 终末<40μV（低振幅信号时限）≥38ms 终末 40ms 的标准差电压≤20μV QRS 的终末激动时间≥55ms（在 V_1、V_2、V_3 导联，不存在完全性右束支传导阻滞的情况下，从 S 波的最低点到 QRS 终末，包括 R'）
	心律失常
主要标准	非持续性或持续性室性心动过速，左束支传导阻滞图形伴电轴朝上（Ⅱ、Ⅲ和 aVF 导联 QRS 向下或不定，aVL 导联 QRS 向上）
次要标准 持续性或非持续性室性心动过速呈左束支传导阻滞图形（心电图、Holter、运动） 频发室性早搏（>1000 个/24h）（Holter）	非持续性或持续性室性心动过速呈右室流出道起源，左束支传导阻滞形态（Ⅱ、Ⅲ和 aVF 导联 QRS 向上，aVL 导联 QRS 向下）伴电轴向上或电轴不定
	家族史
主要标准由于可疑的 ARVD/C 而早发猝死的家族史（<35 岁） 符合以往诊断标准的 ARVD/C 家族史	不符合现行诊断标准但一级亲属患有 ARVD/C 一级亲属由于可疑的 ARVD/C 而早发猝死（<35 岁） 二级亲属经病理证实为 ARVD/C 或符合现行诊断标准

明确诊断：2 项主要标准，或 1 项主要标准加 2 项次要标准，或 4 项次要标准。

临界诊断：1 项主要标准和 1 项次要标准，或 3 项次要标准。

可疑诊断：1 项主要标准，或 2 项次要标准。

关于系统性硬化症累及心脏病的表现

硬皮症（scleroderma）是一种以局限性或弥漫性的皮肤增厚、纤维化为特征，可累及心、肺、肾、消化道等多个系统的自身免疫性疾病。本病患者女性明显多于男性，比例约为3：1，可发生于任何年龄，以 20~50 岁多见。病理改变为胶原的增殖和纤维化，如皮肤真皮层增厚，胶原明显增加，附件萎缩，该处小动脉玻璃样化，而表皮层变薄，早期可见淋巴细胞和浆细胞的浸润，血管变化明显，小动脉和微动脉有内皮细胞增生、管腔变窄。患者皮肤出现变硬、变厚和萎缩的改变，依据其皮肤病变的程度及病变累及的部位，可分为局限性和系统性两型。局限性硬皮症主要表现为皮肤硬化；系统性硬皮症，又称为系统性硬化症（SSc），可累及皮肤、滑膜及内脏，特别是胃肠道、肺、肾、心、血管、骨骼肌系统等，引起相应脏器的功能不全。

SSc 心脏损伤有两种形式：一种是对心脏的直接侵犯；另一种则是继发于 SSc 对肺脏或肾脏侵犯后所引起的心脏病变。SSc 的心脏损害较为常见，可以出现心包、心肌或心脏传导系统的病变。肺部损害造成的肺动脉高压可以导致右心衰竭。心脏受累时临床表现为：呼吸困难、端坐呼吸、夜间阵发性呼吸困难、心悸、心前区压痛等。部分有慢性无症状性心包积液。

SSc 的心肌损害 SSc 可以导致左心或右心扩大、室壁运动异常、左室室壁或室间隔增厚等。SSc 心脏损伤机制为心肌纤维化（Myocardialfibrosis），可以是局部，也可以是左右心室均有累及。Follansbee 等对 54 例 SSc 患者研究发现心肌纤维化的发生率高达 70%，而对照组仅为 37%，两组相比差异有极其显著性。心肌纤维化可造成心脏收缩功能或舒张功能不全，明显心衰往往出现于病程晚期。根据目前最大的系统性硬化数据库 EUSTAR 的结果，如果 LVEF<55% 定义为左室功能不全。7073 名 SSc 患者中，383 名（5.4%）LVEF<55%。而另一项关于 SSc 的研究中，38% 的 SSc 患者以核素测量的右室射血分数小于 35%，且与肺动脉压无关。15% 的 SSc 患者心电图检查可发现心律失常，表现为右束支传导阻滞、左束支传导阻滞、室内传导阻滞、左前分支传导阻滞和 1 度、2 度或 3 度房室传导阻滞；结性心律、多源性室性期前收缩、心房纤颤等，还可有左室或右室肥厚、QRS 低电压、ST-T 改变、R 波递增不良、电轴右偏、异常 Q 波。

关于 ARVD 的治疗策略

首先需要对患者进行危险度分层：主要是评估 ARVD 患者心源性猝死的危险度，以下情况属于高危患者。①以往有心源性猝死事件发生。②存在晕厥或者记录到伴血流动力学障碍的室性心动过速。③QRS 波离散度增加。④严重的右心室扩张，经超声心动图或心脏磁共振证实。⑤左室累及：局限性室壁运动异常或扩张伴有收缩功能异常。⑥疾病早期即表现为明显症状，特别有晕厥前症状者。

药物治疗 主要目的在于减轻症状，例如频发室性期前收缩导致的反复性心悸。临床常常使用 β 受体阻滞剂，如果无效，可以加用胺碘酮以抑制室性心律失常。索他洛尔对于治疗室性心律失常的效果也较好，但需要检测 QT 间期。Ⅰ 类抗心律失常药物在临床中的应用尚无证据，建议不作为推荐使用。

介入治疗 ICD 治疗可以增加生存率，目前较大的样本为 Corrado 等观察的 130 余例确诊的 ARVD 患者，其中 80% 以上均存在室性心动过速病史，近一半存在晕厥或类似晕厥样发作，临床研究证实 ICD 治疗可以改善预后，降低死亡率。建议高危患者，特别是存在室性心动过速或晕厥证据患者安装 ICD，推荐等级为 Ⅱ A 类。射频消融术目前不作为推荐治疗，虽然有文献报道射频消融术可以治疗室速，但患者往往易复发或形成新的心动过速。目前较为一致的意见是建议高危患者在安装 ICD 后可以考虑进行射频消融，以减少 ICD 放电次数，延长 ICD 使用寿命。

本例患者的诊治体会

该患者诊治的关键是心肌病和免疫病是否用一元论解释。SSc 可以引起左心和右心功能受累，从这个角度讲，患者的心肌病和 SSc 完全可以以一元论解释。但该患者存在明确的家族史，尤其是其妹妹在没有明确心肌梗死的情况下，心电图 V_{1-3} 为 QS 型。鉴于患者根据 2010 年 ARVD 的诊断标准，仅符合一条主要标准（右心结构异常）和一条次要标准（24 小时大于 500 次室性期前收缩），无法确诊 ARVD，故进行了基因筛查。结果基因筛查发现患者及心电图异常的亲属中存在明确的可引起 ARVD 的基因突变。最终患者诊断考虑为 SSc 合并 ARVD。经过文献复习，已有 ARVD 合并 SSc 的个案报道，可能的机制为①TGF-β_3 突变可引起 ARVD，而 TGF-β_3 的高表达在 SSc 起病中有重要作用。②SSc 心肌坏死纤维化可能促进不全外显的 ARVD 相关基因的表达；但其内在联系尚需进一步研究。

明确 ARVD 与 SSc 是合并存在后，鉴于 SSc 稳定，激素免疫抑制剂迅速减量，并对 ARVD 以及合并左心受累进行了针对性治疗。患者没有 ICD 植入的指征，药物治疗后门诊随诊，目前稳定。

所以，尽管 SSc 病人原发 RV 心肌受累不少见，但并非所有 SSc 患者出现心肌病都是 SSc 的心脏表现，要考虑 ARVD 与 SSc 同时存在的可能性。对遗传性心肌病进行基因分析有助于临床上对疾病的正确诊断治疗。

参 考 文 献

1. Corrado D, Basso C, Thiene G, et al. Spectrum of clinicopathologic manifestations of arrhythmogenic right ven-

tricular cardiomyopathy/dysplasia：a multicenter study. J Am Coll Cardiol，1997，30：1512-1520.

2. Marcus FI，McKenna WJ，Sherrill D，et al. Diagnosis of arrhythmogenic right ventricular cardiomyopathy/dysplasia：proposed modification of the Task Force Criteria. Eur Heart J，2010，31（7）：806-814.

3. Tyndall AJ，Bannert B，Vonk M，et al. Causes and risk factors for death in systemic sclerosis：a study from the EULAR Scleroderma Trials and Research（EUSTAR）database. Ann Rheum Dis，2010，69（10）：1809-1815.

4. Corrado D，Leoni L，Link MS，et al. Implantable cardioverter-defibrillator therapy for prevention of sudden death in patients with arrhythmogenic right ventricular cardiomyopathy/dysplasia. Circulation，2003，108（25）：3084-3091.

第八节　早　老　症

病例12　面容及四肢骨骼异常、右心扩大、左右心室收缩功能减低、房室传导阻滞

> ### 视　点
>
> 本例为21岁女性患者，因慢性进行性加重的头晕、活动后胸闷就诊，心电图和心脏影像学检查提示扩张型心肌病伴持续房室传导阻滞，患者同时存在心脏外多系统异常包括生长发育迟缓、第二性征发育不良伴卵巢早衰、面容及四肢骨骼异常。从心脏病变入手并结合其他多种临床表现及基因测序，最终明确诊断为极为罕见的不典型早老症，其突变基因为编码核纤层蛋白 lamin A/C 的 LMNA 基因。

病历摘要

患者，女，21岁。因"头晕2年，活动后胸闷1年，加重1月"收入我科。2年前剧烈活动时出现头晕，伴乏力、心悸，偶有黑蒙，无视物旋转、意识丧失，休息数分钟可缓解，未就诊。1年前出现活动后（慢跑500米、上五层楼）胸闷、气短，休息10分钟左右可缓解。上述症状逐渐加重，1月前出现腹胀、恶心、纳差、少尿、双下肢可凹陷性水肿及夜间阵发性呼吸困难伴咳嗽、咳白色泡沫痰。就诊当地医院，心电图提示心律失常；胸腹CT提示双侧少量胸腔积液，少量腹腔积液；超声心动图提示右心增大，右室及左室运动弥漫性减弱，LVEF 35%，二尖瓣、三尖瓣反流。给予利尿治疗后症状略有减轻。

既往史　12岁开始出现双手指尖遇冷变色（先变白后变紫），无明显疼痛；近半年出现脱发，否认皮疹、光过敏、关节肿痛，无口眼干、口腔外阴溃疡。

个人史　第二胎、第二产，足月顺产，头先露，无窒息，出生体重及身长正常。母亲40岁怀孕，孕期无疾病及用药史。母乳喂养至1岁，出牙、说话、走路与同龄人相仿。自3岁起较同龄人矮、瘦，无偏食，智力正常。

月经史　15岁初潮，行经7天，月经周期30天；2年前开始月经紊乱，月经周期2~4

个月，行经 3~7 天。

家族史　否认家族类似病史。父亲患脑卒中、高血压，母亲及哥哥体健。父亲及哥哥身高均为 170cm，母亲身高 165cm。

检查

查体　身高 155cm，体重 30kg，身体质量指数（BMI）12.49，心率 52 次/分，血压 100/50mmHg，体型消瘦，斜肩；四肢皮下脂肪明显减少；皮肤干燥；头发稀疏无光泽，小下颌，尖鼻，高颚弓，齿列拥挤；颈静脉充盈，胸腹壁浅静脉曲张，全身散在咖啡色素斑，无腋毛，阴毛Ⅲ级，乳房Ⅳ期。心尖搏动位于第 5 肋间左锁骨中线内 1cm，心律齐，$P_2 = A_2$，心尖部吹风样收缩期 2/6 级杂音，向左腋下、左肩胛区传导；胸骨左缘 4 肋间可闻及 3/6 级全收缩期杂音，向心尖区传导。肺部查体未及明显异常；腹膨隆，无压痛，肝肋下 4cm，移动性浊音阴性；胸腰段脊柱略凸向左侧；四肢瘦，关节突出，双下肢轻度凹陷性水肿；四肢深浅感觉及肌力正常；扁平足，双侧足拇外翻畸形。

实验室检查

血常规、尿常规、便常规、便潜血、肝肾功能：未见异常。

血沉、超敏 C 反应蛋白、补体、蛋白电泳、免疫球蛋白均正常范围。

B 型尿钠肽 289ng/L；心肌酶：肌钙蛋白I 0.447μg/L（<0.05μg/L），肌酸激酶 正常范围。甲功、血乳酸均正常。

血脂：总胆固醇 3.38mmol/L，甘油三酯 1.11mmol/L，低密度脂蛋白胆固醇 2.16mmol/L，高密度脂蛋白胆固醇 0.84mmol/L。

糖耐量、生长激素、血促肾上腺皮质激素、24 小时尿游离皮质醇均正常范围。

性激素：促卵泡生成素 51.9mIU/ml，雌二醇 31.4pg/ml，黄体生成素 68.81mIU/ml，孕酮 0.11ng/ml（激素水平提示处于绝经期），泌乳素在正常范围。

血尿氨基酸筛查+酰基肉碱谱：未发现特异性氨基酸、脂肪酸代谢异常。

结缔组织病筛查：抗核抗体、抗可提取核抗原、抗中性粒细胞胞浆抗体、自身免疫性肝炎抗体、抗心磷脂抗体、抗 Jo-1 抗体、抗 Scl-70 抗体均阴性。

影像学检查

心电图：交界区逸搏心律（图 1）。

胸片正侧位：心影增大，胸廓呈梨形（图 2）。

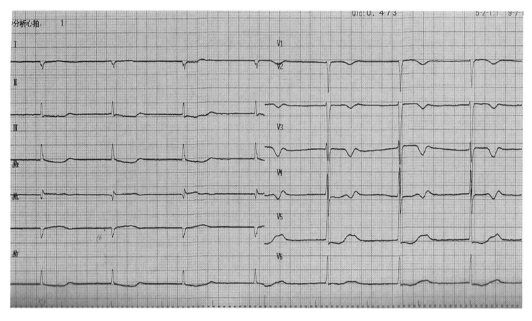

图 1　心电图提示持续交界区心律

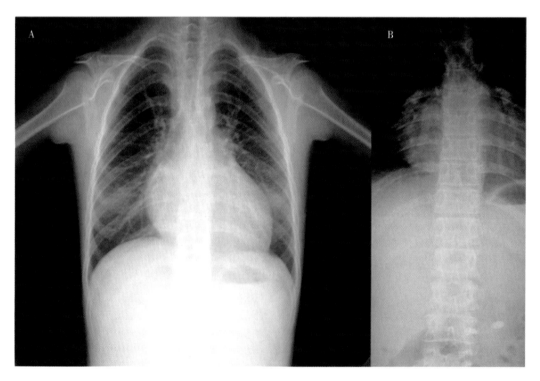

图 2　胸部 X 线　A 胸廓呈梨形，心界增大。B 胸腰段脊柱左偏

肝胆胰脾及双肾超声：肝大，肝剑下 2.7cm，肋下 3.0cm，三支肝静脉增宽。

泌尿系超声：未见异常。妇科超声：子宫内膜薄。

大血管超声（上、下肢动静脉，颈动脉、椎动脉、锁骨下动脉）：未见明显异常。

肌电图未见异常。

全脊柱相：胸腰椎轻度左侧偏斜。

超声心动图：心肌病变，右心增大，右室内可见较多调节束；左右室收缩功能减低，室壁运动普遍减低，LVEF 39%，TAPSE12mm；下腔静脉增宽，吸气变化率小于 50%；重度三尖瓣关闭不全，中度二尖瓣关闭不全（图 3）。

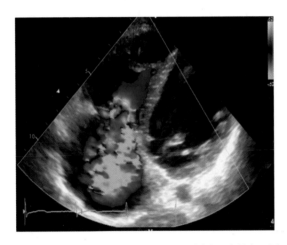

图 3　超声心动图可见右心增大，三尖瓣重度关闭不全

心肌磁共振：右心明显增大，右室肌小梁增多，左右室壁收缩功能减弱，LVEF 40.4%，RVEF 49.5%；延迟强化：室间隔及左室前壁、前侧壁和下壁外膜下多发片状高信号，考虑心肌病变；二、三尖瓣及主动脉瓣关闭不全（图 4）。

其他检查

Holter：交界区心律，24 小时总心搏数 62063 次，最快心率 71 次/分，最慢心率 36 次/分，平均心率 43 次/分。

病情分析

本例为青年女性，慢性病程，全身多系统受累：心脏方面出现右心增大，左右室收缩功能减低的扩张型心肌病样表现伴持续交界区心律；其他系统异常包括幼年起生长发育迟缓，

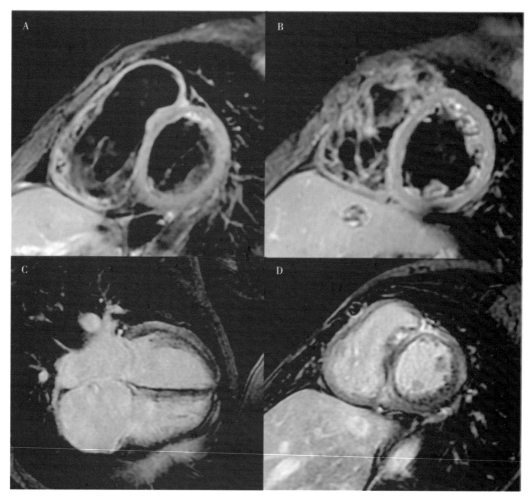

图4 心肌磁共振。A、B可见右心明显增大，右室肌小梁增多；C、D延迟强化可见室间隔及左室前壁、前侧壁和下壁外膜下多发片状高信号

第二性征发育不良伴卵巢早衰；小下颌、齿列拥挤、高颚弓、尖鼻；四肢骨骼异常可见斜肩、梨状胸、脊柱侧弯、四肢皮下脂肪明显减少、雷诺现象；皮肤黏膜出现皮肤干燥、散在色素沉着及脱发。

从青少年心肌病伴传导系统异常入手寻找病因。

一类心肌病是非家族遗传性有潜在病因的扩张型心肌病。其包括感染导致的心肌炎、快速心律失常性心肌病、高嗜酸性粒细胞心肌病、结缔组织疾病累及心肌、内分泌疾病导致的心肌病（甲状腺功能异常、内分泌性高血压、肢端肥大等）、营养障碍导致心肌病、心肌毒性药物使用和纵隔放疗等。本例青年女性12岁开始出现雷诺现象，近半年脱发明显，应重点排查是否患有结缔组织疾病累及心肌，但我院全套自身抗体和血管炎检测指标均为阴性，血清补体、血沉和 C 反应蛋白均在正常范围。再回顾患者的临床特点，第二性征发育不良、卵巢早衰、严重消瘦和皮下脂肪减少，显然风湿免疫病难以解释全貌。其次患者明显消瘦，体重 30kg，BMI 仅 12.49。皮肤干燥，头发稀疏无光泽，双下肢水肿。心肌病变是否由严重营养不良所致？但患者血红蛋白、血白蛋白水平均在正常范围，故也可以排除营养不良性心肌病的诊断。

另一类心肌病是由基因突变引起的家族遗传性心肌病。有些基因突变后单纯导致心脏异常如扩张型心肌病、致心律失常性右室心肌病，不能解释该患者的多系统临床表现。而目前已知另一些基因突变可导致遗传代谢性疾病，这些疾病除累及心肌外还伴随其他系统异常，主要包括神经肌肉性疾病、糖原贮积病、溶酶体贮积病、线粒体代谢异常、氨基酸代谢异常、脂肪酸氧化异常等。本例患者未查及相关实验室证据且上述疾病表型如四肢肌力下降、肝脾大、智力低下、神经系统发育障碍等与本例心血管系统外表现并不符合。至此，心肌病病变病因的寻找似乎陷入僵局。但是患者的心血管系统外表现很有特点，其身材、相貌、皮下脂肪、四肢骨骼的表型特征符合一种罕见疾病——早老性疾病的临床表现。

早老性疾病的特征

早老性疾病是一类基因突变相关的过早老化性疾病，其典型代表为儿童早老症（Hutchinson-Gilford Progeria Syndrome，HGPS），1886 年由英国 Hutchinson 医生首先报道，此后陆续有个案报道。该病罕见，在欧美国家的发病率为 1/800 万~1/400 万，发病的男女性别比例为（1.2~1.5）：1。研究发现该病致病基因是编码核纤层蛋白 lamin A/C 的 LMNA，突变位点在第 11 外显子 c.1824C>T（p. G608G），是核纤层蛋白病（laminopathies）的一种[1]。核纤层位于细胞核膜的内侧，在为细胞核提供机械稳定性的同时，也参与了核内的多种生物学过程。而核纤层蛋白是核纤层中的关键组分。研究显示，核纤层蛋白病的相关突变，使核纤层的结构发生异常，影响特定转录调节蛋白的功能，并由此改变了相关基因的表达而致病。迄今报道的核纤层蛋白病中 LMNA 致病突变已超过 100 种，疾病表型各异。根据表型特征大致可分为四类，即心肌病变伴或不伴骨骼肌病变、脂肪萎缩/营养不良、周围神经病变、早老症相关多系统受累。其中伴或不伴骨骼肌受累的心肌病变多表现为左心、右心或全心扩大的扩张型心肌病，极少数呈现左室致密化不全或致心律失常性右室心肌病样改变。约 1/3 心肌病变合并传导系统异常，最常见为窦房结功能异常、心房静止、房室传导阻滞等，随时间可进展为恶性室性心律失常、心脏骤停。本例患者的心脏表现符合核纤层蛋白病的心肌改变，而心脏外表现与 HGPS 的多种系统症状相吻合，如生长迟缓、毛发稀疏、皮下脂肪萎缩（以四肢为著），肢端皮肤呈硬皮样改变甚至有雷诺现象、皮肤色素沉着、小下颌、齿列不齐、梨状胸、第二性征发育不良等。但是在病程进展速度和心血管系统表现方面，本例与 HGPS 患者不尽相同：①HGPS 患儿在婴儿期发病，平均寿命仅为 13 岁；而本例发病在幼儿期，病情进展较缓和。②HGPS 患者心血管系统病变特征为多发动脉粥样硬化，伴高血压、高血脂及糖代谢异常，心肌梗死和脑卒中是常见死亡原因。本例检查未发现动脉粥样硬化及血压、血脂、血糖异常，却出现心肌病和心律失常。因此本例患者的临床表现并不符合经典的 HGPS，但文献报道还有另一种早老性疾病——不典型早老症。不典型早老症的临床多系统受累表现与 HGPS 相近，但发病较迟（幼儿期发病），寿命可达 20 岁或更长，心血管系统异常以心肌病变、瓣膜病更为多见，本例患者临床表现符合上述特征。

基因确诊

根据患者的表型特征和上述分析，对患者及父母、哥哥的 LMNA 基因所有 12 个外显子进行测序及比对。在患者 LMNA 第 1 外显子发现杂合突变 c. 175C>CG（p.Leu59Val），其父母、哥哥血样均未发现类似突变。McPherson E 等人曾报道 2 例高加索女性病例，临床表现与本例近似，基因突变位点与本例略有差异（c. 176T>G），但均导致第 59 位氨基酸改变，故本例携带突变基因的致病性得以确认。

关于早老性疾病的治疗

目前尚无针对病因的有效治疗手段。文献报道 LMNA 基因突变导致的扩张型心肌病伴或不伴传导系统异常患者恶性室性心律失常、心源性猝死发生率>50%，建议预防性植入埋藏式心转复律除颤器（ICD）治疗。本例患者经济状况不佳，予植入心室按需型（VVI）起搏器。并给予收缩性心力衰竭的药物治疗，包括氢氯噻嗪、螺内酯、培哚普利及琥珀酸美托洛尔缓释片。妇产科建议补充雌、孕激素替代治疗，患者表示拒绝。

本例诊疗的思考

心肌病的病因诊断很重要，直接影响患者的治疗和预后，一部分心肌病和心力衰竭是可逆的，如酒精性心肌病患者戒酒后心脏结构和功能很可能恢复正常，应激性心肌病通过支持治疗，绝大部分短期内恢复，而一些心肌病预后很差，如心肌淀粉样变。然而，明确病因却常常很困难，继发性心肌病的诊断常通过心血管系统外的其他临床表现来得到线索。本例为一罕见病例，患者为年轻女性，以全心衰、右心增大、缓慢心律为心血管受累的突出表现。病因分析未发现自身免疫病及内分泌疾病等常见疾病，亦无遗传代谢病证据，似乎诊断陷入困难，但从一元论考虑，除心脏异常表现外，患者同时存在营养不良、生长发育迟缓、第二性征发育不良、面容异常、四肢骨骼异常等其他明显异常，使我们考虑到早老性疾病，其中不典型早老症可以解释患者的疾病全貌，进一步的基因检测示 LMNA 基因突变支持本病的诊断。目前的大量研究表明不同的心肌病表型可由同一种基因突变引起，或某一种心肌病表型可由不同基因突变引起。对影像学检查不能明确病因或有心肌病家族史的患者，基因检测常能提供重要的诊断依据。本例患者编码核纤层蛋白 lamin A/C 的 LMNA 基因突变导致不典型早老症，是引起心肌病、心衰及传导异常的根本原因，而三尖瓣大量反流加重了右心扩大，持续缓慢心律亦可能是心脏扩大的因素之一。

对于早老性疾病尚缺乏针对病因的治疗。因本患者存在心脏猝死的高风险及为了治疗心衰的用药，器械治疗在本例患者有适应证。最终因经济原因，患者只植入了 VVI 起搏器，起搏器植入一定程度上减少了心脏停搏的风险，并使 β 受体阻滞剂得以使用。积极改善患者的心室功能是本患者重要的治疗方向，因此只要没有禁忌证，β 受体阻滞剂、血管紧张素转换酶抑制剂及醛固酮受体拮抗剂应使用。但对于一个缓慢心律的心衰患者 β 受体阻滞剂的受益如何缺乏确切的证据，而且持续右室心尖起搏对心功能也会有一定影响。因此，本患者药物的使用剂量的确定、药物的疗效如何需观察。对患者进行规律随访很重要，以保证对患者的规范化抗心衰治疗，了解起搏器工作状况，并对患者进行心理疏导，尽可能延长患者生存期和改善生活质量。

参 考 文 献

1. Rankin J，Ellard S. The laminopathies：a clinical review. Clin Genet，2006，70：261-274.

2. Cattin ME，Muchir A，Bonne G. 'State-of-the-heart' of cardiac lam-inopathies. Curr Opin Cardiol，2013，28：297-304.

3. Garg A，Subramanyam L，Agarwal AK，et al. Atypical progeroid syndrome due to heterozygous missense LMNA mutations. J Clin Endocrinol Metab 94，2009，4971-4983.

4. McPherson E，Turner L，Zador I，et al. Ovarian failure and dilated cardiomyopathy due to a novel lamin muta-tion. Am J Med Genet A，2009，149A：567-572.

第九节　是心肌淀粉样变吗？

病例13　左室扩大，心内膜下刚果红染色阳性

> ### 视　点
>
> 　　本例为59岁男性患者，因查体发现心功能不全入院，临床心功能Ⅰ级。超声心动图及心脏磁共振提示左室腔增大，室壁略厚，射血分数显著降低。冠状动脉造影提示双支病变但不能解释左心病变。血清免疫固定电泳发现M蛋白（IgG K型）。心内膜活检发现心肌细胞肥大，排列紊乱，心内膜下极少许刚果红染色阳性物质。但是结合其他辅助检查结果心肌淀粉样变诊断证据不足。暂缓浆细胞疾病相关治疗，给予最佳抗心功能不全药物治疗，1年后复查心脏结构及功能明显改善。本例提示在引起左室收缩功能减低的原发病病因不甚明确的情况下，权衡利弊可暂缓针对原发病的治疗，但应进行积极的规范抗慢性心衰治疗，并密切随诊观察，异常的心脏结构和功能有可能明显改善。

病历摘要

　　患者，男，59岁。因"体检发现心功能不全2周"入院。平素否认胸闷、胸痛、心悸等不适，可器械锻炼30分钟及快速上6层楼，夜间平卧入睡，双下肢无水肿。2周前因拟行骨科手术查心电图：心率61次/分，窦性心律，完全左束支传导阻滞（图1）。我院超声心动图：左室增大（左房前后径38cm，左室舒张末内径71mm，左室收缩末内径59cm），室间隔、左室前壁及下后壁运动明显减低，左室收缩功能重度减低（左室射血分数LVEF 35%），左室顺应性减低；运动、静息心肌灌注显像：左室心尖、前壁、下壁心肌可逆性血流灌注减低，考虑为心肌缺血；Holter（-）。为进一步诊治收入院。

　　发现高脂血症半年，否认高血压、糖尿病；因"手足麻木、走路踩棉花感半年"于我院诊断脊髓型颈椎病。吸烟40年，1包/日，否认心脏病家族史。

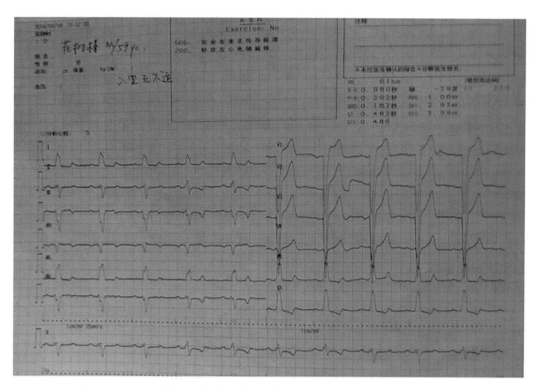

图 1　心电图示完全完全性左束支传导阻滞

检查

查体　BP 125/68mmHg，HR 60 次/分，指血氧饱和度 96%，BMI 24.4kg/m²，双肺未闻及干湿啰音，心界向左下扩大，心律齐，各瓣膜区未闻及杂音，腹部查体未见异常，双下肢无水肿。卧、立位血压：卧位血压 119/54mmHg，心率 59 次/分；立位 3 分钟血压 86/57mmHg，心率 67 次/分。

实验室检查　血常规：白细胞 7.72×10⁹/L，血红蛋白 169g/L，血小板 270×10⁹/L；尿常规、沉渣：红细胞 23.9/μL，异常红细胞 40%；24h 小时尿蛋白 0.09g；大便潜血试验（−）；肝肾功能均正常；血脂：总胆固醇 4.35 mmol/L，甘油三酯 2.43mmol/L，高密度脂蛋白胆固醇 1.03 mmol/L，低密度脂蛋白胆固醇 2.59mmol/L；心肌酶正常范围；B 型尿钠肽 52ng/L；甲功正常；血沉、超敏 C 反应蛋白正常；血清蛋白电泳：可见 M 蛋白 19.2%，M 蛋白 15.10g/L；血免疫固定电泳：IgG K（+）；血游离轻链：KAP 73.2mg/L，LAM 32.5mg/L，KAP/LAM 3.1；免疫球蛋白：IgM 0.31g/L，IgG 15.99g/L，IgA 1.03g/L；血

β_2-MG 1.870mg/L；尿免疫固定电泳：F-K（+）；尿 KAP 3.98mg/dl，LAM<5.00mg/dl；血涂片：红细胞大小不等，呈缗钱状；骨髓涂片：增生活跃，粒系、红系各阶段比例及形态正常，淋巴细胞比例大致正常，浆细胞比例稍高（成熟浆细胞 3.5%），形态正常，巨核细胞及血小板不少。骨髓活检：骨髓中造血组织略增多，造血组织中粒、红系比例大致正常。免疫组化：CD138 散在（+），CD20 散在（+），CD3（-），CD38 散在（+），MPO（+），刚果红（-），KAP（-）、LAM（-）；FISH（-）；流式细胞学：异常表型 0.2%，CD184（+），CD 56（+），CD38（+），CD138（+），CD20（+）。血抗核抗体 19 项、抗中性粒细胞胞浆抗体均阴性；肿瘤标志物均阴性。

影像学检查

胸腹盆 CT：双上肺肺大疱，轻度脂肪肝。

心电图：完全左束支传导阻滞。

冠脉造影：前降支第一对角支（D1）近段管状狭窄最重 50%，TIMI 血流Ⅲ级；右冠状动脉后降支（PDA）近段局限狭窄 80%，TIMI 血流Ⅲ级。

心脏磁共振：左心室增大，左室心肌略厚，左室收缩功能减低，LVEF 35.4%，室间隔基底部及中部可逆性灌注减低，室间隔与右室下壁连接部位似见片状延迟强化，心肌病变不除外（图 2）。

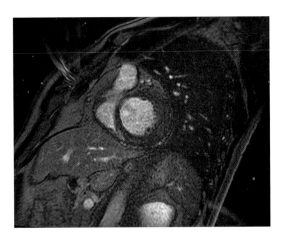

图 2 心脏磁共振：室间隔与右室下壁连接部位片状延迟强化

心肌 PET 显像：左室心腔增大，左室侧壁代谢异常增高，左室心尖、前壁、下壁可逆性灌注减低区和间隔血流灌注不可逆减低区均 ^{18}F-FDP 摄取明显减低。

头颅、骨盆、肱骨、股骨正侧位均未见异常。

组织活检病理

腹壁脂肪活检：纤维脂肪组织慢性炎，刚果红（弱阳性）；免疫组化：KAP（-）、LAM（-）。

齿龈、舌体活检：刚果红（-）；齿龈免疫组化：KAP（-），LAM（±）；舌体免疫组化：KAP（±），LAM（-）。

其他检查

肌电图：双上肢神经源性损害（C5～C8 水平，慢性）。

睡眠呼吸监测：中度阻塞性睡眠呼吸暂停低通气综合征（OSAHS），侧卧位减轻。

关于心肌病变原因的鉴别诊断

患者为中年男性，长期吸烟伴血脂异常，临床心功能Ⅰ级，但是辅助检查意外发现心功能不全，特征为以左心受累为主的扩张型心肌病样改变。心肌病变的潜在病因应有以下几方面的考虑。

1. 缺血性心肌病　患者为中年男性有吸烟、血脂异常病史，虽然否认胸闷、胸痛等不适，不能除外发生过无症状心肌梗死。心肌核素灌注显像及心肌 PET 显像均提示左室节段性心肌灌注减低及代谢异常。因此有必要完善冠脉造影，结果发现患者确实患有冠心病，但是病变血管仅为两个分支血管，与大片心肌灌注减低区域不符，也不能解释如此严重的心肌病变。心脏磁共振未见左室壁节段性变薄，延迟强化特征也不符合心肌缺血后的改变。因此本例患者虽可诊断冠心病，但这并不是心肌病变的原因。

2. 非缺血性扩张型心肌病　研究表明此类心肌病也可以出现节段性室壁运动异常及灌注减低，常见运动异常的节段包括室间隔、左室前壁和下壁，与本例相符。扩张型心肌病亦可合并左束支传导阻滞。扩张型心肌病又划分为家族性（有遗传基因突变）与非家族性两大类。非家族性的常见病因包括病毒感染、大量摄入酒精、内分泌性疾病、自身免疫性疾病、快速心律失常、嗜酸性粒细胞增多、营养性疾病及药物毒物等。病毒性心肌炎可能造成扩张型心肌病，但是本例患者否认近期有发热、肌肉疼痛、咳嗽、腹泻等病毒感染症状，且心电图未见动态改变，心肌酶不高，诊断病毒性心肌炎证据不足。长期大量饮酒可以造成扩张型心肌病，与酒精的直接心肌毒性和相关的营养缺失有关。但是患者否认长期大量饮酒病史，故可除外酒精性心肌病。某些内分泌相关疾病可能造成扩张型心肌病，如肢端肥大症、甲亢、甲减、库欣综合征、嗜铬细胞瘤等，但是患者无相关临床表现及化验室异常，可以排除内分泌疾病相关的心肌病变。

其他病因如药物相关心肌病变、自身免疫性疾病、快速心律失常等均没有相关提示。家族性扩张型心肌病中有一类为神经肌肉性疾病如 Becker 型肌营养不良，病变可同时累及心肌及骨骼肌，本例患者有手足麻木及走路踩棉花感，应怀疑骨骼肌异常。但是该症状出现仅半年，肌电图提示双上肢神经源性异常而非骨骼肌损害，可排除神经肌肉性疾病。患者无心肌病家族史，但是基因突变导致的扩张型心肌病不能排除。

3. 心肌淀粉样变 仔细阅读超声心动图及心脏磁共振结果不难发现患者左室心腔虽然扩大但是室壁厚度轻度增加，结合患者为中年男性，有手脚麻木的症状及直立性低血压，应警惕这个年龄段高发的浆细胞疾病如多发性骨髓瘤、POEMS、轻链型系统性淀粉样变等。筛查血清免疫固定电泳和蛋白电泳确实发现该患者存在 IgG K 型 M 蛋白，故进一步筛查骨髓涂片、X 线片等，并未发现多发性骨髓瘤、浆细胞白血病、POEMS 等疾病相关证据。

关于心肌淀粉样变

患者血清中存在单克隆轻链（M 蛋白），有严重的心肌损害，轻链型系统性淀粉样变不能排除，该病是由于免疫球蛋白轻链沉积于全身多个组织或器官，造成其功能障碍的疾病，常见受累的器官系统包括心脏、肾脏、神经系统等。轻链型心肌淀粉样变的典型表现如下。心电图表现为 QRS 波低电压或假性心肌梗死样改变（如胸导联病理性 Q 波），可合并束支传导阻滞及多种类型心律失常。心脏超声的特征性表现为左室壁均匀增厚，心肌回声颗粒样增强，射血分数正常或轻度降低，限制性舒张功能障碍；多数左室腔不大或偏小，但有少数患者晚期可出现左室扩大，射血分数明显下降。增强心肌磁共振表现为心肌内弥漫性片状延迟强化。其他系统受累的表现包括眶周淤斑、舌体肥大、大量蛋白尿、水肿、直立性低血压等，肌电图可提示外周神经源性损害。明确诊断需有组织病理支持，一般先行骨髓、齿龈、舌体及腹壁脂肪等部位活检，并发风险较小，患者也较易接受。如上述部位发现淀粉样物质沉积结合典型超声心动图或心脏磁共振表现即可确诊。本例患者虽然存在血清 M 蛋白，但心电图、心脏结构改变及心脏磁共振均非典型心肌淀粉样变表现，淀粉样物质在其他组织系统沉积的表现亦不突出：无眶周淤斑、舌体肥大，无肾、肝、脾等脏器受累，肌电图异常仅局限在上肢，并可用颈椎病来解释。直立性低血压可为系统性淀粉样变自主神经受累的特征表现，但是部分其他原因心力衰竭患者也会出现。完善骨髓、齿龈、舌体及腹壁脂肪活检仅发现腹壁脂肪刚果红染色弱阳性。故诊断轻链型心肌淀粉样变证据不足，下一步应行心内膜活检。

进一步检查结果

经右侧颈内静脉行心内膜活检，过程顺利；光镜病理（HE 染色）：部分心肌细胞肥大，排列紊乱，未见明确细胞坏死，间质纤维组织轻度增生，细胞间可见个别散在炎性细胞浸润，心内膜下及小动脉壁见极少许粉红色染物，刚果红染色（局灶+）（图3）。电镜：可见大量心肌细胞溶解坏死，细胞间闰盘结构破坏，线粒体变形，未见类淀粉蛋白细纤维聚集。

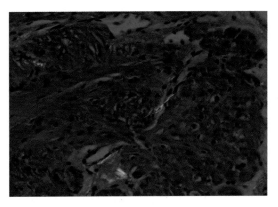

图3　心内膜活检光镜病理（偏振光下）：心内膜下及小动脉壁见极少许粉红色染物，刚果红染色（局灶+）

关于心内膜活检结果的思考

病理上诊断轻链型淀粉样变的要点包括以下几方面。①淀粉样沉积物在 HE 染色呈粉红色、无定形、蜡样、云絮样改变，有特征性裂纹。②刚果红染色偏振光下呈特征性的双色性和苹果绿双折光。③轻链型免疫组化染色蛋白沉积物呈 λ 或 κ 轻链阳性。④电镜超微结构显示为随机排列、外径为 7~10nm 的原纤维结构。本例心内膜活检病理的电镜检查未能发现淀粉样蛋白细纤维沉积，光镜提示心肌淀粉样改变极轻微，仅在心肌内小动脉壁周围有极少量分布，这些发现是否能解释临床所见如此严重的心脏结构和功能改变呢？Mayo clinic 研究显示淀粉样物质可以沉积在心脏组织的不同部位，最常见为心内膜、心肌间质内，极少数则在冠状动脉壁、心肌内小动脉壁广泛沉积，导致心肌缺血性改变，后者常常有进行性加重的心绞痛症状。此例患者心内膜下及心肌小动脉壁仅有极少量淀粉样物质沉积，并非典型的病理改变，结合其不典型的系统性淀粉样变临床表现，考虑其毫无临床症状的左室扩大收缩功能减低不能用轻链淀粉样物质在心脏的沉积充分解释。

再次回顾病例，患者存在完全性左束支传导阻滞（CLBBB），具体持续时间不详。CLBBB 既是心肌病变的结果，也可以是心肌病变的原因。虽然报道较少，但仍有研究表明长期左束支传导阻滞导致左室壁各节段收缩欠协调、不同步，节段室壁灌注减低，少部分病例最终会进展为扩张型心肌病，平均出现时间在 CLBBB 出现后 11.6 年。因此，CLBBB 可能是本例患者出现心肌病变的潜在原因。另外，该患者存在中度 OSAHS 及中度睡眠低氧，睡眠呼吸暂停与体位明显相关。研究发现，在 40~70 岁之间的男性患者中，睡眠呼吸暂停低通气指数（AHI）>30 次/小时的患者较 AHI<5 次/小时的患者发生慢性心力衰竭的风险高58%。虽然睡眠呼吸疾病与扩张型心肌病的直接联系并未建立，但该患者睡眠呼吸障碍可能是其心肌病变加重的因素。

诊治经过

与患者充分交代病情及沟通后，予抗心功能不全及冠心病二级预防药物治疗，暂未予心肌淀粉样变相关治疗。用药包括拜阿司匹林，美托洛尔缓释片（逐渐加量至 47.5mg 每日一次），培哚普利（逐渐加量至 6mg 每日一次），瑞舒伐他汀，单硝酸异山梨酯片。监测 BP 90~100/50~60mmHg，HR 55~65 次/分。4 个月后复查超声心动图示左心扩大及收缩功能较前好转，左室舒张末内径 64mm，LVEF 44%。1 年后随诊患者临床心功能 I 级，复查血清 M 蛋白水平较前无明显改变，无贫血、骨痛，复查心脏超声心脏结构和功能明显改善，左室舒张末内径 56mm，LVEF 54%，卧立位血压检查未提示直立性低血压。

本例患者治疗策略的思考

轻链型心肌淀粉样变预后较差，发生充血性心力衰竭后中位生存期仅 6 个月。美国 Mayo 诊所提出的基于氨基末端 B 型尿钠肽前体、心肌肌钙蛋白 T 和血游离轻链 3 个危险因素的预后分层模型是判断预后的敏感指标，可以较好的指导治疗方案的选择。目前常用方案为马法兰联合地塞米松，近年有经验的医疗中心亦应用硼替佐米、沙利度胺和来那度胺等新药，部分患者疗效较好。但是无论选择哪种药物治疗方案，均存在副作用大及费用高昂的问题。本例患者尽管有轻链型心肌淀粉样变的部分证据，但不充分，心肌淀粉样变左室腔多正常或减小，左室扩大少见，心电图未见低电压和伪心肌梗死样改变，氨基末端 B 型尿钠肽前体、心肌肌钙蛋白 T 均无异常。此外未经抗浆细胞病因治疗，只经最佳抗心衰药物治疗后，左室大小及 LVEF 明显改善也不符合心肌淀粉样变的一般转归。但因患者病理存在极少量心肌淀粉样物质沉积，对此患者应进行规律随访。

本例提示扩张型心肌病的潜在病因众多，临床上应仔细排查，尤其是心血管系统外表现，既不能遗漏，也不能轻易归类。在引起左室收缩功能减低的原发病病因不明确的情况下，在争取患者充分理解和配合后，可暂缓针对原发病的治疗，但应进行积极规范的抗慢性心衰治疗，并密切随诊观察，患者的异常心脏结构和功能有可能明显改善。

针对本例患者的治疗，尚有以下几方面的思考。①自我认为本患者不符合淀粉样变性是引起心肌病变的最主要原因是患者症状、体征太轻，而心肌淀粉样变到了心脏扩大和射血分数下降的阶段一般临床症状很重，临床心功能很差。②既往史中需要补充饮酒史。③考虑本患者进行基因检测。④最终的诊断为扩张型心肌病？而心肌淀粉样变是否能作为诊断？

参 考 文 献

1. Fauchier L，Eder V，Casset-Senon D，et al. Segmental wall motion abnormalities in idiopathic dilated cardiomyopathy and their effect on prognosis. Am J Cardiol，2004，93：1504-1509.

2. Lee GY，Kim K，Choi JO，et al. Cardiac amyloidosis without increased left ventricular wall thickness. Mayo Clin Proc，2014，89：781-789.

3. Vaillant C1，Martins RP，Donal E，et al. Resolution of left bundle branch block-induced cardiomyopathy by cardiac resynchronization therapy. J Am Coll Cardiol，2013，61：1089-1095.

第十节 应激性心肌病

病例 14 手术前突发胸闷，冠状动脉造影正常

视 点

本例为一72岁的女性患者，在行妇科手术前突发胸闷，心电图表现为前壁导联 ST 段抬高，心肌酶升高，心脏超声可见左室前壁心尖部运动明显减弱，可是急诊冠脉造影却未见明显狭窄阻塞病变。2周后患者的心电图、心脏超声逐步恢复正常。冠脉造影阴性的心肌梗死临床相对少见，可能的病因很多，需要临床加以鉴别。结合本例患者当时的左室造影结果，诊断为应激性心肌病。应激性心肌病临床相对少见，多见于老年女性，发作前多以心理或者生理的应激为诱因，临床表现酷似心肌梗死，包括胸痛、心电图 ST 段抬高等，但冠脉造影多为阴性，左室造影可见心尖部呈球形扩张，患者的心电图、心脏超声在数周内恢复正常，多数患者预后良好。但是由于该病发病初期往往与心肌梗死无法鉴别，所以对于此类患者仍应尽快行冠脉造影，以除外心肌梗死的诊断。

病历摘要

患者，女，72岁。因突发胸闷10小时入院。患者10小时前于外院拟行"卵巢癌剖腹探查术"，麻醉前平卧位时突发胸闷、憋气，心电图（ECG）：Ⅱ、Ⅲ、aVF 导联 ST 段上抬 0.05~0.1mV，$V_{2~4}$ 导联 ST 段抬高 0.3mV，予三硝酸甘油及阿司匹林 200mg 口服后症状减轻，转至我院急诊。我院急诊 ECG（发病4h）提示：Ⅰ，AVL，$V_{2~4}$ 导联 ST 抬高，V_2 呈 QS 型，V_3 rS 型。急诊查心肌酶：CK97U/L、CK-MB 9.5μg/L、cTnI 2.51μg/L。床旁 ECHO：室间隔中下段无运动、心尖部、前壁运动减低，LVEF 50%。患者否认高血压、糖尿病、高血脂症病史，不嗜烟酒。家族史无特殊。

检查

查体　HR 100 次/分，BP 108/63mmHg，双肺呼吸音低，双下肺可及细湿啰音，左肺为著。心律齐，全腹韧，叩诊实音，中下腹可及不规则包块，质韧，压痛（+），无反跳痛、肌紧张，肝脾肋下未及，肝脾区无叩痛，移动性浊音（+），肠鸣音正常。双下肢无水肿，双足背动脉正常。左胸壁可见穿刺引流管。

实验室检查

心肌酶（发病 4 小时）：肌酸激酶（CK）97U/L、CK 同 2 酶（CK-MB）9.5μg/L、肌钙蛋白 I（cTnI）2.51μg/L。

心肌酶发病 12h 小时达峰：CK 239U/L，CK-MB 28.1μg/L，cTnI 4.87μg/L。

血脂：总胆固醇（TC）：3.57mmol/L，甘油三酯（TG）：1.24mmol/L，低密度脂蛋白胆固醇（LDLC）：1.83mmol/L，高密度脂蛋白胆固醇（HDLC）：1.18mmol/L。

影像学检查

术前心电图（图 1）：大致正常。

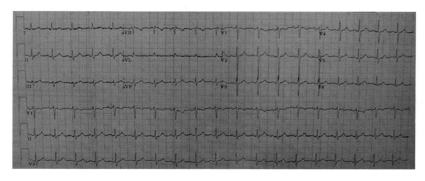

图 1　术前心电图，大致正常

胸痛发作时心电图（图 2）：Ⅱ、Ⅲ、avF 导联 ST 段上抬 0.05~0.1mV，V_{2-4} 导联 ST 段抬高 0.3mV，

床旁超声心动图（EB-Echo）：室间隔中下段无运动、心尖部、前壁运动减低，LVEF 50%。

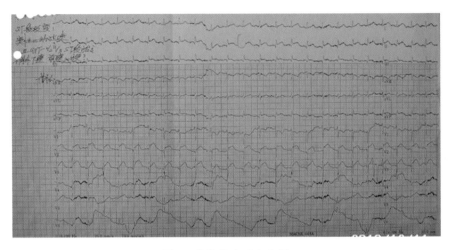

图2 发作胸痛时心电图

治疗经过

患者有典型胸痛症状、心电图 ST 段抬高、心肌酶阳性、心脏超声提示节段性室壁运动异常，均支持急性 ST 段抬高型心肌梗死，遂行急诊冠脉造影。但冠脉造影未见狭窄、阻塞病变。左室造影（图 3）可见左室心尖部呈球形扩张。患者心肌酶发病 12 小时达峰：cTnI 4.87μg/L，CK-MB 28.1μg/L，CK239U/L，之后逐渐回落至正常。患者多次行床旁 ECHO：左室室壁运动异常及左室收缩功能逐渐恢复正常；心电图也逐渐恢复正常（图 4）。

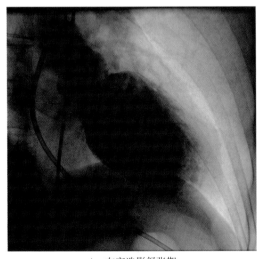
A：左室造影舒张期

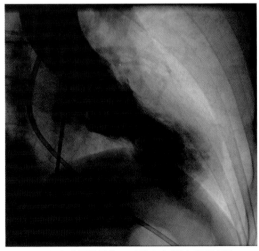
B：左室造影收缩期：可见心尖部呈球形扩张

图3 左室造影

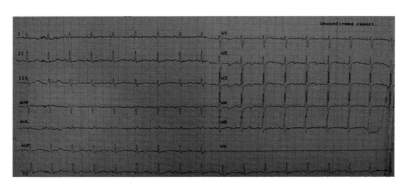

图 4　心电图（发病第 7 天）：前壁导联 R 波恢复正常，未见病理性 Q 波，$V_2 \sim V_3$ T 波双向

关于冠脉造影阴性心肌梗死的可能病因

冠脉造影阴性的心肌梗死患者多见于青年，多数患者年龄小于 50 岁。由于冠脉造影正常的定义可能不同，这种临床现象的发生率大概为 1%~12%。冠脉造影正常的定义多数是指冠状动脉无管腔不规则（严格意义）或者轻度狭窄（一般小于 30%）。APPROCH 研究发现，因急性心肌梗死行冠脉造影的患者中有大约 2.8% 造影结果正常。且有研究发现，与传统的动脉粥样硬化导致心肌梗死的患者相比，这些冠脉造影阴性的患者的临床症状和心电图表现差别不大，但心肌梗死面积更小，预后更好一些。冠脉造影阴性的心肌梗死患者中，男女比例基本相等，往往没有既往心绞痛发作病史，一般除了吸烟以外也没有更多的传统冠心病危险因素。

冠脉造影正常的心肌梗死临床虽然少见，但其可能的发病机制包括很多方面。

隐匿型动脉粥样硬化　　众所周知，大多数的急性心肌梗死发生在小于 50% 狭窄的粥样斑块基础上，斑块不稳定发生破裂，继发血栓形成导致心肌梗死。病理学研究也发现，导致急性心肌梗死的犯罪血管往往存在正向重构，即斑块向血管外扩张生长，导致管腔没有狭窄或者轻度狭窄。通过冠脉造影无法判断冠脉粥样硬化斑块的稳定性，需要血管内超声（IVUS）或者光学干涉成像（OCT）等获得斑块的形态学特点，来判断斑块稳定与否。所以对于冠脉造影阴性的心肌梗死患者，如果有可疑部位的不规则改变，即使没有狭窄或者轻度狭窄，如果有条件也应该进行 IVUS 或者 OCT 检查，以除外不稳定斑块破裂导致的心肌梗死。

冠脉痉挛　　部分滥用可卡因的患者，可以出现冠脉造影阴性的心肌梗死，考虑是 α 受体激活导致的心肌梗死。酒精中毒、钙离子拮抗剂突然停药、大量吸烟等，均发现与冠脉造影阴性的心肌梗死密切相关。大量吸烟可以导致血栓素 A_2 的释放、减少前列环素的产生、激活肾上腺素系统并增加血管加压素的水平，从而导致冠状动脉痉挛。

血栓形成及高凝状态　原位的血栓形成可以导致冠脉阻塞造成心肌梗死，部分患者可以继发血栓自溶，导致在冠脉造影时冠脉正常。一些血液系统疾病可以导致高凝状态、口服避孕药或者雌激素替代治疗、内皮功能不全、脂蛋白 a 升高等也都可以导致冠状动脉血栓。

冠状动脉栓塞　理论上栓子可以阻塞冠状动脉造成心肌梗死，但是实际临床上发生率很低。冠脉栓塞多发生在左前降支远段及其分支，比较大的栓子可以通过造影发现，表现为冠脉血流的突然中断，但是如果比较小的栓子堵塞了冠状动脉的分支，冠脉造影可能无法发现。一项尸检研究发现，大约 10% 左右的急性心肌梗死患者病因为冠状动脉栓塞。导致冠脉栓塞的常见疾病有心脏瓣膜病、人工瓣膜术后、左房黏液瘤、感染性心内膜炎。另外，随着心脏有创操作及手术的广泛开展，医源性的冠状动脉栓塞风险也越来越高。

病毒性心肌心包炎　患者心电图 ST 抬高，心肌酶升高，冠脉造影正常，需考虑心包心肌炎。但病毒性心包炎常先有发热、肌肉疼痛、腹泻等病毒感染症状；累及心包时胸痛多呈尖锐，向斜方肌放射，持续数小时至数天，随呼吸加重，坐位或前倾位减轻；心电图多示 ST 段弓背向下广泛抬高，aVR 和 V$_1$ 导联 ST 段压低，PR 段偏移，ST 段回至基线后 T 波始倒置，伴坏死性心肌炎者可出现 Q 波。部分患者行心肌活检可以明确诊断，新近研究发现心脏磁共振检查对于心肌炎的诊断非常有价值。

应激性心肌病　应激性心肌病指严重精神或躯体应激下出现一过性左室功能障碍的疾病，早在 1980 年 Cebelin 和 Hirsch 提出了此疾病，描述了 11 例因躯体应激而猝死的尸检患者。此后在 1990 年 Sato 等描述了此综合征，称为 Tako-Tsubo 心肌病，其主要特征为一过性心尖部室壁运动异常，呈气球样变，故也称心尖气球样变综合征。应激性心肌病在有心梗症状的患者中发生率为 0.7%～2.5%。尽管患者存在严重左室功能障碍但冠脉无严重病变。左室功能障碍可逆，在几天或几周内恢复，预后良好。根据修订的 Mayo 标准，应激性心肌病应符合以下几点。①左室中部伴或不伴心尖部出现一过性运动减低、无运动或矛盾运动，局部室壁运动异常累及单一冠脉供血区以外的心肌。②冠脉造影未能显示阻塞性病变或急性斑块破裂。③心电图出现新的异常，即 ST 段抬高和（或）T 波倒置心肌肌钙蛋白升高。④无近期明显的头部外伤史，无脑出血、心肌炎、肥厚型心肌病或嗜铬细胞瘤等情况。本患者的临床表现及心电图、冠脉造影、左室造影均支持应激性心肌病诊断。

应激性心肌病的临床分型

1. **原发型**　典型的原发型应激性心肌病多见于绝经后妇女，发病前数分钟或数小时有明显心理或躯体的强烈应激，如受到惊吓、遭遇车祸、抢劫、恐惧、亲人亡故、劳累、上夜班等。少数患者既往明确诊断焦虑症或恐慌症，但大多数病人没有明确的心理疾病。这些患者通常因急性心脏症状就诊，某些内科疾病可能仅仅是诱发因素，但不是儿茶酚胺升高的主要原因。这种类型的应激性心肌病主要针对其特有的症状进行治疗。需要注意的是，在一个大规模的病例报告研究（NIS-USA）中，有 10% 的应激性心肌病患者为男性或年轻女性。另外一个病例对照研究中有 30%～35% 的应激性心肌病患者没有明显的应激性诱因。所以性别、绝经后状态、应激诱因并不是本病发病的必要因素。

2. **继发型**　许多内外科急症因交感神经过度兴奋、儿茶酚胺急剧增加而诱发应激性心肌病，因此临床医生要提高警惕，尤其是重症监护室、急诊室、麻醉室、神经科病房、内分泌科室等。这些患者通常是已经因各种内科、外科、妇产科、心理科疾病就诊或者住院的患者，因交感神经系统兴奋或儿茶酚胺急剧增加而诱发应激性心肌病。有研究发现，在无冠状动脉阻塞的急性内科或外科疾病患者中，38% 发生过一过性室壁运动异常，进入重症监护室的 28% 患者并发应激性心肌病。约 50% 严重脓毒血症者可并发累及左右心室的应激性心肌病。神经内分泌瘤（嗜铬细胞瘤）以及外源性儿茶酚胺的使用（如多巴胺、多巴酚丁胺、肾上腺素、β 受体激动剂等）均可导致应激性心肌病。严重缺血性脑血管事件、蛛网膜下腔出血或脑外伤亦可引起可逆性的心室功能障碍。这种类型应激性心肌病只是以上原发病的并发症。在治疗上，不仅要针对应激性心肌病，还要注重原发病的治疗。

应激性心肌病的临床特点

1. **胸痛**　绝大多数应激性心肌病患者有典型的胸痛症状，与心肌梗死非常相似。

2. **心肌生化标志物**　90% 患者血清肌钙蛋白与肌酸激酶轻至中等度升高，但其升高幅度低于节段性运动障碍和心功能不全程度。急性期大多数患者血清 BNP 或 NT-proBNP 亦显升高，其升高幅度与室壁异常程度呈正相关，且可作为评定心衰进程和判断预后的指标。目前，还没有充分数据证明 BNP 或 NT-proBNP 比肌钙蛋白更具诊断价值。血清儿茶酚胺（肾上腺素、去甲肾上腺素和多巴胺）、神经肽-Y、5-羟色胺通常也升高，其中儿茶酚胺水平较急性心肌梗死合并心力衰竭（Killip Ⅲ）的患者高 2～3 倍，但并不是所有患者都会升高。

3. **心电图**　95% 以上患者存在心电图异常。常见的心电图异常包括：ST 段抬高、ST 段压低、新发左束支传导阻滞、异常 Q 波、宽而深倒置的 T 波、QT 间期明显延长等。少数不典型患者心电图可以正常。

4. **冠脉造影和左心室造影**　冠脉造影及左心室造影是诊断该疾病的影像学"金标准"。冠脉造影可以发现冠脉正常或存在轻度的动脉粥样硬化，2% 存在单支冠脉严重病变，但室壁运动异常部位超出单支冠脉的灌注区域，因此对于疑似应激性心肌病患者，应尽快行冠脉动脉造影以排除心肌梗死。一旦排除冠脉阻塞病变（包括粥样斑块破裂、血栓形成、冠脉夹层等），若无禁忌可行左室造影检查，其典型改变为心尖部、心室中部运动减弱，基底部运动增强。通常室壁动度异常在几小时至数天内可恢复正常，因此应尽快实施左室造影检查。

5. **超声心动图**　经胸壁超声心动图和彩色多普勒是诊断应激性心肌病的首要非侵入性影像检查，可以评估左心室形态、功能，发现潜在并发症（如左心室流出道梗阻、二尖瓣反流、血栓形成及心脏破裂），监测恢复状况。急性期经胸壁超声心动图可以检测到大面积功能紊乱的心肌，这部分心肌通常扩展到多个冠状动脉分布的区域。

6. 心脏磁共振　心脏磁共振能准确评估左右心室功能，显示局部室壁运动异常的典型特点，其较超声心动图可提供更全面的右心室信息，更易探测到左心尖部血栓。T_2 增强磁共振可显示左心室心肌水肿为高密度影，呈弥漫性或透壁性分布并伴随室壁动度异常。这些特点有助于与心肌梗死、心肌炎相鉴别。心脏磁共振钆增强显像可用来评估室壁运动异常部位的延展。急性心肌梗死表现为钆延迟增强而应激性心肌病无此表现。

应激性心肌病的临床治疗与预后

因多数患者首先表现为心电图 ST 段抬高和急性心源性胸痛，因此在未明确诊断前应该按经典的急性 ST 段抬高型心肌梗死处理，有条件时应积极进行冠状动脉造影以指导鉴别诊断和治疗。

应激性心肌病的急性期治疗主要为支持治疗。在左室功能不全期间可应用 β 受体阻滞剂、血管紧张素转化酶抑制剂或血管紧张素 II 受体拮抗剂治疗，但尚无随机试验来评价这些药物的有益作用，以及有关应用时间和合适剂量。选择性 β 受体阻滞剂在高浓度儿茶酚胺时可能引起 α_1 受体激动增高而加重病情，最好能联合应用 α 和 β 受体阻滞剂或应用兼有 α 受体和 β 受体阻滞作用的药物如卡维地洛（α 受体、β_1 和 β_2 受体阻滞）。

多数应激性心肌病患者预后良好，4 年生存率和一般人群无差别。多数患者几天或几周内左室功能改善，在几个月内恢复正常。住院死亡率为 1.1%～3.2%，有严重心力衰竭、肺水肿、心源性休克者为高危患者。N 末端脑钠肽前体是有用的预后指标。应激性心肌病复发率小于 1%。

参 考 文 献

1. Larsen AI, Galbraith PD, Ghali WA, et al. Characteristics and outcomes of patients with acute myocardial infarction and angiographically normal coronary arteries. Am J Cardiol, 2005, 95：261-263.

2. Raymond R, Lynch J, Underwood D, et al. Myocardial infarction and normal coronary arteriography: a 10 year clinical and risk analysis of 74 patients. J Am Coll Cardiol, 1988, 11：471-477.

3. Ambrose JA, Tannenbaum MA, Alexopoulos D, et al. Angiographic progression of coronary artery disease and the development of myocardial infarction. J Am Coll Cardiol, 1988, 12：56-162.

4. Prizel KR, Hutchins GM, Bulkley BH. Coronary artery embolism and myocardial infarction. Ann Intern Med, 1978, 88：155-161.

5. Bybee KA, Kara T, Prasad A, et al. Systematic review: transient left ventricular apical ballooning: a syndrome that mimics ST-segment elevation myocardial infarction. Ann Intern, Med, 2004, 141：858-865.

6. Deshmukh A, Kumar G, Pant S, et al. Prevalence of Takotsubo cardiomyopathy in the United States. Am Heart

J，2012，164：66-71. e1.

7. Summers MR, Prasad A. Takotsubo cardiomyopathy: definition and clinical profile. Heart Fail Clin, 2013, 9：111-122, vii

8. Akashi YJ, Musha H, Kida K, et al. Reversible ventricular dysfunction takotsubo cardiomyopathy. Eur J Heart Fail, 2005, 7：1171-1176.

9. Sharkey SW, Lesser JR, Zenovich AG, et al. Acute and reversible cardiomyopathy provoked by stress in women from the United States. Circulation, 2005, 111：472-479.

10. Gianni M, Dentali F, Grandi AM, et al. Apical ballooning syndrome or takotsubo cardiomyopathy: a systematic review. Eur Heart J, 2006, 27：1523-1529.

11. Prasad A. Apical ballooning syndrome: an important differential diagnosis of acute myocardial infarction. Circulation, 2007, 115：e56-e59.

12. Wittstein IS. Acute stress cardiomyopathy. Curr Heart Fail Rep, 2008, 5：61-68.

13. Shao Y, Redfors B, Lyon AR, et al. Trends in publications on stress-induced cardiomyopathy. Int J Cardiol, 2012, 157：435-436.

14. Maron BJ, Towbin JA, Thiene G, et al. Contemporary definitions and classification of the cardiomyopathies: an American Heart Association Scientific Statement from the Council on Clinical Cardiology, Heart Failure and Transplantation Committee; Quality of Care and Outcomes Research and Functional Genomics and Translational Biology Interdisciplinary Working Groups; and Council on Epidemiology and Prevention. Circulation, 2006, 113：1807-1816.

第十一节 药物性心肌病

病例 15 全心扩大、全心衰

> ### 视 点
>
> 本例是一例 57 岁的男性患者，因为心衰入院。心脏超声提示扩张型心肌病的表现。既往有抑郁、强迫症病史，长期口服氯米帕明。入院后未发现明确可引起心衰的病因，经文献复习考虑不除外与抗抑郁药物氯米帕明有关，停用该药并予抗心衰治疗。1 个月后复查心脏彩超，心脏功能明显改善，LVEF 恢复正常。本例病人提示我们应警惕抗抑郁药物所致心肌损害，此类病人停药后预后良好，但关键是要想到该药引起心肌病变的可能性。

病历摘要

患者，男，57 岁。因干咳、气短 1 个月入院。患者入院前 1 个月出现气短、干咳，活动后加重，数日后夜间不能平卧，逐渐出现颜面、眼睑及双踝可凹陷性水肿，晨轻暮重。当地医院行超声心动图：LVEDD 57mm，LVEF 37%，诊断为心衰、肺水肿，予利尿治疗，症状改善。为明确诊治就诊于我院门诊并收入院。

既往史：抑郁、强迫症病史，长期口服氯米帕明；曾有长期大量吸烟饮酒史，已戒 10 年。

检查

查体 BP 102/74mmHg，HR 99 次/分，SpO$_2$ 100%，颈静脉充盈，双肺未闻及明确干湿啰音，心界向左下扩大，各瓣膜区未及杂音，双下肢轻度可凹陷性水肿。

实验室检查

血常规、肝肾功能、尿常规、便常规、便潜血正常，心肌酶阴性，BNP 386ng/L，甲功、血清蛋白电泳、血尿免疫固定电泳未及明显异常。

心电图：窦性心律，92 次/分，左室肥大，左房扩大。

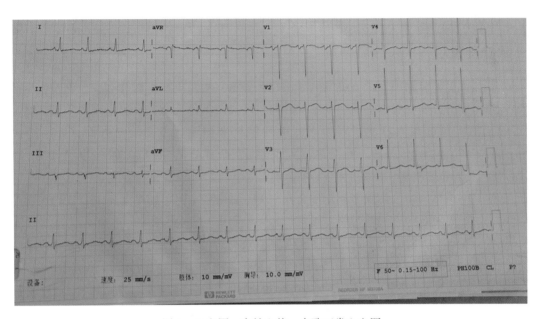

图 1　心电图，窦性心律，大致正常心电图

超声心动图：心肌病变，扩张型心肌病可能性大，全心增大，左室收缩功能重度减低（LVEDD 62mm，LVEF 22%），左室限制性舒张功能减低，轻度二尖瓣及三尖瓣关闭不全，肺动脉收缩压 45mmHg，极少量心包积液。

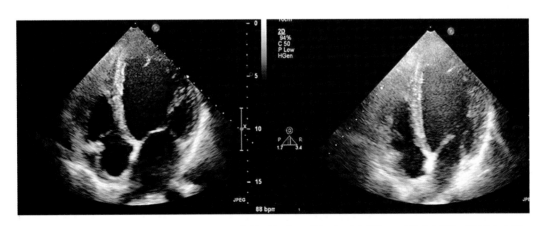

图 2　入院时心脏超声（左图）及 1 个月后复查心脏超声（右图），四腔心切面，提示 1 个月内心脏大小明显缩小，心功能明显恢复

心脏增强 MRI：左、右室扩大，心脏射血功能减低，LVEF 17.1%，RVEF 13.1%，可符合扩张型心肌病表现；二尖瓣、三尖瓣反流；心肌未见明显延迟强化。

冠脉 CTA 正常。

治疗及预后

予低盐饮食，监测出入量，继续利尿治疗，患者气短及下肢水肿症状明显改善，夜间可平卧入睡。病因方面，考虑心肌病变不除外与三环类抗抑郁药相关。经心理医学科会诊，考虑目前焦虑抑郁处缓解状态，可停药，遂减停氯米帕明。心衰治疗方面，加用螺内酯 20mg qd，培哚普利 4mg qd，美托洛尔缓释片逐渐加量至 47.5mg qd。复查 BNP 降至 184ng/L。患者病情平稳，出院后门诊规律随诊。

出院 1 个个月后随诊，患者心功能 I 级（可上五楼），BP 105/70mmHg，HR 65 次/分，BNP 67ng/L。

复查 ECHO：LVEDD 57mm，LVEF 53%。结合患者两次心脏超声，患者心功能在 1 个月内 LVEF 由 22% 恢复至 53%，考虑药物相关心肌病可能性大。随诊过程中强迫症再次出现，心理医学科建议加用非三环类药物，心脏病用药暂未调整，建议 3 个月后随诊。3 个月后电话随访，强迫症控制，可从事体力劳动。

关于心衰的病因的鉴别诊断

中老年男性，长期吸烟史，出现活动后胸闷症状，心脏超声提示为全心扩大，左室收缩功能下降，关于心衰的原因，应考虑以下疾病。

1. 缺血性心肌病　冠状动脉粥样硬化性心脏病是心力衰竭最常见的病因，在心力衰竭患者中占 50%~75%。大多数缺血性心肌病患者都具有明确的冠状动脉性心脏病病史。患者男性，冠心病高危因素不多，没有明确冠心病、心肌梗死的病史，心电图未见心肌梗死迹象，心脏表现为弥漫性的室壁运动障碍，冠脉 CTA 未见明确狭窄性病变，不支持缺血性心肌病的诊断。而且从随诊的结果看，1 个月内患者心功能 LVEF 由 22% 恢复至 53%，可以除外缺血导致心衰的可能。

2. 感染性因素　多种感染性病原体都可导致心肌炎，并最终导致以心脏扩大、左室收缩功能下降为主要表现的心衰。病毒感染是心肌炎最常见的病因，已知可累及心肌的病毒包括细小病毒 B19、人疱疹病毒 6 型、柯萨奇病毒、流感病毒、腺病毒、埃可病毒、巨细胞病毒等。一项美国的大型回顾性研究纳入了 1230 例初始病因不明的心肌病病例，其中 9% 被认为是由心肌炎所致。另一项试验对 2200 多例有不明原因心力衰竭（病程不到 2 年）的患者进行了心内膜心肌活检，结果得出了相近的心肌炎患病率即 10%。在心肌炎急性期可以有肌钙蛋白的升高，部分患者有数周内呼吸道或肠道感染的病史。组织学仍是确立心肌炎诊断的金标准。如果急性期没有诊断，病程发展到心脏扩大、收缩功能下降的阶段，回顾性确定是否为心肌炎引起的心衰比较困难。治疗按照收缩性心衰的标准进行。本患者无急性心肌炎的病程，起病时已经是心脏扩大、左室收缩功能下降，在住院期间很难明确或者排除是否为心肌炎导致的心衰；但患者随诊过程中心功能迅速恢复，不符合心肌炎导致心衰的病程，从随诊结果看，可以基本排除此诊断。

3. 酒精性心肌病　酒精性心肌病是一种获得性扩张型心肌病，该病与长期大量饮酒相关，通常定义为乙醇摄入量大于 80g/d，持续至少 5 年。尚不完全明确酒精性心肌病的发病机制，但实验性数据表明，饮酒可能直接或间接（通过代谢产物）引起氧化应激、细胞凋亡、线粒体生物能学受损、脂肪酸代谢改变，以及增加心肌蛋白分解代谢。该病和其他扩张型心肌病的临床表现及心脏超声表现一致，该病的特点是戒酒后心功能会明显好转，甚至恢复正常。在一项对 13 例酒精性心肌病患者进行的超声心动图研究中，在完全戒酒 6 个月后，5 例患者的 LVEF 恢复至 55% 或更高，左心室舒张末期内径下降至 55mm 以下。本患者虽然有长期大量饮酒史，但已经戒酒 10 年，与心衰的起病时间不符合。

4. 扩张型心肌病　在排除了其他可能引起心肌病变的原因以后，应考虑扩张型心肌病的可能性。部分所谓扩张型心肌病实际上是病毒性心肌炎的后果。部分与基因突变有关。50% 的扩张型心肌病患者有遗传倾向，遗传模式通常为常染色体显性遗传，但也有其他遗传方式。该患者没有明确家族史，但住院期间无法排除扩张型心肌病的可能性。扩张型心肌病即使经过正规的抗心衰治疗，包括 RAAS 阻滞剂和 β 受体阻滞剂，左室收缩功能的恢复也较慢，一般至少需要 3 个月才可能有所恢复。本患者在出院后 1 个月后 LVEF 由 22% 恢复至53%，这一点不符合扩张型心肌病的特点。另外，扩张型心肌病是一个除外性诊断，如果存在可以解释患者心肌病变的其他因素，则应考虑继发性心肌病的可能。

5. 药物性心肌病　多种药物都可引发心肌病，研究最为广泛的为蒽环类药物诱导的心肌病。三环类抗抑郁药对于心脏是相对安全的，早年研究发现三环类抗抑郁药物可用于有器质性心脏病的患者。但后来也有零星个案报道服用三环类抗抑郁药物后出现扩张型心肌病样表现。回顾性研究发现，三环类抗抑郁药会增加患者发生扩张型心肌病样表现的风险，其中服用氯米帕明后患者出现心肌病变的 OR 值为 9.7，其特点是用药时间较长，大多 1 年以上；引起心肌病变的机制不清，研究显示用药后抗肌球蛋白抗体升高，可能与用药后心肌损害有关；这类患者的另一个特点是停药后短期内心功能即可恢复，但再次使用后可复发。本例患者正是考虑到这种可能性后停用氯米帕明，仅 1 个月后，心脏收缩功能即恢复正常。从患者的临床过程综合考虑，其心肌病变与服用三环类抗抑郁药物有关。

本例患者诊治的思考

本例患者以心衰起病，影像学检查提示为心脏扩大、左室收缩功能降低。多种疾病均可导致这种表现，在经过多种检查，除外了缺血等常见病因。患者比较特殊的病史就是有长期服用三环类抗抑郁药物的病史，经过文献查询，发现三环类抗抑郁药物可以引起类似扩张型心肌病的表现，而且停用药物后心功能可在短期内完全恢复。在除外了其他病因后，对患者进行了正规的抗心衰治疗，并停用了三环类抗抑郁药物，并密切随访患者。在1个月后的随访中，发现患者心功能恢复正常，左室大小也恢复至接近正常。从患者的临床过程综合考虑，其心肌病变与服用三环类抗抑郁药物有关。本例患者提示我们应警惕抗抑郁药物所致心肌损害，停药后预后良好，但关键是要想到药物引起心肌病变的可能性。另外，本例患者也提示我们，对于心衰患者比较特殊的病史，要给予重视，并积极进行文献查询，从中可能发现对诊治有重要价值的线索。

参 考 文 献

1. Felker GM, Thompson RE, Hare JM, et al. Underlying causes and long-term survival in patients with initially unexplained cardiomyopathy. N Engl J Med, 2000, 342：1077.

2. Dec GW Jr, Waldman H, Southern J, et al. Viral myocarditis mimicking acute myocardial infarction. J Am Coll Cardiol, 1992, 20：85.

3. Masani F, Kato H, Sasagawa Y, et al. An echocardiographic study of alcoholic cardiomyopathy after total abstinence. J Cardiol, 1990, 20：627.

4. Veith RC, Raskind MA, Caldwell JH, et al. Cardiovascular effects of tricyclic antidepressants in depressed patients with chronic heart disease. N Engl J Med, 1982, 22：954-959.

5. Martí V1, Ballester M, Obrador D, et al. Reversal of dilated cardiomyopathy after chronic tricyclic antidepressant drug withdrawal. Int J Cardiol, 1995, 48：192-194.

6 Montastruc G1, Favreliere S, Sommet A, et al. Drugs and dilated cardiomyopathies：A case/noncase study in the French PharmacoVigilance Database. Br J Clin Pharmacol, 2010, 69：287-294.

第十二节　髂血管畸形并发动静脉瘘

病例 16　右心衰、全心大

> ### 视　点
>
> 　　右心衰是临床上常见的问题，针对原发病的诊断及相应的治疗是处理这种患者的关键。本例患者为年轻女性，以典型右心衰为临床表现，同时有结核病及髂血管畸形的病史，右心衰的病因为何？是否与这些病史有关？

病历摘要

　　患者，女，25 岁。因"四肢无力 8 个月，下肢水肿，腹胀 6 个月余"入院。患者于 2015 年 1 月出现双上肢乏力，后逐渐出现双下肢乏力，行走困难。就诊于我院门诊，查血淋巴细胞培养+干扰素（A+B）：416 SFC/10^6MC。颈椎常规 MRI：C1 椎体结构显示欠清晰，枢椎齿状突周围软组织增厚，后方椎管狭窄，脊髓受压明显，脊髓信号异常。考虑为颈椎结核。予异烟肼 0.1g qd、利福平 0.45g qd、乙胺丁醇 0.75g qd 治疗（其间自行服用乙胺丁醇 2.5g qod 共 6 个月），四肢无力症状逐渐恢复。2015 年 3 月，患者间断出现双下肢水肿，伴腹部膨隆，无眼睑水肿、活动后气短、皮肤黄染、尿中泡沫等，未予诊治。双下肢水肿可自行好转，腹部膨隆无改善。2015 年 7 月患者自觉水肿明显加重，腹部膨隆影响睡眠。就诊于当地医院，查超声心动图：左房 41mm，左室舒张末内径 52mm，左室收缩末内径 39mm，LVEF 48%，中等量心包积液（左室后壁深约 6mm，右室前壁深 11mm，右房顶深约 5mm）。腹部超声：腹腔积液最深处 71mm，予呋塞米 20mg qd 口服治疗后下肢水肿较前好转，腹部症状大致同前。2015 年 8 月就诊于我院门诊，查血常规、凝血大致正常，生化检查：Alb 34g/L，Cr（E）44μmol/L，NT-proBNP 3983pg/ml，BNP 866ng/L，肘静脉压>35cmH$_2$O，现为明确腹胀原因收入我院。

　　既往史　2014 年 8 月出现腹痛、下肢无力，外院行腹部 CT：腹膜后血管畸形。腰动脉造影：腰动脉栓塞术+左侧髂总动脉支架植入术，术后症状缓解。复查腹部 CTA（2014 年

12月于我院，图1）：右侧髂血管周围软组织团块，考虑血管畸形并发动静脉瘘可能性大；血管畸形介入栓塞治疗后可能；左侧髂总动脉支架置入术后；下腔静脉增粗，右心房、右心室增大。无高血压、糖尿病、基础心脏病。

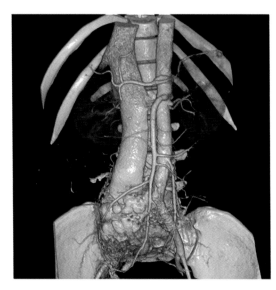

图1 腹部CTA：右侧髂血管周围软组织团块，考虑血管畸形并发动静脉瘘可能性大

个人婚育史及家族史　无吸烟、酗酒，无放化疗病史，2012年顺产一女体健，2015年1月起服用抗结核药后月经稀发，2015年3月闭经。父亲有可疑颜面部血管瘤病史。

检查

查体　T 36.3℃，BP 110/70mmHg（左上肢）108/72mmHg（右上肢），HR 104次/分，SpO_2 97%。双侧颈静脉怒张，右下肺呼吸音较低，心律齐，心音低钝，三尖瓣听诊区可闻及3/6级收缩期杂音，腹部膨隆，脐膨出，肝肋下3cm可及，移动性浊音阳性，双侧髂动脉听诊区可闻及血管杂音，双下肢对称性可凹陷性水肿。

实验室检查

血常规：WBC $5.31×10^9$/L，NEUT 59.9%，Hb 141g/L，Plt $242×10^9$/L。生化：ALT 9U/L，Alb 32g/L，TBil 18.4μmol/L，GGT 60U/L，Cr（E）49μmol/L，K^+ 4.4mmol/L，Na^+ 139mmol/L，PA 98mg/L，TC 2.50mmol/L，TG 0.41mmol/L，HDL-C 0.57mmol/L，LDL-C 1.68mmol/L。尿、便常规（-）。凝血、甲功、ANA18项、ANCA三项、Ig和补体（-）。腹

部超声：肝大、肝淤血、胆囊壁水肿增厚，脾稍厚。胸部 CT 平扫：心影明显增大，双侧胸腔积液，心包积液，双肺多发斑片影，左肺下叶为著。门静脉、腹腔动脉干及其分支、下肢动脉、下肢深静脉超声：未见异常。

入室心电图：窦性心动过速，HR 105 次/分。心脏标志物：CK-MB 2.4μg/L，cTnI 0.022μg/L，NT-proBNP 3983pg/ml，Myo 20μg/L，BNP 1208ng/L。超声心动图（图2）：中度肺高压（PSP67mmHg），全心增大，重度三尖瓣关闭不全，右室收缩功能减低，主、肺动脉扩张，少量心包积液。右心导管检查：肺动脉压力 61/34 mmHg，右房压 32/20 mmHg，CVP 24mmHg，肺动脉楔压 19mmHg，心输出量>20L/min，肺血管阻力 1.2WU。心脏 MRI：右心房、右心室及左心室增大；三尖瓣反流；右心功能减低，RVEF 28.3%；肺动脉增宽，提示肺动脉高压；室间隔基底段摆动，LVEF 50.2%，延迟扫描未见明显异常强化；下腔静脉、肝静脉增宽；少量心包积液；胸腔积液；腹腔积液；以上改变考虑为心衰（右心为著）伴多浆膜腔积液。

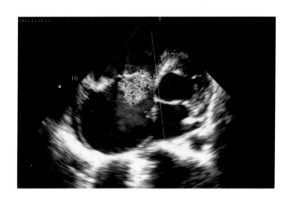

图2　超声心动图：中度肺高压（PSP67mmHg），重度三尖瓣关闭不全

腹腔积液：外观：黄色混浊，比重 1.018，白细胞总数 232×10^6/L，单核 96.1%，黎氏试验（+），生化：TP 21g/L，ADA 2.4U/L，Alb 13g/L，LD 74U/L，Glu 6.0mmol/L，TC 0.80mmol/L，TG 0.76mmol/L，SAAG 21g/L。腹腔积液找瘤细胞：未见瘤细胞。细菌、真菌涂片、抗酸染色：（-）。PPD 试验：（-）。血淋巴细胞培养+干扰素（A+B）：180SFC/10^6 MC。腹水淋巴细胞培养+干扰素（A+B）：1228 SFC/10^6MC。颈椎 MRI：较前减轻。

诊治经过

入院后予托拉塞米 10mg bid，螺内酯 20mg qd 利尿治疗。异烟肼 0.3g qd，利福平 0.45g qd，乙胺丁醇 0.75g qd，吡嗪酰胺 0.5g bid 抗结核治疗。同时择期血管畸形/动静脉瘘介入栓塞术，术后动静脉瘘情况部分改善，复查右心导管心输出量下降至17L/min。

关于右心衰的鉴别诊断

患者青年女性，病程 1 年，本次入院主要表现为明显的体循环淤血（腹腔积液、双侧颈静脉怒张、肘静脉压升高）。超声心动图表现为右心增大、右心功能不全和肺高压。从临床与病理生理角度分析其病因可分为两类：①右心压力超负荷和（或）容量超负荷。②右心室心肌自身病变。

一、右心压力超负荷和或容量超负荷

1. 右心室压力超负荷　最常见的原因为肺高压，而肺高压根据其病因可以进步分为 5 大类。另外，右心室流出道梗阻、肺动脉狭窄、体循环右室化等少见疾病也可导致右心室压力超负荷。

2. 右心室容量超负荷　右心系统瓣膜病变（如三尖瓣关闭不全、肺动脉瓣关闭不全）可导致右心容量负荷增加。此外，心内或心外分流性疾病（如房间隔缺损、动静脉瘘等）亦可导致容量负荷增加。

二、右心室心肌自身病变

1. 右心室心肌梗死　单独右心室心肌梗死少见，常合并下壁心肌梗死。

2. 右心室心肌病　常累及右心室的心肌病有 AVRD 及限制性心肌病。

3. 心肌炎　累及右心室时可以导致右心衰竭。

对于本例患者，ECHO 证实存在肺高压，同时存在动静脉瘘，病因上首先需要除外右心室压力和（或）容量超负荷的疾病，而右心室心肌自身病变的证据不足，行右心导管检查可以明确血流动力学情况。

关于高动力心力衰竭的病因的思考

本例为进一步明确右心血流动力学的情况，予行右心导管检查，结果提示心输出量（CO）显著升高（20L/min），为正常人 5 倍。高动力心力衰竭的定义首先要满足高动力状态 [即成人静息状态下 CO 大于 8L/min，心指数大于 $3.9L/(min \cdot m^2)$]，同伴合并有心衰表现（如体循环淤血或肺循环淤血）。患者 CO 升高，同时合并体循环淤血的临床表现，故高动力心衰诊断明确。

导致高动力状态的常见原因有以下几方面。①生理性：包括发热、妊娠、运动或应激状态等。②病理性：动静脉瘘、贫血、甲亢、脚气病、Paget 病、多发性骨髓瘤等。本例患者为病理性高动力状态，存在明确动静脉瘘，而无其他相应的疾病的证据，故病因方面首先考虑动静脉瘘导致的高动力心力衰竭。

发病机制上，动静脉瘘导致高动力心力衰竭的始动因素为外周血管阻力下降，大量动脉血经过动静脉瘘直接进入静脉而没有进入毛细血管前小动脉，外周阻力明显下降，同时伴随外周组织灌注不足。心脏反射性的提高心输出量，回心血量增加，导致各个心腔压力增高，肺循坏脉压力升高。同时还有肾素-血管素系统激活、交感兴奋，随着病程的延长，右心和左心均会受累，最终出现射血分数下降和心力衰竭。患者目前尚无左心衰的表现。

关于腹腔积液的原因

血清-腹腔积液白蛋白梯度（SAAG）是腹水病因鉴别诊断的重要指标，可以根据 SAAG 水平分为门脉高压性腹水和非门脉高压性腹腔积液。

1. 门静脉高压性腹水（SAAG≥11g/L）　其常见病因包括肝硬化、心力衰竭、缩窄性心包炎、布加综合征、门静脉血栓等。

2. 非门脉高压性腹水（SAAG<11g/L）　其常见原因包括腹膜转移肿瘤、腹膜结核、胰腺炎等。

本例患者 SAAG 明显高于 11g/L，提示存在门脉高压性腹腔积液，其原因首先考虑为右心衰竭所致。但腹腔积液常规中白细胞总数较多，单核细胞为主，黎氏试验（+），提示有渗出液的成分，且患者腹腔积液中 TB-SPOT 明显升高，结合患者有明确的结核病病史，考虑合并结核性腹膜炎可能性大，肿瘤证据不足。患者长期心衰状态、营养情况不佳，是导致结核进展的一个重要因素。

动静脉畸形导致高动力心衰的治疗策略

由于本例患者高动力心力衰竭是由于动静脉畸形导致，所以改善心力衰竭的重点为动静脉瘘的治疗。文献报道 17 例通过动静脉瘘进行血液透析终末期肾病患者，肾脏移植后对动静脉瘘进行闭合，闭合后其心输出量较闭合前明显下降，而外周血管阻力则明显升高，提示动静脉闭合可以有效的改善血流动力学。但对于动静脉瘘导致高动力心力衰竭进行介入治疗是否可以改善病情只有个案报道，文献报道一名 54 岁男性，因慢性右心衰竭入院，进一步检查发现右侧髂动脉静脉存在动静脉瘘，予植入覆膜支架后成功，患者心衰症状明显缓解，随诊复查心指数由术前 6.2L/（min·m^2）下降至 2.5 L/（min·m^2）。虽然由于疾病的罕见性而缺乏大规模循证医学，目前现有的证据提示对于动静脉瘘的介入治疗是改善患者心功能的重要手段。但本例患者动静脉瘘较大，介入治疗存在难度，需要分次实施，在家属及患者充分知情的情况下，予行介入栓塞治疗，术后动静脉瘘得到部分改善，同时患者心输出量已经有开始下降的表现。

本例患者整体诊治策略的思考

本例患者以体循环淤血起病，影像学提示全心增大，右心受累为主。血流动力学提示高动力状态，诊断考虑为动静脉瘘导致的高动力心衰。在本例患者中，右心导管检查在诊断中发挥了关键的作用。治疗方面，动静脉瘘部分介入治疗后心输出量有下降趋势，但由于本例无法实现完全根治动静脉瘘，故高动力心衰无法完全缓解，同时患者合并结核感染，总体预后并不乐观。

参 考 文 献

1. Wasse H，Singapuri MS. High-output heart failure：how to define it，when to treat it，and how to treat it. Semin Nephrol，2012，32（6）：551-557.

2. Ori Y，Korzets A，Katz M，et al. Haemodialysis arteriovenous access——a prospective haemodynamic evaluation. Nephrol Dial Transplant，1996，11（1）：94-97.

3. Korsheed S，Eldehni MT，John SG，et al. Effects of arteriovenous fistula formation on arterial stiffness and cardiovascular performance and function. Nephrol Dial Transplant，2011，26（10）：3296-3302.

4. Unger P，Velez-Roa S，Wissing KM，et al. Regression of left ventricular hypertrophy after arteriovenous fistula closure in renal transplant recipients：a long-term follow-up. Am J Transplant，2004，4（12）：2038-2044.

5. Götze CJ，Secknus MA，Strauss HJ，et al. High-output congestive heart failure due to congenital iliac arteriovenous fistula. Herz，2006，31（8）：793-797.

第十三节　冠状动脉动静脉瘘

病例 17　心衰、血性心包积液、肺动脉高压

视　点

　　本例 23 岁青年男性，以心衰、贫血、血性心包积液及血性腹水为主要临床表现。冠脉造影发现从主动脉根部至右室的粗大瘘管呈瘤样扩张，但未见造影剂漏出至心包内。各项检查检验均未发现出血性疾病、结核、肿瘤证据。冠状动脉瘘闭合术中探查未发现瘘管破裂。手术病理示血管壁退变，大量红细胞、巨噬细胞浸润以及血管外膜下新生血管形成。术后随访 3 年心包积液未复发。本例提示，冠状动静脉瘘未破裂时也可出现血性心包积液。对于原因不明的大量血性心包积液应除外心脏大血管畸形。推测血管外膜下新生血管形成、静脉端压力增高引起的管壁通透性增加，大量血液成分细胞、炎细胞透过管壁渗出是血性心包积液及血性腹水的可能原因。

病历摘要

　　患者，男，23 岁。因憋气、水肿进行性加重 4 年入院。初始症状为活动后呼吸困难，腹围增大及双下肢水肿，间断利尿治疗，症状可部分缓解，但病程迁延不愈。同期发现脾大、血小板减低及贫血（Hb 最低 50g/L）约 4 年。近 1 年患者出现间断咯血，外院检查发现心包积液、腹腔积液，经大剂量利尿剂治疗后症状缓解不明显。既往自幼发现心脏杂音但原因未明。

检查

　　查体：体温 36℃，血压 100/65mmHg，呼吸 26 次/分，面色苍白，颈静脉怒张，可见抬举性心尖搏动，腹膨隆，腹壁静脉曲张，双侧小腿及足踝部可凹性水肿。心脏听诊发现 P_2 亢进、胸骨左缘第四肋间可闻及粗糙的 IV 级收缩期杂音。肝脾大，移动性浊音阳性。

实验室检查：血液：Hb 83g/L，WBC、PLT 正常；铁代谢：SI 24.7μg/dl↓，TIBC 457μg/dl↑，TS 5.40%↓，SF 265ng/ml，血清叶酸及维生素 B_{12} 正常。尿常规、便 OB（-）；肝肾功：TBil 31.1μmol/L，DBil 15.0μmol/L，Cr 126μmol/L，余正常。D-Dimer 597μg/L，NT-proBNP 775pg/ml。Ig、补体、ANA、ENA、ACL-IgG、β2GP1-IgG、血清蛋白电泳及免疫固定电泳（包括 IgD）、PPD、血肿瘤标志物、血沉、甲状腺功能均正常。hsCRP 9.39mg/L，血 TB-SPOT 0。**心包积液及腹腔积液：** TB-SPOT、抗酸染色及结核菌培养阴性，CEA（-），积液肿瘤细胞查×3次（-）。腹水：SAAG=13（常规及生化结果见表1、表2，外观见图1D）。**骨髓细胞学**（补铁1周后）：红细胞大小不等，骨髓铁染色正常。

表1 心包积液及腹腔积液常规检查结果

常规	外观	细胞总数	白细胞数	单核	多核	黎氏实验	比重	其他
心包积液	血性浑浊	$1730000×10^6$/L	$1590×10^6$/L	59.1%	40.9%	（+）	1.035	
腹腔积液	血性浑浊	$40000×10^6$/L	$930×10^6$/L	90%	10%	（+）	1.016	有小凝块

表2 心包积液及腹腔积液生化检查结果

生化	TP	ADA	Alb	LD	Glu	Cl
心包积液	57g/L	37.7U/L	31g/L	2163U/L	3.0mmol/L	96mmol/L
腹腔积液	49g/L	9.8U/L	26g/L	178U/L	5.7mmol/L	100mmol/L

影像学检查

心电图：窦速，HR 110次/分，p波高尖。

胸腹CT：升主动脉根部结构不清、左心缘见粗大血管影，肺动脉增粗，右心增大；心包大量积液，左肺受压部分膨胀不全；肝脾增大，腹水（图1A~1C）。CTPA：主肺动脉增宽，左侧各叶段肺动脉受压，显影纤细。

左室造影及冠脉CTA：主动脉根部自左冠脉窦发出一个粗大的异常血管，向后、下、右方向走行，与右心室相通。右冠状动脉开口于主动脉右冠脉窦；前降支与回旋支共同开口于异常粗大的血管，未见明确的左主干；未见冠脉内粥样斑块及血栓，未见造影剂漏出至心包腔（图2A~2C）。

心脏echo：左冠状动脉右室瘘，全心增大，三尖瓣见可疑赘生物，三尖瓣重度关闭不全，重度肺动脉高压，估测 sPAP 102mmHg，肺动脉、下腔静脉增宽，大量心包积液，左室 EF 65%（图2D）。

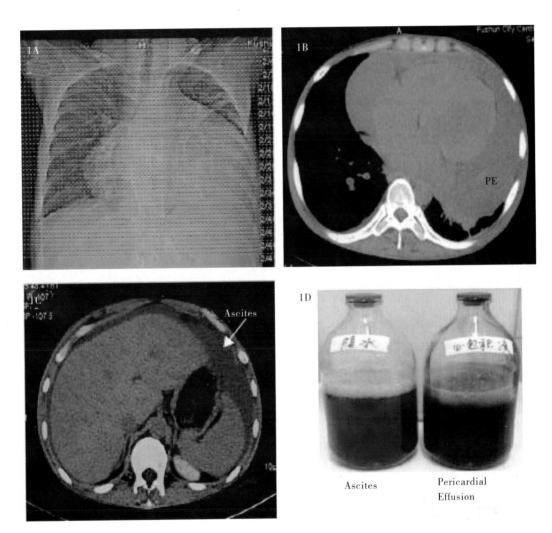

图 1　心包积液及腹腔积液外观及影像学检查。1A~1C：CT 示大量心包积液、腹水

治疗经过

患者经积极抗心衰治疗后行冠状动脉瘘闭合、瘘管闭合、冠状动脉旁路移植术（LIMA-LAD）（图 3A），术中见动静脉瘘血管管壁显著增厚，仔细检查未见破口。保留了动静脉瘘近端以维持左前降支及回旋支血供；畸形动脉病理：（冠状动脉瘘管壁）少许退变的心肌组织及动脉管壁组织，伴外膜下出血、慢性炎细胞浸润及新生血管形成（图 3B~3E）。术后患者恢复良好，心包积液及腹腔积液迅速消退。随访 3 年患者未再出现心衰、水肿及浆膜腔积液。

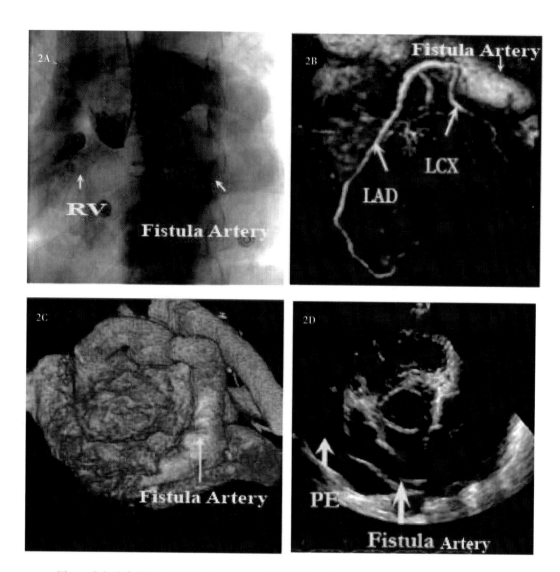

图 2　升主动脉根部-右室瘘。2A：左室造影示粗大弯曲的瘘管动脉引流至右室。2B：前降支及回旋支均起源于畸形动脉。2C：冠脉 CTA 示瘤样扩张的畸形血管起源于主动脉根部，引流至右室。2D：超声心动图提示起源于主动脉根部的瘘管伴有大量心包积液

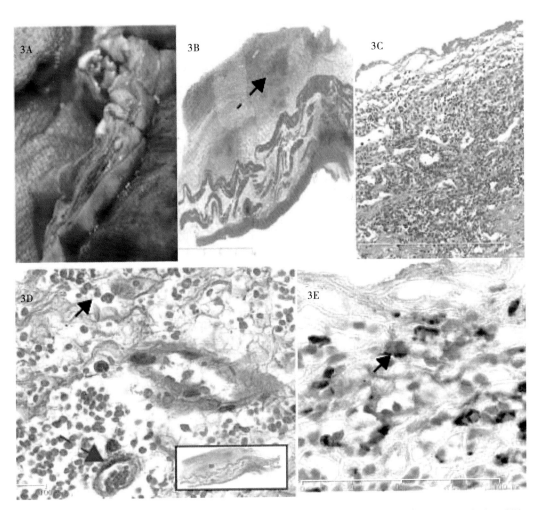

图3　畸形动脉术中所见（3A）及术后病理改变（3B~3E）。3B：病变血管内膜增厚、平滑肌细胞增生；血管外膜下大量红细胞（黑色箭头）3C：外膜下大量白细胞浸润。3D：HE 染色示外膜下新生血管形成。外膜下毛细血管内（红色箭头）及血管周围（黑色箭头）大量红细胞浸润。3E：血管外膜下大量 CD68 阳性的巨噬细胞浸润（黑色箭头）

关于血性心包积液的鉴别诊断

　　本例患者此次起病的主要症状为心衰及大量心包积液、腹腔积液，心包穿刺、腹腔穿刺提示积液性质均为渗出液，可见大量红细胞及较多白细胞。对于血性心包积液的病因，应首先考虑恶性肿瘤；其次在结核杆菌感染普遍的我国，结核性心包炎也是血性心包积液的常见病因。本例患者在肿瘤及结核方面做了全面检查（包括反复的细胞学检查、肿瘤标志物、结核涂片、培养、外周血及积液的 TB-Spot 等），均未发现相关证据。其他原因所致血性心包积液较为罕见。一项队列研究对 96 例血性心包积液并心脏压塞的患者进行探讨，结果显示各病因中恶性肿瘤占 26%，其他原因包括：经皮介入手术 18%，心包切开术后综合征 13%，心肌梗死的并发症（游离壁破裂等）11%，特发性 10%，尿毒症 7%，主动脉夹层 4%，创伤 3%。本例患者通过病史及临床表现可排除上述原因。最终患者通过影像学检查确诊存在心脏血管畸形，手术矫正后积液消失并未再发，结合既往文献个案报道，考虑巨大的主动脉根部-右室瘘为患者大量血性心包积液的病因。这是首例以慢性血性心包积液及血性腹腔积液起病的主动脉根部-右室瘘病例，其他临床表现，如脾大、肝大考虑与长期大量心包积液导致的心脏限制性舒张功能障碍，右室回流受阻，下腔静脉压增高及肝后性门脉高压有关。

本例患者诊疗策略的思考

冠状动脉动静脉瘘（Coronary arteriovenous fistula，CAVF）是一种血管畸形，指冠状动脉与其他大血管或心腔间存在异常连接。其起源位置主要是右冠脉，不到 40% 的 CAVF 起源于左冠脉。90% 的 CAVF 终止于右心尤其是右心室常见。CAVF 出现急性血性心包积液，应首先考虑瘘管破裂。相对来说，慢性不伴瘘管破裂的血性心包积液是 CAVF 的罕见并发症。查阅文献迄今共报道了 2 例。一例为 72 岁老年女性，存在右冠脉到右心室的 CAVF，冠脉造影证实心包腔内无造影剂渗出，鉴于非大量心包积液而未行手术，经过甲强龙治疗后积液减少。另一例 75 岁老年女性以心包填塞起病，造影证实为右冠脉-冠状静脉窦瘘，心包腔内未见造影剂。手术缝合病变血管后血性心包积液未再发。病理提示畸形血管壁中层显著变薄，弹力纤维崩解，动脉外膜下可见大量红细胞及巨噬细胞浸润。作者推测出血或血细胞通过受损的血管壁渗出是导致心包填塞的可能原因。本例血性心包积液患者的病理结果也发现了退变的血管壁组织，且瘘管动脉外膜下可见大量红细胞、炎细胞浸润。结合患者心包积液为渗出液性质，提示瘘管动脉张力过高、管壁结构破坏导致血管通透性增加，使得红细胞、炎细胞透过管壁渗出是血性积液的可能病因。此外我们还首次在病变血管外膜下发现了丰富的毛细血管，提示着血管外膜下新生血管形成，推测这可能与瘘管腔内较高的流量及剪切力导致代偿性胶原代谢紊乱、血管壁平滑肌细胞增殖有关。最后，大量心包积液导致右室扩张受限，而右室为容量依赖性，右室内压显著增高使得患者瘘管动脉静脉回流端阻力较高，也是导致瘘管内张力继续升高的另一原因。

此例罕见的主动脉根部-右室瘘病例未发现瘘管破口，却表现为大量血性心包积液、血性腹腔积液及心衰。这提示我们在进行血性浆膜腔积液的鉴别诊断时应小心除外动静脉分流畸形。

参 考 文 献

1. Ben-Horin S, Bank I, Guetta V, et al. Large symptomatic pericardial effusion as the presentation of unrecognized cancer: a study in 173 consecutive patients undergoing pericardiocentesis. Medicine (Baltimore), 2006, 85: 49.

2. Gowda RM, Vasavada BC, Khan IA. Coronary artery fistulas: Clinical and therapeutic considerations. Int J Cardiol, 2006, 107: 7-10.

3. Bellisarii FI, Marchetti M, Caputo M, et al. Coronary arteriovenous fistula presenting as chronic pericardial effusion. J Cardiovasc Med, 2006, 7: 449-453.

4. Ozeki Si, Utsunomiya T, Kishi T, et al. Coronary arteriovenous fistula presenting as chronicpericardial effusion. Circ J. 2002; 66: 779-782.

5. Manning E, Skartsis N, Orta AM, et al. A New arteriovenous fistula model to study the development of neointimal hyperplasia. J Vasc Res, 2012, 49: 123-131.

第十四节　药物超敏综合征

病例18　皮疹、血嗜酸性粒细胞增高、心力衰竭

视点

本例为一24岁的男性患者，因间断皮疹4月余，伴胸闷、腹胀2月余入院，根据心电图、超声心动图、心肌酶等结果诊断为急性心肌炎。患者起病前典型药疹伴全身表现，结合血嗜酸性粒细胞计数升高及皮疹病理，诊断药物超敏综合征。心肌炎出现的时间符合药物超敏综合征心肌受累的发生时相，同时排除其他感染、免疫、内分泌及其他心肌炎常见病因，最终诊断为药物超敏综合征相关心肌炎。因患者心肌炎发生近3个月并经抗心力衰竭治疗后心脏功能进一步恶化，行心肌活检病理示较多炎细胞浸润，除加用正规抗心力衰竭药物治疗外同时加用激素及免疫抑制剂治疗。本例提示，对于重症药疹合并全身症状及重要器官受累者应考虑药物超敏综合征，对此类患者应警惕心肌受累，因可出现迟发心肌炎，应给予足量正规激素治疗，逐渐缓慢减量，避免过早停用激素。对于心肌炎伴心功能异常的患者，除了给予正规抗心力衰竭药物治疗外，应注意密切随访心脏结构及功能变化，对于治疗后心功能无改善者应考虑行心内膜下心肌活检，如心肌病理提示活动性炎症，可酌情考虑在抗心力衰竭药物治疗的基础加用免疫抑制治疗，但应警惕药物不良反应。

病历摘要

患者，男，24岁。因间断皮疹4月余，伴胸闷、腹胀2月余入院。患者因怀疑"癫痫"服用苯巴比妥及不知名中药（具体不详）1月后，2015年9月1日左上肢开始出现少量红色丘疹，伴轻度瘙痒，后皮疹逐渐蔓延至全身（图1），9月11日开始出现发热，Tmax 40.5℃，伴寒战、乏力、全身酸痛，就诊于外院，查血常规：WBC 39.85×10^9/L，白细胞分类：NEU-b 16%，NEU-s 46%，LY% 14%，MO 4%，EOS 20%；血生化：ALT 158 IU/L，AST 70IU/L，ALB 28.7g/L，ALP 302IU/L，GGT 420IU/L，LDH 759IU/L，hsCRP 25.65mg/L；

心电图提示；窦性心动过速；皮肤活检病理示：表皮个别坏死角朊细胞，真皮浅中层血管周围灶状淋巴细胞伴个别嗜酸性粒细胞。诊断为"药物超敏反应综合征"，给予（甲泼尼龙 120mg qd+丙种球蛋白 20g qd）静脉×3d，后序贯口服泼尼松龙 50mg qd×7d 治疗，治疗 2d 后体温降至正常，皮疹基本消退，肝功能好转后出院，院外继续服用强的松龙 50mg qd×10 d 后自行停药。10 月 17 日（停用激素约 2 周）再次出现充血性斑丘疹，伴瘙痒，性质同前，主要分布于双上肢及前胸部，后逐渐出现胸闷、腹胀，呈持续性，活动后为著，无胸痛、咯血、双下肢水肿等，4 天后（10 月 21 日）就诊于当地医院，测 Tmax 38.3℃，查血生化：ALT 51U/L，AST 63U/L，ALP 84U/L，GGT 64U/L，LDH 351U/L，CK 372U/L，CK-MB 83U/L，给予"抗炎（具体不详）"治疗无好转，胸闷、腹胀进行性加重伴乏力，走数步即感胸闷。10 月 27 日（11 时）查血常规：WBC $24.92×10^9$/L，EOS $0.02×10^9$/L，NEUT%

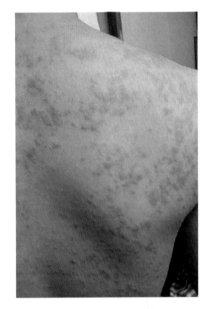

图 1　起病之初皮疹

81.10%；血生化：ALT 789U/L，AST 823U/L，ALP 205U/L，GGT 520U/L，LDH 2600U/L，BUN 14.60mmol/L，Cr 137μmol/L；心肌酶：cTnI 16.7ng/ml，CK 598U/L，CK-MB 33.2ng/ml；胸闷、腹胀进一步加重，呼吸频率加快，30～40 次/分，后因"意识障碍"行气管插管，予机械通气并转入当地市医院，急查血生化 AST 4720U/L，LDH 4819U/L，Urea 16.15mmol/L，Cr 122μmol/L，CK 599U/L，K^+ 5.2mmol/L，BNP 1592.4pg/ml；肺部 CT 提示两肺炎性改变合并肺水肿改变可能；10 月 29 日心电图提示窦性心律，肢体导联低电压，V_1、V_2 导联异常 Q 波；Holter 提示窦性心律，偶发室早，个别成对发生，短阵室速（3 个，1 阵），间歇性一度及二度房室传导阻滞，Ⅱ、Ⅲ、avF、V_4-V_6 导联 T 波低平或倒置。心脏彩超示左室收缩功能减低（EF 46%），心包少量积液。诊断为"重症心肌炎"，予机械通气、血液透析、血管活性药物及利尿等支持治疗，同时给予激素冲击（具体不详）并序贯口服激素治疗，以及莫西沙星抗感染、恩替卡韦抗病毒及保肝治疗，3 天后呼吸困难及腹胀症状好转，皮疹逐渐消退，肝肾功能逐渐恢复。3 周后出院，院外继续服用泼尼松 25mg qd→20mg qd、螺内酯 20mg qd、呋塞米 20mg qd、恩替卡韦 1 片 Qd 及曲美他嗪、辅酶 Q10 等，并加用依那普利 5mg bid、华法林 3mg qd 抗凝治疗。2 周后胸闷、腹胀较前加重，自行将利尿剂改为螺内酯 20mg bid+呋塞米 20mg bid 后自觉好转，日常活动不受限，上 3～5 层楼感气短，为进一步诊治收入我科。2015 年 10 月以来有 3 次一过性意识丧失发作，第一次为坐位突发意识丧失、晕倒于沙发上，目光发直、四肢僵直伴轻微抖动，牙关紧闭，无抽搐、口吐白沫、大小便失禁等，第二、三次均发生于睡眠中，本人无知觉，闭眼睡眠中突发呼吸急促、无意识、肌肉僵直、牙关紧闭，症状同前，3~5分钟后均可自行缓解。病程中无口腔、外阴溃疡，面部红斑、皮下结节，发作性咳嗽、喘息等。

既往史：可疑癫痫病史：自述从小有活动时突然出现的行动不能，持续约3~5秒可自行恢复，多于情绪紧张时发生，父亲和叔叔也有类似症状。对枇杷花粉、油漆过敏（此次发病后出现）。18岁体检时发现有乙肝病毒感染，2015年10月应用恩替卡韦抗病毒治疗至今。否认心脏病及猝死家族史，一姐及父亲近期本院超声心动图均未见异常。

检查

查体：呼吸18次/分，心率62次/分，血压127/65mmHg，SpO_2 96%，双肺呼吸音清，未及干湿啰音，心界不大，律齐，未及异常心音及杂音，腹软，肝脾肋下未及，移动性浊音（-），周围血管征（-），双下肢可见点状色素沉着及脱屑，双下肢无水肿。

实验室检查：血、尿、便常规均正常，血气分析（自然状态）：pH 7.45，PO_2 84，cLac 1.5；甲功、血管紧张素转化酶（ACE）均（-）；心肌酶正常，BNP 392ng/L。血涂片基本正常；CMV-IgM阳性（+）1.11，细小病毒B19 IgM可疑（+）0.97，柯萨奇病毒IgM、EB病毒IgM、麻疹病毒IgM均阴性；乙肝5项：HBsAg阳性（+），HBeAg阳性（+）982.63S/CO，HBcAb阳性（+）9.71S/CO，HBV-DNA 2.73×10³拷贝/ml；T-IgE大于5000kU/L，吸入性及食物过敏原特异性IgE检测组套：（-）；d2：粉尘螨 D. farinae：d2 2.14（2级）kUA/L；变态反应科会诊：建议避免诱因，发作时服抗组胺药即可，忌服苯巴比妥（药疹）；ESR 6mm/h，hsCRP 1.77mg/L，抗核抗体、ANCA均（-）；血管超声：颈动脉、椎动脉、锁骨下动脉、肾动脉超声均（-）；耳鼻喉检查示干燥性鼻炎；脑电图示：中度不正常。

影像学检查

心电图：交界性自主心律（图2）。

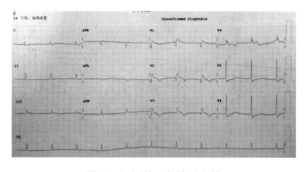

图2　心电图：交界区心律

Holter：心房颤动，8060 次室性异位搏动（至少 2 种形态的室早），816 次成对，50 阵二联/三联律，18 阵室速（最多由 8 个组成），ST-T 改变

超声心动图：心肌病变，双房及右室增大，轻度二、三尖瓣关闭不全，左室收缩功能减低（EF37%），左室限制性舒张功能减低，右室收缩功能重度减低（TAPSE 6mm），心室内可见血流自显影，下腔静脉增宽，少量心包积液。

心脏 MRI 示：左、右心房及右心室增大；三尖瓣反流；左、右心室肌小梁增多；室壁收缩运动减弱，心功能减低；LVEF = 35.7%，RVEF = 25.0%；室间隔及右室心肌弥漫延迟强化，考虑心肌病变。（图 3）

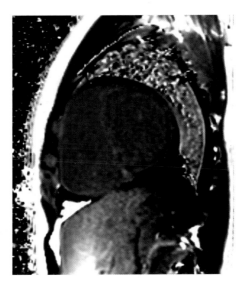

图 3　心脏 MRI 示：左、右心房及右心室增大；三尖瓣反流；左、右心室肌小梁增多；室壁收缩运动减弱，心功能减低；LVEF = 35.7%，RVEF = 25.0%；室间隔及右室心肌弥漫延迟强化，考虑心肌病变

冠脉 CTA 示：冠状动脉未见明确钙化或狭窄，前降支远端肌桥可能。

心内膜活检术+心内电生理检查，电生理检查提示窦性停搏，且房室结下传功能不佳，心肌活检病理示：少许退变的心肌组织，心肌间纤维增生，可见较多慢性炎细胞浸润，局灶见个别散在嗜酸性粒细胞，未见巨核细胞及肉芽肿样结构。特殊染色结果显示：Masson 染色（+），刚果红（−），高锰酸钾化刚果红（−），磷钨酸苏木素（+）（图 4）。

胸部 CT：左肺下舌段、下叶多发索条影；双侧胸腔积液，右肺下叶部分膨胀不全。CTPA 示：双肺动脉未见明显血栓形成。腹部超声：肝大，肝回声增强肝静脉扩张，胆囊壁毛糙、增厚，少量腹腔积液。

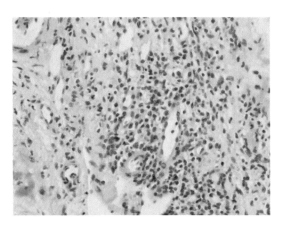

图 4　心肌活检病理示：少许退变的心肌组织，心肌间纤维增生，可见较多慢性炎细胞浸润，局灶见个别散在嗜酸性粒细胞

治疗经过

入院后予培哚普利片 8mg qd、螺内酯 20mg qd，抗心衰治疗，因 Echo 示心室内血流缓慢、可见自显影，予华法林 3mg qd 口服预防心室血栓形成，恩替卡韦 0.5g qn 抗病毒，辅以利尿、营养心肌、护肝等治疗。神经科会诊：患者发作性症状，结合脑电图中度异常，不除外癫痫发作，建议开浦兰 500mg bid，但患者及家属暂不同意治疗。心脏方面诊断考虑药物超敏反应综合征相关心肌炎可能性大，不排除心源性晕厥可能，可考虑植入心电监测装置，进一步明确晕厥原因，必要时行 ICD 植入；治疗方面建议加用激素和免疫抑制剂，建议在植入起搏器基础上，加用 β 受体阻滞剂，以改善长期预后。充分告知患者及家属以上病情、预后及风险，家属表示知情理解，拒绝以上器械治疗，同意使用激素及免疫抑制剂。该患者同时合并慢性乙型病毒型肝炎（活动期），目前抗病毒治疗中，感染科会诊后认为目前无激素及免疫抑制剂使用禁忌，建议定期监测 HBV-DNA、肝功、腹部 B 超、AFP 等。免疫科会诊后同意激素加量及免疫抑制剂使用，建议泼尼松 30mg qd×1 月，每 2～3 周减量 2.5mg。遂加用泼尼松 30mg qd+硫唑嘌呤 50mg qd，并继续螺内酯 20mg qd、培哚普利片 8mg qd 抗慢性心衰治疗，恩替卡韦 0.5g qn 抗病毒及利尿、营养心肌、护肝等治疗。出院 1 个月后泼尼松开始减量，每 2～3 周减 2.5mg，监测血象无不良反应后硫唑嘌呤逐渐加量至 100mg qd。出院 1 个月后复查超声心动图：全心增大，各房室内径无明显变化，左、右室收缩功能减低，LVEF 38%→43%，TAPSE 6～7 mm→9 mm；少量心包积液。

关于心肌炎的鉴别诊断

患者为年轻男性，急性起病，主要表现为胸闷、腹胀、胸闷伴乏力并进行性加重，伴心肌酶、BNP 升高，心电图：窦性心动过速伴肢导低电压，超声心动图示左室收缩功能减低，发病前曾有重症药物过敏性皮疹，经利尿及呼吸循环等对症支持后，心力衰竭症状及心肌酶、BNP 基本恢复，诊断首先考虑急性心肌炎，此类患者急诊就诊时还需与以下疾病进行鉴别。

1. 急性冠脉综合征　患者为青年起病，无其他冠心病危险因素，无发作性胸痛等症状，心电图无动态 ST 段演变，超声心动图亦无节段性室壁运动异常，不符合急性冠脉综合征诊断。

2. 急性心包炎　患者无典型胸痛表现，无心电图典型表现，如 PR 段偏移或 ST-T 改变，此外心肌酶显著升高，不符合心包炎诊断。

3. 应激性心肌病　患者起病前无明确应激性诱因或头部外伤史、脑出血、嗜铬细胞瘤等情况，无心电图新发异常（ST 段抬高和/或 T 波倒置），无左室中部或心尖部一过性运动减低或矛盾运动等局部室壁运动异常，不支持此诊断。

急性心肌炎的病因

1. 药物超敏综合征相关心肌炎　患者急性心肌炎起病前 2 个月曾因服用苯巴比妥及抗癫痫中药治疗，1 个月后出现重症药疹，当时合并发热、血白细胞升高并以嗜酸性粒细胞升高为主，伴肝功能异常，外院皮肤病理示表皮个别坏死角朊细胞，真皮浅中层血管周围灶状淋巴细胞伴个别嗜酸性粒细胞。药物超敏综合征（Drug-induced hypersensitivity syndrome，DIHS），又称为伴嗜酸性粒细胞增多和系统症状的药疹（drug rash with eosinophilia and systemic symptoms，DRESS），其诊断标准包括：①使用某些特定的药物后 3 周以上出现的斑丘疹。②停用致病药物之后，症状迁延 2 周以上。③体温高于 38℃。④伴有肝功能损害（谷丙转氨酶>100 U/L）。⑤伴有下列 1 项以上血液学改变：a. 白细胞升高（>11 ×10^9/L）b. 出现异形淋巴细胞（>5 %）c. 嗜酸性粒细胞升高（>1. 5 ×10^9/L）。⑥淋巴结增大。⑦HHV-6再激活。典型 DIHS/DRESS 具备上列全项，非典型 DRESS 具备（1~5）项，其中第 4 项也可表现为其他脏器的损害（如肾脏损害）。典型 DRESS 临床表现呈双峰性，早期延迟活化 T 细胞免疫效应，形成第一次高峰症状；HHV-6 的再激活二次引发免疫过敏反应，往往在激素减量过程中或骤停激素后出现第二次高峰。回顾本例患者病史，DRESS 诊断基本明确，且呈典型双峰表现：服用抗癫痫药物 1 个月后出现严重的药疹，为第一次高峰症状，骤停激素 2 周后皮疹再发，伴严重心肌受累，为第二次高峰症状。

2. 感染性心肌炎　患者心肌炎发作前驱无明确感染征象，临床表现、血清学及影像学检查均未见明确感染证据，激素治疗有效，感染性心肌炎证据不足。

3. **免疫介导相关心肌炎**　患者无自身免疫病相关临床表现，自身抗体均（-），无其他脏器受累表现，外周血管超声未见异常，不支持自身免疫病。

4. **嗜酸性粒细胞疾病**　患者嗜酸性粒细胞增高为一过性，仅于药疹发作急性期升高，目前多次查血涂片未见嗜酸性粒细胞增多，无嗜酸细胞增多相关的其他临床表现，不符合此诊断。

5. **药物、毒物相关**　患者无相关药物、毒物接触史，无其他药物、毒物相关典型临床表现，暂不考虑此诊断。

6. **结节病**　患者无结节病其他全身表现，血清 ACE（-），心肌活检病理也不支持。

7. **巨细胞心肌炎**　患者的心肌活检病理不支持此诊断

药物超敏综合征相关心肌炎的治疗策略

因药物超敏综合征相关心肌炎是非常见疾病，且此类患者多于皮肤科就诊，目前关于此病的治疗缺乏大规模循证证据。对于药物超敏反应综合征的治疗主要以激素治疗为主，急性期可给予大剂量冲击治疗。对于心肌炎的治疗原则基本同于其他原因引起的心肌炎。急性期以对症支持治疗为主，对于出现心源性休克患者，维持血流动力学稳定，防止多器官衰竭，重症患者可考虑体外膜肺（ECMO）支持。对心肌炎后出现心脏扩大、射血分数减低的结构功能异常的患者，治疗参考慢性心力衰竭的治疗，根据血压、心率情况，酌情逐渐加用 β 受体阻滞剂、RAAS 及醛固酮受体阻滞剂，适当限钠、利尿，对于病程超过 2~3 个月且经最佳慢性心力衰竭药物治疗后心脏功能仍未恢复的患者应考虑行心肌活检明确心肌病理，如存在活动性炎症，可考虑加用免疫抑制剂。

本例患者治疗策略的思考

对于药物超敏综合征患者的激素治疗不宜过早停药，更不应骤停激素。对此类患者应警惕心肌受累，因其可出现迟发心肌炎，应延长随访时间。对于已经发生心肌炎的患者，除了按照一般心肌炎的对症支持治疗之外，急性期可给予足量激素治疗。对于已经出现心脏结构及功能异常的心肌炎患者，除了给予正规抗心力衰竭药物治疗外，应注意密切随访心脏结构及功能变化，对于治疗后心功能无改善者应考虑行心内膜下心肌活检，如病理提示活动性炎症，可酌情考虑在抗心力衰竭药物治疗的基础加用免疫抑制治疗，但应警惕药物不良反应。

参 考 文 献

Shiohara T, Inaoka M, Kano Y, et al. Drug-induced hypersensitivity syndrome（DIHS）: a reaction induced by a complex interplay among herpesviruses and antiviral and antidrug immune responses. Allergol Int. 2006, 55（1）: 1-8.

第二章　心　肌　肥　厚

第一节　心肌淀粉样变

病例 19　左右室肥厚、低电压、全心衰

视　点

　　本例为一 39 岁的女性患者，以劳累后胸闷、憋气加重，反复胸腔积液来诊，患者有家族性淀粉样变性病史，自身的超声心动也提示为浸润性心肌病变，药物治疗后因症状仍不断进展行肝脏移植，术后反复出现胸腔积液，同时患者的四肢感觉麻木及直立性低血压较前略有加重，胸腔积液经过积极利尿治疗后明显改善。本例提示，对于家族性遗传性淀粉样变性的患者，心脏是最常见的受累器官，目前尚缺乏有效的药物治疗，肝移植是唯一部分有效的方法，尤其是对于 V30M 位点突变患者，本例患者突变位点并不是 V30M，所以对于其肝移植术后心脏病变是否终止甚至改善，需要更长时间观察，必要时需要心脏移植才能最终改善其预后。

病历摘要

　　患者，女，39 岁。因间断胸痛 5 年，双下肢水肿 1 年，反复胸腔积液 3 个月入院。5 年前劳累后出现胸痛、胸闷、憋气，VAS2 分，无放射，持续数分钟，休息后好转，无咳嗽、咳痰、夜间喘憋，无双下肢水肿。于当地医院查血、尿常规、肝肾功能均正常，超声心动图提示肥厚型非梗阻性心肌病，予美托洛尔（倍他乐克）12.5mg qd，患者未规律服用。仍间断劳累后出现胸痛、胸闷、憋气，性质同前，2~3 次/年。2012 年于我院心脏超声提示肥厚

型非梗阻性心肌病，转甲状腺素蛋白（Transthyretin，TTR）基因 199G>C，心电图不详，未行心肌活检，诊为心肌淀粉样变性，未予特殊治疗。2013 年底轻体力劳动后出现胸痛、胸闷、头晕，约每个月 1 次。患者诉基础血压 100～110/60～70mmHg，头晕时 80～90/50～60mmHg，与体位相关。活动耐量下降，爬二层楼即需休息。双足踝部轻度可凹性水肿，间断服用利尿剂可缓解。2014 年 5 月复查 TP 下降（约 50g/L），外院间断予输注白蛋白及营养心肌治疗（具体不详）。2014 年 12 月 25 日在郑州大学第一附属医院行"同种异体肝移植术"治疗家族性淀粉样变性。术后予抗排斥（骁悉 0.5g q12h、他克莫司胶囊早 1mg、晚 1.5mg 口服至今）、抗感染（头孢哌酮钠舒巴坦钠 3.0g qd iv 1 个月）、保肝抑酸对症支持治疗。术后 1 周出现双侧胸腔积液，右侧为著，双下肢可凹性水肿，胸痛、胸闷症状频发，未行胸腔积液相关检查，予右侧胸腔引流、补充白蛋白及利尿治疗。胸腔引流量从 400ml/d 逐渐下降至 200ml/d，双下肢水肿逐渐消退。期间监测血常规：WBC $9.3×10^9$/L→$5.4×10^9$/L，NEU 77.7%→48%，Hb 波动在 71～97g/L。NT-proBNP 9292pg/ml→14083pg/ml→5498pg/ml。超声心动图：EF 42%～62%。2015 年 1 月 5 日腹部 MRI：肝移植术后改变；肝内 Glisson 系统周围异常信号，考虑渗出性改变，肝门部为著；肝周、脾周少量积液；腹膜后腹主动脉旁多发淋巴结显影；双侧胸腔少量积液；全腹壁皮下软组织水肿。胸腹部 CT（2015 年 1 月 26 日）：肝移植术后改变；双肺结节、团片影，考虑感染；双侧胸腔积液、心包积液；脾大；腹腔积液，局部炎症渗出；腹膜后多发淋巴结。由于患者胸腔积液持续存在，2015 年 3 月初，就诊于武警总医院查血常规：WBC $4.04×10^9$/L，N 47%，E 8.2%，Hb 110g/L，PLT $170×10^9$/L。胸腔积液常规：胸腔积液外观为黄色微混，李凡他试验（−），细胞总数 2595，白细胞数 1595，多核细胞 2%，单核细胞 98%。胸水生化：TP 36.8g/L，Glu 6.3mmol/L，LDH 104IU/L，ADA 9IU/L。胸腔积液结核杆菌 γ 干扰素：A 抗原 48S/mLYM，B 抗原 120S/mLYM。胸腔积液 CA125：142.6U/ml。血清蛋白电泳：（−）。免疫球蛋白 3 项：（−）。抗核抗体谱：（−）。淋巴细胞亚群：CD3/LYM 87%，CD8/CD3 62%，CD8/LYM 54%，CD4/CD8 0.62，B 细胞 69cell/u，CD45 1420cell/u。胸部 CT：左肺下叶节段性肺不张；右肺下叶陈旧性炎症病变；心脏增大。继续胸腔引流、加强利尿治疗。胸腔引流量由 200ml/d→160ml/d。在此期间患者发作性头晕 1 次，持续 3 小时，伴恶心、呕吐，头颅 MRI 平扫+增强脑内未见明显异常，予甲氧氯普胺后症状好转。2015 年 3 月 9 日就诊我院，超声心动图：LVEF 60%，左右室增厚，室间隔 27mm，左室后壁 18mm，少量心包积液，左室限制性舒张功能减低（E/A 1.8），轻度肺高压（40mmHg）。为进一步诊治收入病房。发病以来精神、饮食、睡眠、体力可，二便正常，尿量 2000ml/d，近 5 年体重下降约 5kg。**既往史、个人史无特殊。婚育史：**23 岁结婚，育有 1 女，孕期及产后无不适，爱人、女儿体健，女儿未查基因。**家族史：**父亲、一弟患心肌淀粉样变性，患者弟弟的女儿、表弟表妹（姑姑家）筛查 TTR 基因阳性。

检查

查体：一般情况可，T 36℃，P 74 次/分，BP 83/53mmHg，SpO_2 98%。颈静脉充盈，甲状腺肿大。心率 74 次/分，律齐，各瓣膜区未闻及病理性杂音。肺部查体未见明显异常，肝脾无肿大，双下肢轻度可凹性水肿。生理反射存在，病理反射未引出。

实验室检查：血常规：WBC $5.97×10^9$/L，NEUT% 58.9%，EOS% 6.1%，Hb 112g/L，PLT $186×10^9$/L。尿常规、便常规+OB（-）。肝肾脂全：TP 58g/L，Alb 36g/L，K^+ 3.8 mmol/L，ChE 4.8kU/L，Cr（E）89μmol/L，Urea 7.82mmol/L，UA 482μmol/L，TC 4.07mmol/L，TG 1.3mmol/L，LDL-C 2.41mmol/L。凝血功能：PT 11.7s，APTT 36.0s。

心脏：NT-pro BNP 6507 →7261 pg/ml。BNP：473 ng/L。

感染：hsCRP 1.66mg/L。ESR 15mm/h。G 试验、PCT：（-）。TORCH10 项：CMV-IgG 阳性（+）4.13，CMV-IgM 阳性（+）1.59，HSV-1-IgM 可疑 0.92，RV-IgG 阳性（+）1.20，HSV-1-IgG 阳性（+）4.75。T-SPOT-TB：MLC+IFN（A）48SFC/10^6MC，MLC+IFN（B）88SFC/10^6MC。TB 细胞亚群 11 项：①B 细胞比例及计数减少，NK 细胞比例及计数减少；②$CD4^+$T 细胞比例及计数正常，$CD8^+$T 细胞比例及计数升高，$CD4^+$T/$CD8^+$T 比例倒置；③纯真 $CD4^+$T 细胞比例及计数减少；④$CD4^+$T 细胞第二信号受体（CD28）表达比例正常，$CD8^+$T 细胞第二信号受体（CD28）表达比例降低；⑤$CD8^+$T 细胞有异常激活。Ig+补体：C3 0.668g/L↓，C4 0.160g/L，余（-）。ACR：1.03mg/mmol Cr。**其他**：铁4项+叶酸（血清）+维生素 B_{12}：Fe^{2+} 39.5μg/dl↓，TRF 1.85g/L↓，IS 15.7%↓，TS 15.1%↓；甲功2：（-）。心电图：肢导低电压，Ⅱ、Ⅲ、aVF、$V_{1~4}$导联可见病理性 Q 波。

影像学检查

头 CT 平扫：脑实质未见明显异常；右侧上颌窦炎性病变。

胸腹盆 CT：右下肺间质性病变；左肺下叶斜裂胸膜下结节，周围伴索条状高密度影；心影饱满，肺动脉增粗，心包积液；右侧胸腔积液；左侧斜裂胸膜增厚，右下胸膜增厚；甲状腺饱满、密度不均匀，左右叶多发低密度结节。肝左叶小囊肿可能；胆囊未见明显显示；脾大；左肾高密度囊肿可能，右肾小囊肿；腹膜后多发淋巴结，部分饱满；子宫饱满，盆腔少量积液。

甲状腺超声：甲状腺肿大，弥漫性病变甲状腺右叶囊实性结节。

胸腔积液 B 超因量少不宜定位。

治疗经过

入院后予呋塞米早 40mg，晚 60mg po，螺内酯 20mg qd，美托洛尔 12.5mg qd；及吗替麦考酚酯 0.5g q12h、他克莫司早 1mg 晚 1.5mg 治疗。患者晨起床旁活动后出现头晕，床边喝水时突发晕厥，双膝着地，右侧额头着地，2 分钟后恢复意识，测 BP 110/73mmHg；完善头颅 CT 检查未见明显异常。后多次查卧立位血压：卧位波动在 86~90/57~59mmHg，立位 3 分钟查 63~78/40~53mmHg。

关于 TTR 淀粉样变性的诊断

淀粉样变性是不可溶性淀粉样物质沉积于器官或组织的细胞外区，导致其功能障碍的一组疾病，其中心脏是淀粉样变性常累及的器官，心脏内沉积的淀粉样物质可以有多种，常见的有免疫球蛋白轻链、转甲状腺素蛋白（Transtheretin, TTR）和心房钠尿肽。

淀粉样变性既往被分为原发性、继发性和遗传性等亚型，但随着致淀粉样变性的蛋白性质逐渐明确，以致病蛋白种类为依据的分型方法能更准确的揭示病因而受到广泛认可。其分类的主要亚型包括免疫球蛋白轻链型（AL 型）、淀粉样蛋白 A 型（AA 型）、转甲状腺素蛋白型（ATTR 型）、载脂蛋白 A~I 型（AApoAI 型）、溶酶菌型（ALys 型）、凝溶胶蛋白型（Agel 型）、纤维蛋白原 α 型（AFib 型）、半胱氨酸蛋白酶抑制剂 C 型（ACys 型）、免疫球蛋白重链型（AH 型）、β_2 微球蛋白型（Aβ_2M 型）、白细胞趋化因子 2 型（ALect2 型），其中 AL 型淀粉样变性最常见，AA 型与炎症反应有关，Aβ_2M 型常见于血液透析患者，ATTR 型与老年性系统性淀粉样变性和家族性淀粉样变性相关。

遗传性 ATTR 淀粉样变是常染色体显性遗传，该基因位于 18 号染色体，发生突变后形成异常 TTR 蛋白，容易从四聚体解离为单体，形成 β 折叠层纤维并沉积在多个组织器官，从而导致系统性淀粉样变。遗传性 ATTR 临床表现多型，以周围神经病变为主要表现，也可有心脏病变，表现为活动耐力减低和右心衰竭，或者心电图和超声心动图发现有异常，有些可表现为慢性腹泻和玻璃体混浊，甚至可以无任何明显临床表现。

本例患者是在其弟弟发病后行相关筛查发现有心肌肥厚，基因检查阳性，从而确诊为 ATTR 淀粉样变性，在确诊 1 年后患者逐渐出现活动耐量及反复直立性低血压性晕厥，给予药物及支持治疗后患者症状缓解不明确，遂行肝移植治疗。

关于 ATTR 淀粉样变性的心脏受累

心脏的各个部分包括心室、房间隔、传导系统、瓣膜及冠状动脉均可受累，最常见表现为心肌病变和传导阻滞；由于淀粉样物质沉积在心室壁中，心肌病变主要表现为左心室或左、右心室肥厚；与 AL 患者相比，遗传性 ATTR 心肌病患者室壁肥厚更明显，而左心室收缩功能和临床心功能状况较好，BNP 数值也明显减低；另外患者心电图特征性表现依然是缺乏与室壁肥厚相对应的 QRS 波高电压，甚至会出现低电压，但其低电压发生率相比 AL 心肌病低；遗传性 ATTR 和 AL 心肌病之间超声心动图和心电图的差异，考虑与单克隆轻链沉积速度较快以及其对心肌细胞的毒性等因素相关。

关于 ATTR 心肌病的治疗

对于 ATTR 心肌病的治疗包括两个方面，即缓解患者心衰症状和减慢或阻止异常淀粉样物质的沉积，其中主要的预防性治疗就是肝移植，因为转甲状腺素蛋白主要是由肝脏分泌产生的，其他的方法包括抑制变异 TTR 的合成（RNA 干扰），稳定变异 TTR/抑制淀粉样聚集的中间体形成，干扰不溶性淀粉样纤维形成等。

从 1990 年开始原位肝移植开始应用于 ATTR 患者，至今已有超过 2000 例患者接受了肝移植，其中大部分患者是 V30M 位点突变的 ATTR 患者（94.3%），移植后 5 年生存率高达为 77%；虽然肝移植能够有效减少血液系统中存在的异常转甲状腺素蛋白，但患者肝移植术后心肌浸润性病变仍可能持续进展，最初认为 V30M 突变阴性的是主要原因，但随后在 V30M 突变阳性患者中也发现了心肌病变进展的证据，尸检病理亦证实移植后肝脏合成的正常 TTR 同样会在已经沉积异常 TTR 的部位沉积，所以此类患者的心肌病变不可逆转；所以目前主张在肝脏移植的同时或随后进行心脏移植，在已进行的数十例心脏+肝脏移植的淀粉样变性的患者中，AL 型患者术后 5 年生存率为 38%，而 ATTR 型术后 2 年生存率为 67%（仅有 3 例患者），术后的心肌活检并没有发现移植心脏中有淀粉样物质沉积。

本例患者治疗策略的思考

患者为青年女性，起病之初症状没有特异性，随后因其弟通过基因诊断 ATTR 而进行心脏检查及基因检测，最终证实为 ATTR 淀粉样变性，受累脏器主要为心脏，患者经药物治疗后症状仍持续加重，遂行肝脏移植，按照目前对于 ATTR 的治疗方案，预防性进行肝脏移植是避免疾病进展的最佳办法，但患者术后出现顽固性胸水及自主神经病变加重，而移植术前受累最重的心脏，因术后时间太短，亦无法做出心脏明显改善的结论。综合来看，对于 ATTR 的患者，单纯进行肝脏移植很可能不能从根本上逆转病情，尤其是对于非 V30M 突变的患者，联合心脏移植可能更加有效的改善整体预后，但由于相关病例太少及治疗经验的缺乏，目前没有明确的证据支持。

参 考 文 献

1. 田庄，李剑. 遗传性转甲状腺素蛋白淀粉样变性心肌病的临床特点. 中国介入心脏病学杂志，2015，23（5）：260-264.
2. Ruberg FL，Berk JL. Transthyretin（TTR）cardiac amyloidosis. Circulati on，2012，126（10）：1286-1300.

病例 20　晕厥、心室肥厚、病理性 Q 波

视　点

　　晕厥、活动后气短、腹泻均为内科常见症状或主诉，鉴别诊断思路广泛。而这些涉及各个系统的症状同时出现，往往预示患者存在多系统受累，可能相关表现均由同一疾病所导致。随着心脏超声等技术的发展，准确的心脏评估为系统性疾病提供诊断线索和依据的情况越来越常见。本例即是具有代表性的一例。

病历摘要

　　患者，男，33 岁，因"间断晕厥 3 年余，活动后气短、腹泻 3 年"于 2012 年 3 月入院。患者于 2008 年长时间卧位站起时突发晕厥后摔倒，持续数分钟缓解。2009 年春起剧烈活动后气短，平地可步行 2~3 公里或上 5~6 层楼，不伴胸痛或呼吸困难。同期大便次数增加至 2~3 次/天，为黄色糊状每次便量为 200~300ml，内含未消化食物，无黏液、脓血。2010 年当地体检超声诊断"肥厚型心肌病"。之后气短症状渐加重，上 2 层楼即较明显，大便次数亦增加至 6~7 次/天，禁食 1 餐后排便量可减少 1~2 次。体位变动时频繁发作晕厥，平均每 1~2 周 1 次，每次持续约 1 分钟左右，伴心悸，不伴头痛、眩晕、抽搐及二便失禁。2010 年 7 月于当地医院就诊，胸片示双肺纹理偏多。超声心动图见室间隔增厚，最厚处 19mm，病变处回声粗糙，呈斑点样改变，心肌纹理排列紊乱，左室前侧壁运动减低，多普勒检查示左室流出道血流速度正常，考虑"肥厚型心肌病（非梗阻性）"。予美托洛尔 12.5mg bid 口服 1 年，症状无缓解。发病以来患者体重减轻 25kg，性功能明显下降。既往史、个人史、婚育史无特殊。家族史：父亲及三位姑伯均因腹泻、心脏病变去世。姐姐、表兄等多人均存在心脏病变（图 1）。查体：卧位血压 110/70mmHg，坐位血压 58/31mmHg。心界不大，颈静脉无怒张，双侧眼睑轻度水肿，心前区无震颤，主动脉瓣第二听诊区可闻及 3/6 收缩期杂音，无传导。腹平软，肝脾肋下未及。四肢远端呈手套、袜套样感觉减退，内侧为重，四肢肌力正常，生理反射减弱。

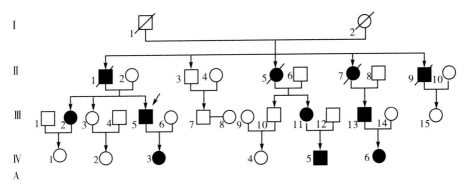

图 1　家系图示

辅助检查

血、尿、便常规、肝肾功能、血脂、电解质无异常；ANA（+），抗 ENA 阴性；消化方面：便细菌、真菌、难辨梭菌培养阴性，苏丹Ⅲ染色阳性；肠镜显示直肠黏膜充血水肿，血管纹理模糊，未见肿瘤、息肉、糜烂。血液方面：血清免疫固定电泳（IgA，IgG，IgM 和 IgD）阴性；尿轻链无异常；铁四项阴性。心脏方面：心电图示窦性心律，Ⅱ、Ⅲ、AVF、$V_1 \sim V_3$ QS 型，V_4T 波低平，$V_5 \sim V_6$T 波倒置（图 B）。复查心脏超声提示浸润性心肌病，心

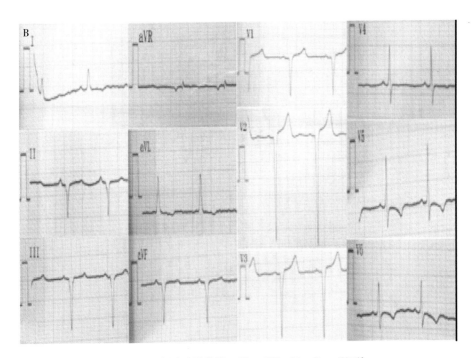

图 2　心电图示导联Ⅱ、Ⅲ、aVF、$V_1 \sim V_3$、QS 型

脏淀粉样变不除外（图3）。直肠黏膜活检显示慢性炎，刚果红染色阴性。齿龈活检病理示鳞状上皮黏膜显示慢性炎，未见明确均质粉染物沉积。因患者拒绝，脂肪活检、头颅MRI、心脏核磁、肌电图均未做。因其明显的家族聚集特点及心脏超声异常，为明确诊断，行外周血TTR基因突变检测，示c.199G>C p. Gly467Arg（即Gly467Arg）突变，对应第467位氨基酸由甘氨酸（Glycine）突变为精氨酸（Arginine）（图4）；神经肌肉联合活检及抗TTR染色：肌纤维周边抗TTR抗体免疫组织化学染色阳性（图5）。

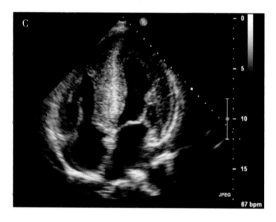

图3　超声心动图示左室肥厚

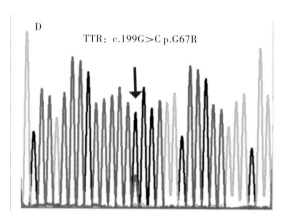

图4　基因检测结果

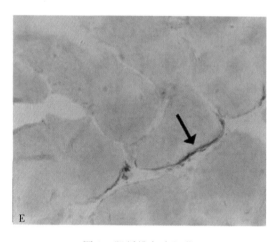

图5　肌纤维免疫组化

治疗经过

治疗方面，予对症处理，避免突然体位变动。18 个月后电话随访，患者症状无明显变化。

关于淀粉样变疾病诊断和鉴别诊断

系统性淀粉样变（Systemic amyloidosis）是一组由异常折叠的蛋白质沉积于脏器而引起的疾病，临床表现多样，心脏是其主要受累器官之一。常见累及心脏的原发性淀粉样变主要有两类：免疫球蛋白轻链型（Amyloidosis，light-chain，AL）和转甲状腺素蛋白相关淀粉样变（Amyloidosis，transthyretin related，ATTR）；后者又包含两类疾病：转甲状腺素蛋白（Transthyretin，TTR）基因突变引起的家族遗传性淀粉样变和野生型 TTR 异常沉积引起的老年性系统性淀粉样变（Senile systemic amyloidosis，SSA）。ATTR 以心脏受累为主要表现而神经系统受累轻微称为 FAC（Familial amyloid cardiomyopathy）。

关于 TTR 相关淀粉样变

转甲状腺素蛋白是一种由 127 个氨基酸组成的四聚体转运蛋白，主要由肝脏合成。基因突变后四聚体分解成为单体，错误组装为淀粉样纤维蛋白。TTR 的基因位于 18 号染色体 q12.1 区域，包含 4 个外显子和 5 个内含子。已知的 TTR 基因突变超过 120 种，约 80 种为病理性。Gly467Arg 突变于 1992 年由 Murakami 等首次报道。这些突变种类与地域、民族有关，多呈常染色体显性遗传，而 ATTR 患者的临床表现与突变种类、发病年龄、进展程度、临床过程等多种因素相关，诊断尤其是早期诊断较为困难。

临床上如果出现下列症状需要引起重视：外周神经病变等神经系统异常，原因不明的感觉异常如肌痛和烧灼感，腕管综合征，少汗、直立性低血压、性功能障碍等自主神经功能异常，腹泻便秘交替，以及玻璃体混浊等。

心肌、脂肪组织活检行刚果红染色阳性可诊断淀粉样变，鉴别前体蛋白的种类（κ、λ、AA 或 TTR）对治疗和预后有指导作用。目前临床常用免疫组化染色法对获取的组织切片进行抗 TTR 抗体染色，但因淀粉样变蛋白为变异蛋白，利用抗原抗体反应获得的结果敏感性偏低。切片微切割后应用质谱分析的方法更为准确。确定为 ATTR 后可用等电聚焦电泳、聚合酶链反应（PCR）等方法可进一步检查区分变异型和野生型。该病很少累及肾脏和舌体，但腹壁脂肪的检出率较高，有研究表明约 70% 患者可能通过腹壁脂肪活检获得诊断。ATTR 所致心肌淀粉样变的诊断并不一定要求心肌活检，如果 TTR 基因突变明确，其他部位获得淀粉样变证据后，通过无创评估手段可明确是否存在心肌受累。需要注意的是，TTR 基因突变并不一定引起淀粉样变，要通过进一步的前体蛋白确定避免误诊。

淀粉样变心脏受累的评估

针对心脏的无创评估手段包括心脏超声（UCG）、磁共振（CMR）、心电图、心脏标记物等，其中心脏超声是最有用的评估和随访手段之一。ATTR 淀粉样变的超声特点和 AL 型相似，均表现为心室壁增厚伴心肌斑点样回声、左室体积变小、瓣膜增厚、心房增大、舒张受限导致充盈压升高等（心包积液、胸腔积液、腔静脉扩张）。值得注意的是，该患者室间隔显著增厚，曾多次在外院诊断为"肥厚型心肌病"，主要原因是其右室间隔增厚也非常明显。因此对于室壁普遍增厚而室间隔更加显著的患者，应该注意其右室以及房间隔和心房壁等其他部位的厚度。CMR 可以提供更好的心肌形态研究和心室容积定量，便于测定室壁厚度和质量。钆（Gadolinium）增强扫描中，淀粉样变沉积导致心肌钆分布异常以及钆在心脏内的残留，均提示淀粉样变浸润。多项针对 AL 和 TTR 的混合队列研究表明，CMR 与心肌活检比较，特异性和敏感性均接近 90%。心肌淀粉样变可能造成低电压和 Q 波、T 波改变等假梗死图形，但并不特异。BNP、NT-proBNP、肌钙蛋白在 AL 型淀粉样变心肌受累中均有升高，且升高幅度与预后相关，但对 TTR 心脏受累预后提示目前尚无定论。

ATTR 的治疗

ATTR 的治疗包括对症治疗和对因治疗，前者包括抗心衰、升压、止泻等。目前主要的对因治疗手段是肝脏移植。FAP 国际移植登记研究（FAP World Transplant Registry，www.fapwtr.org）中累积的 579 例患者数据表明，ATTR 肝移植后 5 年生存率 77%。Karolinska 中心报道 141 例移植患者 10 年、15 年生存率分别为 83%、60%，较保守治疗组明显改善（62% 对 19%）。但是，由于很多病人之前即存在心肌受累，肝移植仍然无法阻止心肌淀粉样变的进展。因而出现了心脏-肝脏联合移植的治疗方案。至 2011 年底为止，FAP 国际移植登记研究共登记了 52 例心肝联合移植的案例。

除器官移植外，减少 TTR 解聚为单体的伴侣蛋白药物也正处于研发中，最有希望的是二氟苯水杨酸（Diflunisal）和氯苯唑酸（Tafamidis）。欧盟已批准后者用于患 TTR 淀粉样病变引起的成人 1 期症状性多发神经病。基因治疗也是一种可能的方向，它的主要原理是希望通过降解 TTR mRNA 的手段来抑制突变 TTR 基因的表达。这些手段包括核糖核酸干扰（RNAi）技术、反义寡核苷酸或者核糖体的特异性切割技术等。2013 年 9 月新英格兰杂志发表了一项 RNAi 治疗 TTR 淀粉样变的安全性和有效性研究，入组 32 名患者，结果显示 RNAi 可以同时降低正常和变异的 TTR 的合成，而未出现血常规、生化及甲状腺功能等方面明显异常。虽然该研究纳入病例数少，用药时间短，但为基因治疗 TTR 淀粉样病变的患者提供了新的希望。因肝移植、心脏移植普及性较差，且在我国有诸多现实的限制，而新的药物和治疗手段远未普及，ATTR 的治疗手段仍较为缺乏。

本例患者诊治策略的思考

患者为中青年男性，以晕厥、气短、腹泻起病，临床表现呈典型的多系统受累：循环系统表现为心肌病变；神经系统表现为四肢远端手套、袜套样感觉减退；自主神经功能异常表现为直立性低血压、性功能下降；消化道表现为慢性腹泻。该病例有明确家族史，其多位直系、旁系亲属均有"心肌病、腹泻"病史。心脏受累明显，结合症状、体征及家族史，经由 TTR 基因突变检测及神经肌肉活检，明确诊断为转甲状腺素蛋白相关淀粉样变。患者反复的晕厥病史已有 3 年，因每次发作持续时间短、没有形成明显伤害，所以一直未引起患者注意。随着疾病进展，患者出现腹泻并造成生活工作的不便才在多家医院的消化科就诊。此外，首诊临床医生对病人的直立性低血压、性功能障碍、家族史等重要提示信息缺乏足够的重视，也是该病没有得到及时诊断的原因。

第二节　Danon 病

病例 21　年轻男性、心肌肥厚、预激综合征

> ### 视 点
>
> 　　本例为一 23 岁男性，以宽 QRS 波心动过速合并心功能不全入院。其心脏特点为快速心律失常（房扑和 WPW）、心肌均匀性肥厚、心脏扩大以及心脏收缩功能减低，因此患者并不符合经典的肥厚型或者扩张型心肌病。超声心动以及心脏磁共振检查提示其心肌病变明确，而进一步的临床检查证明其骨骼肌受累。最终通过骨骼肌活检以及 *LAMP2* 基因检测，证明患者为一种 X 连锁显性遗传性溶酶体病——Danon 病。Danon 病心脏受累的重要表现为心肌弥漫增厚及合并 WPW 等多种心律失常，通过射频消融消除多支旁路，以及应用 ACEI/ARB 和 β 受体阻滞剂，患者心脏功能得到改善，LVEF 明显恢复。

病历摘要

　　患者，男，23 岁，个体职业。因活动后心悸、气短 4 天入院。4 天前患者活动后出现心悸、气短，伴胸闷、恶心，自测心率 150 次/分。次日就诊于外院查 ECG，宽 QRS 波心动过速，心率（HR）141 次/分。ECHO 示全心增大，三尖瓣反流（中量），左室射血分数（LVEF）32%，轻度肺动脉高压（36mmHg）。予胺碘酮复律未成功。第 3 日来我院急诊，测血压 86/55mmHg，心电图示：心房扑动 2∶1 下传，HR 143 次/分，予 100J 同步电复律一次转复成功，心悸症状好转。复查心电图：窦性心律，HR 88 次/分，WPW 综合征（图1）。

　　既往史：自幼体育成绩差，平素肌肉力量低于正常人。发病 12 天前有腹泻病史，为水样便，3~4 次/天，不伴发热、腹痛、恶心、呕吐等，自服庆大霉素 1 天后症状缓解。

　　否认高血压、高脂血症以及家族类似疾病病史。

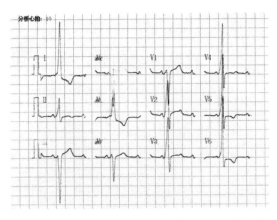

图 1　心电图检查提示：窦性心律，WPW 综合征

检查

查体：生命体征平稳，HR 85 次/分，双肺呼吸音清，心律齐，未闻及病理性杂音，腹软，无压痛、反跳痛及肌紧张，四肢肌力Ⅳ级，双下肢轻度可凹性水肿。

实验室检查：常规：白细胞 10.92×10^9/L，中性粒 80.1%，血红蛋白 142g/L，血小板 214×10^9/L。尿常规、便常规正常。ALT 452U/L，AST 165U/L，乳酸脱氢酶 761U/L，血肌酐 65μmol/L，血钾 4.8mmol/L。总胆固醇 2.46mmol/L，甘油三酯 0.84mmol/L，高密度脂蛋白胆固醇 0.65mmol/L，低密度脂蛋白胆固醇 1.52mmol/L。甲功：TSH 7.026μIU/ml，余正常；血乳酸 2.1mmol/L。同型半胱氨酸 17.7μmol/L。hsCRP 24.95mg/L。肌酸激酶 2888U/L，肌酸激酶 MB 质量 6.2μg/L，心肌肌钙蛋白 6.803μg/L，同工酶电泳肌型肌酸激酶 100%。脑钠肽（BNP）1381.73pg/ml。

影像学检查

超声心动图：心肌病变，左室舒张末内径 53mm，室间隔 11mm，左室后壁 9mm，左室射血分数 41%（单平面法），E/A 3.9，三尖瓣环收缩期位移 12mm，右室壁厚 4mm，中度三尖瓣关闭不全，估测肺动脉收缩压 39mmHg。

心脏增强磁共振：左、右心室及室间隔心肌不均匀增厚（最厚处为 18mm）伴延迟强化；乳头肌增粗伴延迟强化；左室下壁中段局部略薄伴带状延迟强化；左、右心室增大，左室射血分数 51.4%，右室射血分数 42.3%（图 2）。

电生理检查：预激综合征（多旁路）、房扑（典型）。

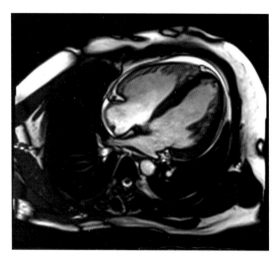

图 2 心脏增强 MRI 提示左、右心室及室间隔心肌不均匀增厚伴延迟强化

肌电图：轻度肌源性损害。

骨骼肌活检病理结果：肌源性改变，以自噬空泡为主，伴糖原和脂滴增多，提示多见于 Danon 病等伴自噬空泡性肌病。

治疗经过

患者入院以后予以适当利尿治疗改善心功能不全症状，同时逐渐加用 β 受体阻滞剂和血管紧张素 Ⅱ 受体拮抗剂，1 个月后复查超声心动图 LVEF 恢复至 50%。完成电生理检查后发现三条旁路，予左侧游离壁旁路及右侧游离壁旁路消融成功。第三条旁路位于房室结以下水平，为房室旁路或束室旁路，考虑易损伤房室结未予消融。针对患者的病因诊断，考虑到患者在心肌病变基础上，存在幼年起病的肌力下降以及肌酸激酶明显升高，而且非心肌来源，因此代谢性疾病同时累及骨骼肌及心肌的可能性大。通过肌电图及骨骼肌活检的提示，我们进而完善 Danon 病相关基因检测：在 LAMP2 基因检测到半合子 c.973delG，p.L325Wfs20X（母源）突变（图 3A、B、C），患者母亲携带 LAMP2 基因 c.973delG 杂合突变，遗传给该患者。最终明确诊断为 Danon 病。

关于青少年人群心肌肥厚的鉴别诊断

在超声心动或心脏磁共振诊断的少年儿童肥厚型心肌病中，特发性肥厚型心肌病占总患者的 74%，这种心肌病的常见病因是肌节蛋白基因突变所致的心肌病理性改变，如 MYH7，

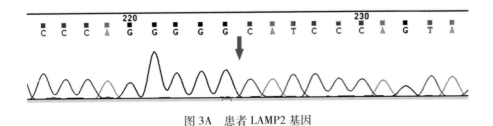

图 3A　患者 LAMP2 基因

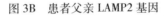

图 3B　患者父亲 LAMP2 基因

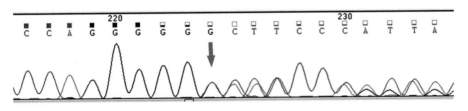

图 3C　患者母亲 LAMP2 基因

MYBPC3 或者肌钙蛋白等基因，其整体的超声心动图表现多符合经典的肥厚型心肌病定义，即以室间隔显著增厚，室间隔厚度∶左室后壁厚度>1.3。

　　还可有以下疾病可以导致心肌肥厚∶畸形综合征（9%）、遗传性代谢病（9%）及神经肌肉功能障碍（7%）。先天性畸形综合征（Noonan 综合征）是一种常染色体显性遗传性疾病，其特征是面部畸形、身材矮小和先天性心脏病（肺动脉狭窄、间隔缺损），大约20%的 Noonan 综合征患者会发生左室肥厚。遗传代谢病常见的如 Fabry 病或者糖原累积症（Glycogen Storage Disease，GSD），前者为*GLA* 基因（编码 α-半乳糖苷酶）突变造成迟发性左室肥厚，后者根据分型不同为多种基因突变造成糖原代谢异常，导致过量的糖原在心肌组织和骨骼肌组织中沉积，造成左室肥厚。遗传代谢病患者除了心肌损害以外，往往合并有多重系统受累，可以与单纯的肥厚型心肌病进行基本的鉴别。而常见的导致心肌肥厚的神经肌肉功能障碍包括 Friedreich 共济失调和各种类型的肌营养不良等。

结合本例情况，患者除了心肌病外，我们注意到他同时存在其他几个方面的问题：①自幼出现的肌力下降，虽然患者肌力下降不显著甚至自认为没有肌力异常，但是通过与同龄人的体育成绩的比较，通过评估正常青年男性可以达到的肌肉力量，我们判断其肌力存在下降。②肌酶升高：实验室检查的肌酶升高是客观存在，而且全部来源于骨骼肌，说明有骨骼肌的严重受累，所以我们进一步判断其可能为遗传代谢性疾病或者神经肌肉功能异常导致的心肌肥厚。

心肌肥厚合并预激综合征的常见病因

心肌肥厚与预激综合征似乎分别是心肌组织和心脏传导组织两个单独系统的问题，但是实际上有两种基因突变导致的心肌肥厚往往合并预激综合征，一个是编码单磷酸腺苷活化蛋白激酶 γ-2 调节亚基（protein kinase, AMP-activated, gamma 2 non-catalytic subunit, PRKAG2）的基因突变，该突变基因缺陷为常染色体显性遗传模式。由于 PRKAG2 是一种调节葡萄糖摄取和糖酵解的酶，其功能异常可能会造成 AMP 活化蛋白激酶的不恰当激活，从而导致充满糖原相关颗粒的心肌细胞内空泡化引起相关心肌病。编码 PRKAG2 的基因突变与预激综合征中的左室肥厚相关。另一种为由编码溶酶体相关膜蛋白 2（lysosome-associated membrane protein 2, LAMP2）基因突变所致的酸性麦芽糖酶正常的溶酶体糖原贮积症，它亦被称为 Danon 病。LAMP2 为 I 型跨膜糖蛋白，是溶酶体膜糖蛋白中最重要的成分之一。统计发现超过 75% 的 Danon 病患者存在心脏传导功能异常，约 68% 的男性患者存在 WPW 综合征，为最常见表现，其他心律失常还包括房室传导阻滞、心房颤动等。

Danon 病累及心脏的简要介绍

Danon 病是一种 X 连锁显性遗传性溶酶体病，男性发病率显著高于女性，临床表现为严重的心肌病、轻度的骨骼肌病、以视网膜色素脱失为常见表现的眼病和表现各异的神经精神异常，其中心肌病变常常是首发症状。受其遗传方式的影响，其表现在男女患者存在差异。在一项总结了 82 例明确诊断 Danon 病患者的研究中，经统计发现此病的女性患者较男性患者受损害程度轻，女性携带者的发病时间亦晚于男性，男性一般在 20 岁以前发病，女性则在成人期。在心脏受累方面，男性 Danon 病患者常表现为心肌肥厚合并 WPW 综合征，这一现象在北京协和医院报道的 3 例 Danon 病患者中亦得到验证。男性患者常见对称性心肌肥厚且无左室流出道梗阻表现。心脏增强磁共振显示肥厚心肌常有延迟强化表现，以左室后壁常见。女性患者心肌受累的表现既可为心肌肥厚，亦可为心肌扩张，二者发病率相似。Danon 病患者无论男女与肥厚型心肌病患者的心脏受累表现均不同，其中肥厚型心肌病患者心肌常呈不对称性肥厚，以室间隔肥厚为主要表现，且常有左室流出道梗阻表现。

Danon 病患者通常具有骨骼肌和心肌的同时受累，可以通过骨骼肌活检或心肌活检明确诊断，其典型病理表现为肌细胞胞质内空泡，空泡内含有自噬物质及糖原，活检部位可为骨骼肌及心肌。通过基因检测发现 LAMP2 基因异常是诊断疾病的重要途径。此病目前尚无有效治疗方法，恶性室性心律失常和心力衰竭是死亡的主要原因，目前认为对严重心肌病患者最有效的治疗是心脏移植。

本例患者诊疗策略的思考

本例患者是一名青年男性，以心动过速起病。从初步的心脏检查看，患者存在心律失常（房扑和 WPW）、心肌肥厚、心脏扩大以及心脏收缩功能的减低。患者的整体心脏情况既不符合经典的肥厚型心肌病（心肌均匀增厚、心腔扩大以及收缩功能减低），也不符合经典的扩张型心肌病（心肌增厚），因此存在心肌病表型重叠。实验室检查提供了重要的线索，即患者外周血的肌酸激酶显著升高而且是 100% 来源于骨骼肌；心肌特异性肌钙蛋白轻度升高，考虑与快速心律失常以及电复律有关。因此我们重点关注了患者的既往和目前肌力情况，发现其自幼即存在肌力弱于正常同龄男性并且体育成绩差，我们高度怀疑患者存在同时累及心肌和骨骼肌的遗传代谢性肌病或神经肌肉疾病（如糖原累积症，Danon 病，线粒体肌病等）。骨骼肌或者心肌活检将为我们提供了进一步的病因指向。患者的骨骼肌活检提示肌纤维中以自噬空泡为主，伴糖原和脂滴增多，提示多见于 Danon 病等伴自噬空泡性肌病，而没有看到显著异常的糖原累积，因此我们针对了 Danon 病相关的 *LAMP2* 基因进行了分析，最终获得了明确诊断。Danon 病可以解释患者心肌病变、骨骼肌病变以及各种心脏旁路异常传导的疾病全貌。其母亲虽然携带致病基因，但是由于女性具有两条 X 染色体，可以部分弥补 LAMP2 蛋白功能，所以发病较晚而且症状很轻微。

该患者的治疗涉及多个方面：①我们认为患者本身存在心肌病变，持续的心动过速将显著影响其收缩和舒张功能，因此为其尽量消除旁路以及阻断房扑、减少其心动过速发作将能够很好地维持其现有的心脏功能。实际上，患者心动过速扭转以后，LVEF 可以很快从 32% 恢复至 51%。②ACEI/ARB 以及 β 受体阻滞剂可能有助于控制心率、改善左室重构，提高心衰患者的长期预后，虽然这种预后改善是基于慢性充血性心力衰竭病人，而在 Danon 病患者中并没有循证医学的证据，但是从该患者心肌肥厚不存在流出道梗阻，同时合并 DCM 病理生理角度考虑，ACEI/ARB 以及 β 受体阻滞剂有效可能性大。③患者存在明确的致病基因，目前所有的治疗手段都是临床改善心功能、延缓心肌病变的治疗，并没有从根本上扭转心肌病变的原因。如果将来基因治疗技术进步，如目前的 CRISPR/CAS9 基因编辑技术得到临床应用，这个病人将是很好的受试者，可能从中获益。

参 考 文 献

1. Colan SD, Lipshultz SE, Lowe AM, et al. Epidemiology and cause-specific outcome of hypertrophic cardiomyop-

athy in children: findings from the Pediatric Cardiomyopathy Registry. Circulation, 2007, 115 (6): 773-781.

2. Boucek D, Jirikowic J, Taylor M. Natural history of Danon disease. Genet Med, 2011, 13 (6): 563-568.

3. Cheng Z, Cui Q, Tian Z, et al. Danon disease as a cause of concentric left ventricular hypertrophy in patients who underwent endomyocardial biopsy. Eur Heart J, 2012, 33 (5): 649-656.

4. Nucifora G, Miani D, Piccoli G, et al. Cardiac magnetic resonance imaging in Danon disease. Cardiology, 2012, 121 (1): 27-30.

第三节　心内膜心肌纤维化

病例22　左室心尖部闭塞

视　点

　　一例中年女性患者，以胸闷、胸痛、活动耐力下降为突出表现，心电图示广泛ST-T改变；超声心动图（ECHO）、左室造影、心脏核素显像、心脏核磁及CT三维重建提示左室心尖部闭塞，心内膜增厚、表面凸凹不平及多发钙化灶，局部室壁运动减低；冠脉造影除外冠状动脉性心脏病；综合临床情况及影像学改变考虑为心内膜心肌纤维化。予抑制心脏重构及纤维化药物以及抗凝药物治疗后，患者活动耐力较前改善。

病历摘要

　　患者，女，54岁。因间断胸闷、胸痛、活动后气促4年，加重3个月入院。4年突发心前区不适，无胸痛，自诉服用"救心丸"10~20分钟后缓解。此后活动时出现胸痛，休息后约10分钟缓解，未予诊治。3个月前上述胸痛逐渐加重，日常活动即可出现，并感气促，夜间可平卧、无憋醒，双下肢无水肿。外院查血气分析、胸部X线及肺功能正常；ECG：左房大，Ⅰ、Ⅱ、Ⅲ、aVL、aVF、$V_3 \sim V_6$ST 段下移 ≥ 0.05mV，Ⅰ、Ⅱ、Ⅲ、aVL、aVF、$V_2 \sim V_6$ T波倒置；心肌酶正常；超声心动图（ECHO）：左室舒张末径（LVEDD）46~53mm，射血分数（LVEF）60~64%，室间隔厚度9~10mm，左房大，部分心肌内膜钙化，左室心尖部见一约 5.67 cm^2 的中强回声，边界欠清，形态不规则，考虑占位性病变或血栓，左室心尖部运动不协调，左室主动松弛功能减低；核素心肌显像：静息状态下左室前壁、后壁及后间壁心肌血流灌注减低；24小时动态心电图：窦性心律，总心搏97098次，最小心率53次/分，最大心率105次/分，平均心率72次/分，室性期前收缩19次，偶发房性期前收缩成对；冠状动脉造影：左主干LM正常，前降支中段20%狭窄，LCX、RCA管壁不光滑，未见明确狭窄；左室造影：心尖部造影剂充盈缺损，可见高密度影，考虑左室心尖部肥厚、血栓或占位。予阿司匹林、波利维、阿托伐他汀、尼克地尔、福辛普利钠、美托洛尔、单硝酸异山梨酯等治疗，为进一步诊治入院。既往有高脂血症。无心脏病家族史。

检查

入院查体：BP 105/63mmHg，心率 78 次/分，律齐，心尖部 S1 略低钝，未闻及异常心音及杂音。双肺及腹部查体未见异常，双下肢无水肿。

实验室检查：血常规正常（嗜酸性粒细胞比例及绝对值正常）；肝肾功能正常；血脂：胆固醇 4.59mmol/L，甘油三酯 1.82mmol/L，高密度脂蛋白胆固醇 1.31mmol/L，低密度脂蛋白胆固醇 2.54mmol/L；空腹血糖及糖化血红蛋白正常；心肌酶阴性；凝血：PT 11.5s，INR 1.00，Fbg 3.47g/L，APTT 24.4s，D-Dimer 0.18mg/L；ESR 13mm/h；hsCRP 1.13mg/L；血清免疫固定电泳（IgA+G+M）、抗核抗体谱、抗 ENA、ANCA、免疫电泳及甲功均阴性。

影像学检查

ECG（图 1）：窦性心律 HR 75 次/分，广泛导联 ST 下移 0.05~0.2mV，T 波倒置。

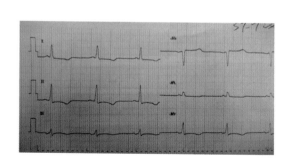
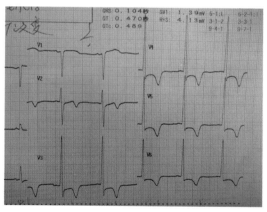

图 1   ECG 示广泛导联 ST 下移 0.05~0.2mV，T 波倒置

ECHO（图 2）：左房前后径 40mm，左右径 44mm，室间隔 6mm，左室后壁 7mm，LVEDD 50mm，LVEF 64%，心肌回声轻度增强，心尖部心肌厚度 11mm，左室心尖部闭塞，可见大小约 16mm×29mm 回声不均匀团块，较固定，部分呈钙化强回声，左室心尖部运动减低，左室舒张功能减低，肺动脉收缩压 45mmHg。

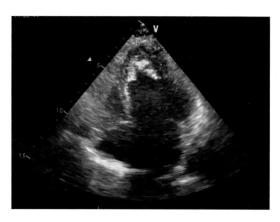

图 2　左室心尖部闭塞，可见回声不均匀团块，较固定，部分呈钙化强回声

声学造影：左室心尖团块未见明确微气泡充盈。

双核素心肌断层显像：左室稍大，室壁增厚，以心尖部为著，灌注及代谢显像示各壁心肌放射性分布欠均匀，但未见明显放射性减低或缺损区。

心脏核磁（CMR）：心尖部室壁增厚，约 1.7cm，心尖部心内膜增厚、表面多发钙化，血栓形成不除外。

心脏 CT 三维重建：左室前侧壁及心尖部心肌增厚，增强后左室心尖部心内膜可见条片状低密度影伴高密度影，考虑血栓形成伴钙化。

诊治思路

中年女性患者，以胸闷、胸痛、活动耐力下降为突出表现，影像学提示左室心尖部增厚或占位性病变，其病因需考虑如下情况。

1. 冠状动脉性心脏病　心尖部心肌梗死、形成室壁瘤后因局部血流动力学异常易形成血栓，血栓机化陈旧后可以有类似于该患者影像学表现，且心尖局部运动减低。但患者除血脂异常外动脉粥样硬化的危险因素不多，ECG 并无对应左室心尖部心肌梗死的特征性改变，冠脉造影前降支病变不足以引起心肌梗死轻度狭窄，且患者无冠脉栓塞所致的血管闭塞的疾病基础，因此该患者可以除外冠心病所致的临床后果。

2. 心脏肿瘤　左室内肿瘤发病率低，且患者一般情况好，无发热及肿瘤消耗性表现，患者病程近 4 年，临床进展速度不快，影像学无明确肿瘤证据。

3. 心尖肥厚型心肌病（AHCM）　以左室心尖部心肌明显肥厚为特征性表现，ECG 提示 V4~6 ST 段压低及 T 波深尖倒置，左室心尖部肥厚心肌收缩强。而本例患者影像学提示心尖部增厚的并非心肌而为心内膜，且局部室壁运动减低，心电图广泛 ST-T 改变与 AHCM 的典型表现不符，因此 AHCM 的证据并不充分。

4. 心内膜心肌纤维化（EMF）：综合所有影像学表现——心尖部闭塞、心尖部心内膜增厚、局部室壁运动减低等特征性改变更符合 EMF。根据患者临床症状考虑为左室心腔小、整体心搏出量低、在内膜为主的纤维化甚至血栓形成过程中所致。

治疗经过

予 β 受体阻滞剂、血管紧张素转换酶抑制剂及螺内酯抑制心室重构、心肌纤维化，同时予华法林抗凝治疗。患者胸闷缓解，日常活动及 6 分钟步行试验提示患者活动耐量改善，国际标准化比值（INR）逐渐达标至 2~2.5。继续序贯他汀调脂治疗。

心内膜心肌纤维化

心内膜心肌纤维化隶属于限制型心肌病。其病因未明，发病地域特征明显，好发于非洲热带及亚热带地区，1948 年 Davies 在乌干达首次报道，我国散在分布，两广及贵州地区较多见。临床上分为左室型、右室型、双室型。

病理学及病理生理学：心内膜、内层心肌纤维增生，胶原纤维为主，弹性纤维少见，纤维增生的内膜表面可有不同程度的钙化，并可有血栓的形成。纤维化常累及心室流入道，尤以瓣下及心尖为重，严重时，心尖可闭塞，乳头肌及腱索常受累；房室瓣的牵拉、移位造成关闭不全。

EMF 临床上较多表现为心力衰竭，因左右心室受累类型不同而表现各异，部分患者可无症状。EMF 诊断需结合影像学及心内膜心肌活检。ECHO 表现为心尖部闭塞或狭小，心内膜增厚，心室壁运动减弱，心房增大，房室瓣关闭不全，附壁血栓。CMR 表现为心内膜增厚、内膜面凹凸不平、增强后在纤维化的心内膜部分可见增强剂延迟显像。左室造影表现为心尖部闭塞（收缩期及舒张期），房室瓣反流。

EMF 治疗方面，内科保守治疗效果差，心衰症状予对症处理，同时改善心脏重构。外科可针对不同受累情况进行心内膜切除术、房室瓣的成形及换瓣术，心脏移植是亦可作为备选治疗手段。

参 考 文 献

1. Fox PR. Endomyocardial fibrosis and restrictive cardiomyopathy：pathologic and clinical features. J Vet Cardiol. 2004，6：25-31.

2. Mocumbi AO, Ferreira MB, Sidi D, et al. A population study of endomyocardial fibrosis in a rural area of Mozambique. N Engl J Med. 2008，359：43-49.

3. Bukhman G, Ziegler J, Parry E. Endomyocardial fibrosis：still a mystery after 60 years. PLoS Negl Trop Dis.

2008, 2：e97.

4. Yan L, Wang Z, Xu Z, et al. Two hundred eight patients with apical hypertrophic cardiomyopathy in china：clinical feature, prognosis, and comparison of pure and mixed forms. Clin Cardiol. 2012 Feb；35（2）：101-106.

第三章 急性心肌梗死或冠脉缺血

第一节 变异型心绞痛

病例 23 急性心肌梗死后反复意识丧失，房室传导阻滞

视　点

本例为 56 岁男性患者，因间断胸痛 3 年，再发 6 小时入院。急诊心电图及冠脉造影均提示三支病变，犯罪血管为左主干。予左主干支架植入并药物治疗后患者临床情况一度好转，但很快出现每日清晨剑突下及胸骨后烧灼样痛继而一过性意识丧失。24 小时动态心电监测发现意识丧失前下壁导联 ST 段短暂抬高后出现房室传导阻滞，因此变异性心绞痛诊断明确，给予调整硝酸酯类药物给药方式及植入 VVI 起搏器后意识障碍消失。本例提示急性心肌梗死后出现一过性意识丧失的原因较多，应仔细询问和观察患者临床表现并借助辅助检查手段逐一排查。本例是较为罕见的急性 ST 段抬高心肌梗死后短期内合并冠脉痉挛的病例，受到患者心梗后心功能下降的影响，冠脉痉挛的治疗需个体化调整，最终收到了较好的疗效。

病历摘要

患者，男，56 岁。因间断胸痛 3 年，再发 6 小时收入院。患者 3 年前间断出现胸骨后压迫样痛，向左肩背部放射，不伴头晕、黑蒙、意识丧失，多于剧烈活动或情绪激动时出现，持续 10~20 分钟，休息或服用速效救心丸后可缓解，未予诊治。6 小时前饮酒后出现类似胸痛，伴大汗、恶心、呕吐胃内容物 1 次，自服速效救心丸无明显效果，症状逐渐加重；

就诊我院急诊，心电图示：Ⅰ、aVR、aVL 导联 ST 段抬高 0.1~0.3mV，V2~V6 导联 ST 段抬高 0.2~0.4mV；Ⅱ、Ⅲ、aVF 导联 ST 段压低 0.2~0.4mV。考虑急性 ST 段抬高心肌梗死，予硝酸甘油泵入，拜阿司匹林 300mg、波立维 600mg 口服，并收入 CCU 病房。

既往否认高血压、糖尿病、血脂异常病史。吸烟 20 年，每日 20 支；不嗜酒。入室查体：血压 110/80mmHg，心率 89 次/分，律齐，各瓣膜听诊区未闻及杂音及附加心音，左下肺可闻及少量细湿啰音，双下肢不肿。

诊治经过

入院查血肌酸激酶（CK）242U/L，肌钙蛋白Ⅰ（cTnI）0.489μg/L。立即行急诊冠状动脉造影，术中见冠脉为右优势型，左主干及三支病变：左主干近段可见血栓影，自近段 100% 闭塞，TIMI 血流 0 级；左主干血流开通后见前降支相对细小，近段至远段弥漫斑块，狭窄约 50%，TIMI 血流Ⅲ级；对角支未见狭窄，TIMI 血流Ⅲ级；左旋支相对细小，弥漫斑块，远段弥漫狭窄约 50%，TIMI 血流Ⅲ级；右冠脉近中段及远段散在斑块，TIMI 血流Ⅲ级，可见远段血管向左冠逆灌注血流；后降支散在斑块，开口局限性狭窄最重 70%，TIMI 血流Ⅲ级；左室后支散在斑块，TIMI 血流Ⅲ级，于左主干植入药物洗脱支架 1 枚。

术后患者胸痛症状明显缓解，但当日晚间出现憋气，不能平卧，并咯少量鲜血痰，双侧中下肺均可闻及细湿啰音。监测心肌酶于症状发作后 12 小时达峰：CK 12032U/L，肌酸激酶同工酶 MB（CKMB）>1200μg/L，cTnI 390.259μg/L；B 型脑钠肽 653pg/ml；心电图：原 ST 段抬高及压低导联 ST 段明显回落，Ⅰ、aVL 及 V3~6 导联 T 波双向、倒置；超声心动图提示室间隔中下段、前壁及心尖部无运动，左室收缩功能重度减低，左室射血分数（双平面法）35%。左房增大，轻度主动脉瓣、二尖瓣关闭不全。床旁胸片示双肺门影明显增大，双肺蝶形片状渗出影；予控制入量并加强利尿后症状逐渐缓解；同时予低分子肝素皮下注射 5 天，拜阿司匹林 100mg 每日一次、波立维 75mg 每日一次、阿托伐他汀 40mg 每晚一次、硝酸异山梨酯 20mg 每日 2 次、培哚普利 2mg 每日一次、螺内酯 20mg 每日一次口服，患者不适症状逐渐消失，可床旁活动。

关于急性心肌梗死

患者为中年男性，慢性病程。既往 3 年的发作性症状符合劳力性心绞痛特征。此次急性起病，胸痛程度剧烈并且呈持续性，对药物治疗反应差，心电图表现符合急性 ST 段抬高心肌梗死，定位为广泛前壁；患者就诊我院时距发病 6 小时，仍处于行急诊冠脉造影并直接经皮冠状动脉介入治疗的时间窗内。急诊冠脉造影证实梗死相关血管为左主干，与心电图改变相符，成功开通闭塞血管后患者胸痛症状有所缓解，心电图 ST 段回落，心肌酶峰提前至发病 12 小时。虽然再灌注治疗较为及时，但由于发病血管为左主干，梗死面积大，该患者为

ST 段抬高心梗的高危人群。当日夜间出现急性左心衰症状，Killip 心功能分级为 III 级；同时行床旁超声心动图证实左室射血分数严重受损，但未合并机械并发症；经过积极利尿治疗后心衰症状逐渐缓解，完善急性心肌梗死相关药物治疗后患者一般情况逐渐改善。

病情变化

心梗 4 天后患者开始床旁活动，除轻微乏力外无其他不适。心梗后第 6 天晨 5 点 45 分患者由坐位到站立位准备洗漱，约 3 分钟后自觉剑突下烧灼感并逐渐向上延伸至咽喉部，伴胸闷、头晕，随后意识完全丧失，小便失禁，无双眼凝视、舌咬伤及肢体抽搐，家人立即将其扶至床上，并呼叫值班医生；医生赶至患者身边，可触及颈动脉搏动，约 40 秒后患者意识自行恢复，清醒后无大汗、恶心、排便感、四肢活动异常等伴随不适。测血压：卧位 93/57mmHg，立位 1 分钟 88/52mmHg，立位 3 分钟 89/55mmHg；心率 70 次/分，律齐；指氧饱和度 96%；血糖 6.3mmol/L；心电图较前无动态变化，症状发作时、发作后 4 小时、6 小时及 12 小时心肌酶呈逐渐下降趋势。头颅 CT、D 二聚体、下肢深静脉超声均未发现明显异常。

关于意识丧失

患者晨起后出现一过性意识丧失，应首先鉴别是晕厥或类晕厥。常见的类晕厥包括低血糖发作、癫痫发作及短暂性脑缺血发作，这些情况出现的意识丧失原因不是一过性全脑低灌注，故不能称为晕厥。该患者症状发作时血糖正常，无癫痫病发作时口吐白沫、双眼凝视和肢体抽搐等表现；完善头颅 CT 检查未见明确梗死灶；故可基本排除类晕厥的可能，推测此次意识丧失为晕厥。晕厥根据病因可以分为 3 大类：神经介导反射性晕厥、直立性低血压性晕厥、心源性晕厥。本例患者 6 天前出现大面积心肌梗死，首先应考虑心源性晕厥，如再发心肌梗死、恶性心律失常、心梗后机械并发症、心包填塞等。患者症状为一过性，症状恢复后多次心电图及心肌酶均不支持再次出现严重心肌缺血；心脏听诊未闻及新发心脏杂音，复查超声心动图未见瓣膜异常、室间隔穿孔及心包积液等；但上述检查不能排除一过性心律失常导致晕厥可能。此外，患者由卧位变为立位不久后出现症状，故行卧立位血压检查排除直立性低血压。同时 D-二聚体、下肢深静脉超声未及异常可初步排除肺栓塞可能。该患者的前驱和意识恢复后症状并非典型神经反射性晕厥，故此类病因相关检查暂缓。

一过性意识丧失反复出现

患者一过性意识丧失原因不明，遂给予持续心电、血压、血氧监护，并嘱患者卧床休息。次日（心梗后第 7 天）晨 6 点患者清醒卧床时再次出现与前一天类似症状，并一过性意识丧失约 30 秒伴小便失禁。心电监护发现症状发生时心电图提示 Ⅱ 度房室传导阻滞，2∶1 下传，最慢心率 45 次/分（图 1）。症状恢复后心电监护未再发现心律失常，动态监测心肌酶无异常升高。

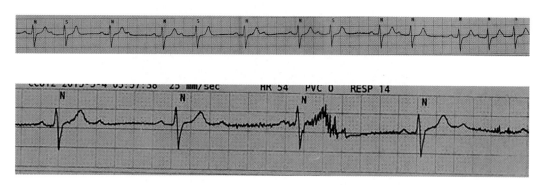

图 1　持续心电监护记录房室传导阻滞 2∶1 下传（晕厥发生时）

关于房室传导阻滞

持续心电监护发现与症状发生时间相对应的缓慢性心律失常，似乎病因已经找到。但是一过性缓慢性心律失常是否可以解释全部症状？为何症状每次均在清晨发作？怎样解释每次意识丧失前均出现由剑突下逐渐延伸至咽喉部的胸骨后烧灼感，Ⅱ 度房室传导阻滞背后是否还有原因？纠正缓慢性心律失常是否可以预防晕厥的再次发生？这些问题似乎还没有满意的答案。

下一步诊治

给予患者 12 导联动态心电图（Holter）监测并经股静脉植入临时起搏器，基础频率设置为 60 次/分。心梗后第 8 天清晨 6 点 45 分患者卧床时再次出现剑突下烧灼感并向咽部放射，继而头晕、大汗，意识丧失持续约 40 秒。Holter 显示症状发作初始时 Ⅱ、Ⅲ、aVF 导联 ST 段明显抬高 0.3~0.4mV，对应 Ⅰ、aVL 导联 ST 段压低 0.1~0.3mV（图 2A）；继而出现房室传导阻滞，由于已经植入临时起搏器，可见规律起搏信号（图 2B），约 40 秒后 ST 段回落，窦性心律恢复（图 2C）。症状发作时、发作后 4 小时、12 小时查心肌酶均无升高。完善血沉、甲状腺功能、24 小时尿儿茶酚胺、自身抗体等检查均阴性。

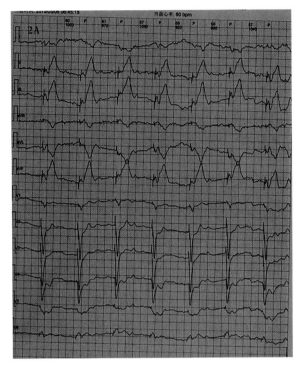

图 2A　Holter 显示症状发作早期Ⅱ、Ⅲ、aVF 导联 ST 段明显抬高

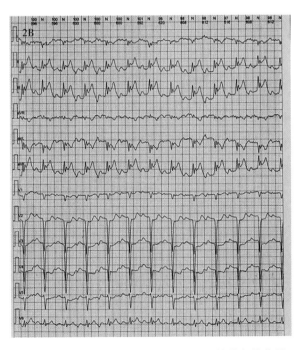

图 2B　Holter 房室传导阻滞出现，可见持续起搏信号

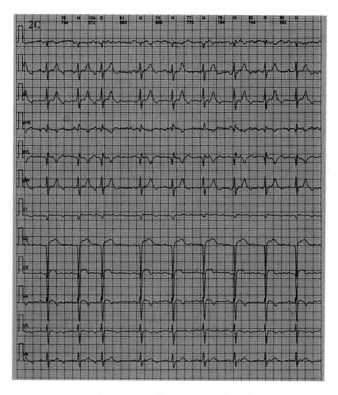

图 2C　窦性心律恢复，ST 段回落

晕厥的原因

　　患者晕厥反复发作的过程包括胸骨后不适、下壁导联 ST 段抬高继而出现房室传导阻滞，心肌酶不升高，这些临床表现符合冠状动脉痉挛导致的变异性心绞痛。冠状动脉痉挛是冠脉主干及主要分支发生一过性痉挛收缩，导致管腔不同程度狭窄或闭塞及相应支配心肌区域透壁性或非透壁性缺血的临床疾病。目前认为其发生机制与血管平滑肌及内皮细胞的氧化应激、舒缩功能障碍有关。夜间、清晨、运动及情绪激动时最常发生，心电图可表现为相应导联 ST 段抬高或压低。临床症状多样，从无症状心肌缺血、心绞痛、心肌梗死、晕厥、甚至心源性猝死均有报道。冠脉痉挛的易患因素包括吸烟、饮酒、冠状动脉粥样硬化、心理及躯体应激、甲亢、嗜铬细胞瘤、药物应用（乙酰胆碱，可卡因）、过敏（Kounis 综合征）、血管炎和睡眠呼吸暂停等。确诊依据为临床症状及典型心电图改变，不伴有心肌酶升高，冠脉造影血管痉挛部位无严重狭窄，但常有一定程度的粥样硬化。部分诊断存疑患者还可行冠状动脉药物激发试验（乙酰胆碱，麦角新碱），血管内用药后可见管腔一过性狭窄加重。部分冠脉介入治疗后的患者会出现冠脉痉挛，多数发生在接受介入治疗的病变血管，常见痉挛部位位于植入支架两端，药物洗脱支架的血管痉挛发生率略高于裸支架。本例患者虽接受冠脉介入治疗，但根据症状发作时心电图改变，痉挛血管定位于右冠脉，结合先前冠脉造影证实为右优势型，房室结支起源于右冠脉，故右冠脉痉挛后房室结缺血继而出现房室传导阻滞。对本例患者筛查内分泌性疾病和自身免疫性疾病，未发现相关异常；患者也无明确过敏及药物滥用史，因此考虑冠脉痉挛与患者长期吸烟和基础冠状动脉粥样硬化有关。值得注意的是，即使给予起搏治疗，本例患者仍然出现晕厥，提示其晕厥不仅与心室率下降有关，基础心功能较差（左室射血分数仅35%）合并右冠脉痉挛时心输出量进一步减低也参与了晕厥的发生。

冠脉痉挛的治疗

冠脉痉挛的药物治疗应选用钙离子拮抗剂及硝酸酯类药物，此患者左室射血分数明显减低，日间血压波动于90/60mmHg，不宜应用钙离子拮抗剂，因此硝酸酯类药物为本例首选。冠脉痉挛易发生在午夜、清晨和情绪激动等时刻，因此硝酸酯类药物使用的剂型、使用时间应根据不同患者的临床情况给予调整，不可一成不变。此外，对于冠脉痉挛患者如必须选用β受体阻滞剂，应考虑高选择性β₁受体阻滞剂或非选择性α和β受体阻滞剂以防止加重冠脉痉挛。

器械治疗方面，部分冠脉痉挛患者以心源性猝死、晕厥为首发症状。研究表明严重的多支血管痉挛、前降支痉挛和青年发病是冠脉痉挛导致心源性猝死的独立预测因素，日间心电图ST段改变及大量吸烟史与痉挛导致晕厥的发生相关。但是目前没有有效手段预测冠脉痉挛会使哪些患者出现心源性猝死，因此ICD的植入指征和时机尚存有争议。文献报道即使在药物充分治疗基础上，仍有5%~30%的病人冠脉痉挛反复发生，对已经发生过心源性猝死的患者药物加植入ICD的联合方案应该是最稳妥的选择。

本例患者治疗

加强患者教育，向其反复强调戒烟、规律健康生活方式、避免疲劳和情绪激动。给予患者持续静脉硝酸甘油10μg/min泵入，并保留临时起搏器，观察2天患者未再出现上述胸骨后不适及晕厥症状，Holter监测未见ST段改变及房室传导阻滞。遂停用静脉硝酸甘油，调整为口服单硝酸异山梨酯缓释片（伊姆多）60mg睡前服用，硝酸异山梨酯片（消心痛）5mg 5AM，硝酸甘油喷雾剂按需应用。完善冠心病二级预防及抗心室重构药物（拜阿司匹林100mg每日1次，波立维75mg每日1次，卡维地洛3.125mg每日2次，雷米普利1.25mg每日1次，阿托伐他汀20mg每日1次）。结合患者左室收缩功能严重受损和反复冠脉痉挛的情况，向患者家属充分交代病情，家属同意根据经济情况（不能负担ICD）植入VVI永久起搏器以进一步降低今后晕厥再发的可能。

本例患者诊疗的思考

急性心肌梗死后出现一过性意识丧失的原因很多，应仔细询问和观察患者临床表现并借助辅助检查手段逐一排查。本例是较为罕见的急性 ST 段抬高心肌梗死后短期内合并冠脉痉挛的病例，由于心梗后心功能显著下降，冠脉痉挛的药物治疗受到很大限制，钙离子拮抗剂无法使用，硝酸酯类药物的使用需根据患者发病情况给予调整，起搏治疗的效果也不肯定。最终我们根据患者个体特点，精心调整药物使用，兼顾了冠脉痉挛、冠心病二级预防及抗心衰心室重构的药物治疗，并与患者家属充分沟通之后植入了起搏器保驾，最终得到了较好疗效。

参 考 文 献

1. Togashi I, Sato T, Soejima K, et al. Sudden cardiac arrest and syncope triggered by coronary spasm. Int J Cardiol, 2013, 163：56-60.

2. Hung MJ, Hu P, Hung MY. Coronary artery spasm：review and update. Int J Med Sci, 2014, 11：1161-1171.

3. Takagi Y, Yasuda S, Tsunoda R, et al. Japanese Coronary Spasm Association. Clinical characteristics and long-term prognosis of vasospastic angina patients who survived out-of-hospital cardiac arrest：multicenter registry study of the Japanese Coronary Spasm Association. CircArrhythmElectrophysiol, 2011, 4：295-302.

4. Togashi I, Sato T, Soejima K, et al. Sudden cardiac arrest and syncope triggered by coronary spasm. Int J Cardiol, 2013, 163：56-60.

病例 24　老年男性，反复晕厥

> ## 视 点
>
> 　　本例患者为老年男性，反复一过性意识丧失 3 个月余。每次发作前患者均有胸闷、胃灼痛症状，外院已行较完善的神经系统相关检查，除外了神经系统疾病；超声心动图未见明显异常；Holter 结果提示二度 II 型房室传导阻滞，心脏停搏最长时间为 2.85s。当地医院考虑缓慢性心律失常所致晕厥，予植入永久起搏器。然而术后患者虽不再出现意识丧失，但仍反复有胸闷、胃灼痛，伴血压下降症状。入我院后再次发作时，值班的住院医生及时行心电图检查，捕捉到了发作时下后壁导联 ST 段极度弓背向上抬高，由于该 ST 段呈一过性异常，血肌钙蛋白浓度一直正常，考虑冠脉痉挛所致的变异性心绞痛。变异型心绞痛可以解释临床的所有表现，针对性治疗后症状消失。

病历摘要

　　患者，男，77 岁，因反复一过性意识丧失 3 个月余于 2014 年 10 月 17 日入院。2014 年 7 月患者无明显诱因出现一过性意识丧失，意识丧失前患者无明确情绪变化、长时间站立、胃肠道刺激，主要表现为胃灼痛，烧灼感从剑下逐渐蔓延至咽喉部，伴胸闷、头晕、恶心、大汗、左上肢麻木，不伴胸痛、头痛、视物旋转，后患者意识丧失，意识自行恢复后患者发现已二便失禁，无其他不适，否认有唇舌咬伤、四肢抽搐、口吐白沫，持续时间不详，患者未诊治。后症状间断发作，但反酸、胸闷症状出现后患者即立即坐下或卧床休息，一过性意识丧失出现时多不伴二便失禁，频率逐渐增多至 1 次/天，遂就诊于当地医院。心脏检查：ECHO：LVEF 62%，主动脉硬化，心脏结构和功能未见明显异常。Holter：平均心率 68 次/分，最小心率 32 次/分，最大心率 110 次/分，窦性心律，2∶1 房室传导阻滞（图 1），ST-T 改变，心率变异正常，停搏超过 2.0s 总共 20 次，最长 2.85s。神经系统：颈动脉 B 超：双侧颈动脉内膜增厚伴斑块形成，无名动脉分叉部及右侧锁骨下动脉斑块形成（单发）。TCD：脑动脉硬化血流频谱改变。头颈 CTA：①颅内散在脑梗灶，轻度脑萎缩；②双侧下鼻甲肥大；③甲状腺左右叶病变；④左侧颈内动脉起始部软斑及钙化形成，相应管腔略显狭窄，右侧椎动脉较对侧略显纤细，颅内段为著。头颅、颈椎 MRI 平扫+增强：①右侧小脑半球异常强化，考虑血管畸形可能；②散在脑缺血灶；③双侧筛窦、上颌窦及左侧额窦炎；④颈椎退行性改变，C5~6 椎间盘膨出，C4~5、C6~7 椎间盘突出，颈椎管狭窄；⑤C2~5椎体水平脊髓内异常信号，考虑脊髓空洞可能。视频脑电图：正常脑电图。肌电诱发电位：正常神经肌电图。考虑患者 2∶1 房室传导阻滞诊断明确，于 2014 年 9 月 3 日植入双腔起搏器，术后患者出现一过性发热，持续 5~6 天，考虑为上呼吸道感染，予对症处理后好转。患者出院后上述症状仍间断发作，胸闷、胃灼痛等症状可 1 日出现数次，多不伴意识丧失，患者述上述症状发作时血压偏低，为 80/50mmHg，心率偏慢，为 50~60 次/分，就诊于当地医院，行头颅 CT 检查：左侧基底节区腔隙性脑梗塞，脑白质稀疏，予患者双抗、稳定斑块、改善循环治疗后症状无改善，现为进一步诊治收入我院心内科。发病以来，患者精神尚可，体力较前略差，步行数百米后感下肢乏力，食欲食量可，二便如常，体重无明显变化。既往史：2012 年行"头部纤维瘤切除术"，余无特殊。吸烟 50 年，每天 2 包，戒烟 2 年；曾偶饮酒，戒酒 2 年。

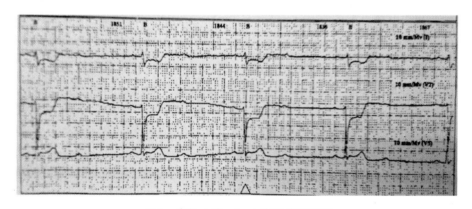

图 1　窦性心律，2∶1 房室传导阻滞

入院查体

生命体征平稳，神清语利，查体合作，心肺腹（-），左侧锁骨下区皮下可及起搏器 1 枚，双下肢不肿。

诊治经过

入院后完善血尿便常规、肝肾功能、凝血功能 2、感染 4 项、NT-proBNP、心脏 3 项未见明显异常。血脂 4 项+hsCRP：TC 4.85mmol/L，TG 1.10mmol/L，HDL-C 1.33mmol/L，LDL-C 3.16mmol/L，hsCRP 5.58mg/L。HbA1c 5.8%。Echo：LVEF 68%，左室松弛功能减低。CXR：双肺纹理增厚。腹部 BUS：双肾囊肿。患者入院后仍反复发作胸闷、胃灼痛等不适。2014 年 10 月 18 日 17：30 患者症状发作时急查心脏 3 项为（-），2014 年 10 月 20 日晨复查仍（-）。2014 年 10 月 19 日 10：11 患者症状发作时，查 BP 85/45mmHg，HR 60 次/分，ECG 见 Ⅱ、Ⅲ、aVF 导联 ST 段极度抬高，Ⅰ、aVL 导联 ST 段压低，V1~V5 导联 ST 段压低，V6 导联 ST 段抬高，予患者心电血氧监护，硝酸甘油 0.5mg 舌下含服，合贝爽 90mg 口服，硝酸甘油 5μg/h 持续泵入，患者症状逐渐缓解，约 50 分钟后完全缓解，复查 ECG 与入室 ECG 无明显变化。2014 年 10 月 20 日停止泵入硝酸甘油后，患者下地活动，约 10：30，上述症状再次发作，ECG 仍可见 2014 年 10 月 19 日发作时 ECG 表现，同时 V7~V9 导联 ST 段抬高（图2），再次予心电血氧监护，硝酸甘油 5μg/h 持续泵入，同时联系导管室，行急诊冠状动脉造影（CAG），术中过程顺利，见：冠状动脉粥样硬化性心脏病，双支病变（累及 LAD、RCA），前降支心肌桥，IVUS：右冠远段截面积 3.7 平方毫米，最大斑块负荷 77%，近段截面积 6.7mm²，最大斑块负荷 61%。术后患者安返病室，无不适，复查 ECG，与入院时相比无明显变化。2014 年 10 月 21 日将合贝爽加量至 90mg q12h，患者晕厥及胸闷、胃灼痛症状再无发作。完善冠脉痉挛病因检查：血总皮质醇、24h 尿儿茶酚胺：（-）。甲功 2+3：（-）。ANA 19 项：ANA（+），BZ 散点型 1：160，胞质型 1：160，核膜型 1：160，余（-）。系统性血管炎抗体 4 项、ENA（4+7）、免疫球蛋白 3 项均（-），C3 1.677g/L，C4 0.476g/L。患者 2014 年 10 月 23 日起开始出现间断发热，Tmax 38.7℃，

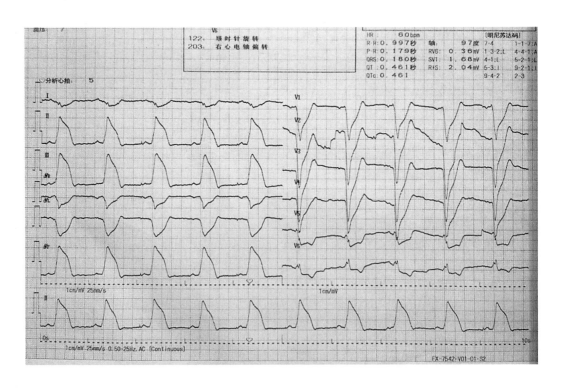

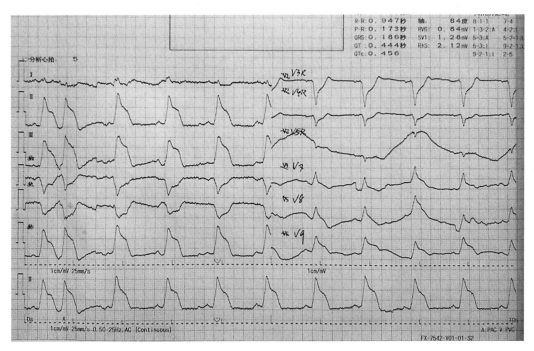

图 2　Ⅱ、Ⅲ、aVF 导联 ST 段极度抬高，$V_1 \sim V_5$ 导联 ST 段压低，$V_6 \sim V_9$ 导联 ST 段抬高，
Ⅰ、aVL 导联 ST 段压低

予乐松 30mg 口服对症处理后体温可降至正常，查血常规、肝肾功能、PCT 均未见明显异常，ESR 92mm/h，hsCRP 101.89mg/L，2014 年 10 月 24 日开始予患者口服伏乐新 0.25g bid 治疗 1 周后体温恢复正常。2014 年 11 月 2 日予患者起搏器程控，将起搏器参数调整为 HR 30 次/分，PR 间期 240ms，患者无不适主诉，同时予患者 Holter 监测，平均心率 76 次/分，最快心率 105 次/分，最慢心率 63 次/分，窦性心律、室性期前收缩、成对室性期前收缩、加速性室性自主心律 1 阵，房性期前收缩、成对房性期前收缩、房速，未见起搏心律。

讨论

患者在当地医院住院考虑意识丧失为缓慢性心律失常所致的晕厥，但植入 DDD-PM 后仍反复有胸闷、胃灼痛，伴血压下降，类似于之前的晕厥前症状（presyncope）。入院后结合症状发作时 ECG 表现和冠状动脉造影表现，考虑冠脉痉挛，予 CCB 类药物治疗后上述症状未再发作，症状控制满意。但尚存在以下几个问题：①患者晕厥是否能够除外神经系统疾病；②患者查 ANA 阳性，患者冠脉痉挛背后是否可能存在血管炎；③患者起搏器植入是否合适，若干年后电量耗竭后有否必要更换。特提请 2014 年 11 月 5 日内科大查房。

心内科杨明医师

本患者曾急诊行冠脉造影术，当时 ECG 表现为下壁导联 ST 段抬高，考虑 RCA 病变可能。左冠图像可见 LM、LAD、LCX 存在散在斑块，未见明确狭窄改变，蜘蛛位图像，LM、LAD、LCX 开口未见显著狭窄，左头位图像，对角支散在斑块，可见轻度狭窄，LAD 中段可见肌桥，收缩期狭窄 30%～40%，不能解释 ECG 下壁导联改变，右足位图像，LM、LAD 及 LCX 开口正常。患者冠脉为右优势型，RCA 粗大，RCA 中段可见弥漫斑块，最重狭窄在 RCA 后三叉之前，发出后降支和左室后支之前也存在两处管状狭窄，狭窄程度均在 50%～60%。正头位图像，RCA 远端 PDA 和 PLA 未见明确病变。术前考虑患者存在冠脉痉挛可能，注射硝酸甘油后患者远端病变变化不大，患者冠脉病变不能解释患者下壁导联 ST 段抬高及迅速回落，故不能除外患者冠脉内部存在不稳定斑块或易损斑块的可能，故行血管内超声检查评价患者斑块情况。右冠 IVUS，C 处病变回声增高，为钙化病变，C-B 之间，管腔正常，轻度粥样硬化，B 处见冠脉长病变，A 处可见钙化斑块，之后为轻度粥样硬化斑块。定量分析：C 处狭窄大概 80%，B 处与 C 处狭窄程度类似，A 处狭窄 60%。C 处病变为纤维化和钙化之间的病变类型，回声较高，B 处为中回声斑块，A 处为钙化斑块。IVUS 能够通过回声的不同区别冠脉正常的三层结构即内中外膜，通过斑块回声的不同判断斑块的性质，钙化斑块高回声伴声影，纤维斑块中回声，脂质池低回声，血栓中低回声。本患者无不稳定斑块和血栓表现，IVUS 对于冠脉造影提示狭窄 50%～60% 的临界病变主要作用在于以下几方面。①对斑块性质的分析：没有不稳定斑块表现的不建议行介入治疗，不稳定斑块，如纤维帽较薄、内膜撕裂或者出现临床症状建议早期干预。②对于斑块负荷的定量：对于截面积小于 6.0 平方毫米或者狭窄>50% 的左主干病变，需要行支架或者 CABG 处理，非左主干病变截面积小于 4.0 平方毫米也需要介入治疗。本患者从这个角度评价需行介入治疗，但本患者临床表现与普通冠心病患者不同，表现为一过性的、极度的 ST 段抬高，之后迅速缓解，硝酸甘油有效，后期予积极的 CCB 治疗，临床情况稳定，按照心内科专业组查房意见没有进行积极介入治疗。另一方面，根据日本相关指南，冠脉痉挛定义为冠脉异常的、一过性的收缩，多表现为胸骨后压榨感觉，症状偶可放射至上腹部、颈部、下颌、左肩部，也可无临床症状，多在休息是发作，持续时间不超过半小时，多符合典型心绞痛特点，饮酒或过度通气后可诱发，短效硝酸酯类药物可缓解，CCB 可抑制心绞痛发作，本患者表现为烧灼感，对药物治疗反应也支持冠脉痉挛的诊断。同时冠脉痉挛可合并多种心律失常，本患者表现为缓慢性室性心律失常。发作时间多于半夜或凌晨。诊断方面，需要获得发作时的 ECG，是否存在缺血表现，可表现为一过性 ST 段抬高、压低、新出现的负向 U 波，如符合上述特异性心电图表现，可诊断为冠脉痉挛。如症状不特异，可行乙酰胆碱或麦角新碱的激发试验，但国内开展极少。本患者发作特点为一过性 ST 段抬高，症状为胸骨后烧灼感，放射至咽部，为较典型的心绞痛症状，考虑变异型心绞痛明确。治疗上，需戒烟、控制血压、体重，纠正糖耐量、血脂异常，药物治疗主要是硝酸酯类药物以及 CCB，合并冠心病的患者，可合并使用 β 受体阻滞剂。本患者基础冠脉病变重，可行 PCI 治疗，但患者临床症状缓解明显，未处理。本患者为冠脉基础病变上痉挛，发作时主要表现为痉挛。

神经内科杨洵哲医师

有关患者晕厥是否存在神经系统疾患的问题。首先鉴别患者是否晕厥诊断明确，有否后循环 TIA 发作，或者非典型癫痫发作。患者外院 MRI 提示存在腔隙性梗死灶以及脊髓空洞症可能，但上述表现不足以解释患者所出现的临床症状。头颈 CTA 提示患者后循环血管没有大的问题，入院后复查 TCD 也未见后循环血管病变。与患者核实病史，症状发作时存在恶心、呕吐等自主神经功能紊乱症状，但发作后无后遗症，查体无明显异常，考虑晕厥发作可能。晕厥原因，包括心源性、反射性、直立性低血压相关的晕厥，该患者无椎体系、锥体外系受累表现，卧立位血压未见明显变化，直立性低血压相关的晕厥考虑可能性小。患者症状发作时有自主神经功能表现，发作时血压、心率偏低，不除外与迷走反射相关。患者房室传导阻滞明确，予心内科相关处理后患者发作明显减少，心源性晕厥支持证据相对较多。神经系统疾病未见明确有力支持证据。

风湿免疫科张奉春医师

本患者一个问题在于是否存在自身免疫病背景，结合患者特点，考虑晕厥为心源性可能性大。患者有免疫病迹象包括：①ANA 阳性；②可疑雷诺现象，有缺血，但无血液淤积表现；③ESR 快、hsCRP 升高，虽然也有报道提过血管炎所致的心血管痉挛，但免疫病导致的晕厥较为罕见。该患者心血管病变明确，心源性可能性大。患者免疫病存在可能，但因无明确系统受累，可不处理。同时，与动脉粥样硬化所致斑块不同，血管炎多导致血管狭窄，均匀的或者节段性的狭窄，与本患者冠脉造影所见病变表现不符。仍考虑本患者为动脉粥样硬化基础上合并的痉挛。

心内科严晓伟医师

冠脉固定狭窄所致的心绞痛多在劳累的情况下出现，而冠脉痉挛所致的心绞痛多在静息状态下出现，动脉粥样硬化也是冠脉痉挛的重要原因，动脉粥样硬化可致内皮功能紊乱。考虑本患者为冠脉病变基础上合并的痉挛。患者起搏器必要性值得商榷，患者外院症状更为严重，可出现晕厥，同时 Holter 非标准导联曾有明确 ST 段压低的提示，但非标准导联未见 ST 段抬高，只提示缓慢性心律失常，外院遂于起搏器植入。起搏器的植入避免了患者心跳过缓及出现晕厥，患者未再出现晕厥，但临床症状不缓解。入院后可以看出，患者窦房结及房室结功能正常，因为患者使用合贝爽这种具有负性频率及负性传导药物后，患者未再出现晕厥，临床显著缓解，提示患者发作与痉挛明确相关。治疗方面，对于稳定性心绞痛，只有阿司匹林和他汀是必须使用的，其他药物依据患者情况加用，如患者病情稳定、没有合并高血压，可不加用 β 受体阻滞剂，本患者以冠脉痉挛为主要表现，应以 CCB 为主要治疗药物，不太适合加用 β 受体阻滞剂，选择性 $β_1$ 受体阻滞剂也应担心 $β_2$ 受体的阻断作用，可能诱发血管平滑肌的痉挛，如果患者血压可耐受，心率偏快，可将合贝爽加量。

心内科杨德彦医师

成人获得性二度房室传导阻滞出现晕厥都是永久起搏器的植入指征，但前提是没有可以纠正的原因。本患者为明确的冠脉痉挛引起的房室传导阻滞，因此本患者起搏器植入必要性不够充分，起搏器电量耗竭后可自行旷置。本患者冠脉痉挛与缓慢性心律失常明确相关，机制可能包括二点：右冠脉痉挛导致房室结供血不足形成房室传导阻滞，二是交感/副交感的失衡，冠脉痉挛解除，心肌活动增加，心输出量增加，造成迷走神经反射性兴奋，房室结传导性下降，引起传导阻滞，导致缓慢性心律失常，晕厥。

心内科严晓伟医师

患者冠脉痉挛所致晕厥基本明确，并且与免疫因素相关性小，考虑为动脉粥样硬化内皮功能紊乱所致的冠脉痉挛，此外，冠脉痉挛反复发作可致斑块不稳定，因此本患者应加强冠心病二级预防，同时继续当前抗痉挛治疗。

本例患者治疗策略的思考

该病例在冠心病冠脉固定性狭窄基础上冠脉痉挛，导致临床上出现变异性心绞痛，同时伴有缓慢性心律失常，经过较大剂量的钙离子拮抗剂治疗后症状消失。病人诊断明确，治疗有效，但在诊治过程中除了病例讨论中涉及的观点、建议外，尚有以下 3 个亮点值得临床医生关注：

1. 在我院住院期间，症状发作时值班的住院医生作出了很及时的反应，为病人做了心电图，该心电图启动了接下来明确诊断和正确治疗的关键一环。这除了进一步说明心内科疾病症状发作时心电图的重要性，也体现了值班的住院医师扎实的临床基本功，强烈的临床意识，以及不怕辛苦、严谨的工作态度，着实应予褒扬。其实，外院赖以决定植入永久起搏器的那份 HOLTER 已经有些蛛丝马迹提示缓慢性心律失常可能与心肌缺血有关，可惜没有被重视。

2. 患者缓慢性心律失常与冠脉痉挛有关，而冠脉痉挛可以通过药物有效控制，出院前

holter 检查也显示药物充分治疗后未再出现起搏心律，接下来的问题是患者的永久起搏器是否应该植入？一方面冠脉痉挛所致的严重缓慢性心律失常如果已经得到药物充分有效治疗，不再发生冠脉痉挛，不建议植入永久起搏器，但另一方面对某一个具体病人冠脉痉挛药物治疗是否有效并不明确，药物剂量最初也是逐渐滴定加量，为避免患者再次发生严重的心律失常事件，为避免最初药物甚至可能进一步加重缓慢性心律失常，此时植入永久起搏器可能也是合理的。本例病人入院前已经植入永久起搏器，如果接下来数年中起搏器在设置频率足够低，房室间期足够长的情况下多次 holter 和程控未见起搏器起搏，那么在数年后起搏器电量耗竭时更换倒是不必要的。

3. 本例病人晕厥发作前有一过性心动过缓以及血压降低，植入起搏器后仍然有晕厥前症状，即使心率得以维持但血压仍降低，此特点非常类似混合型的血管迷走性晕厥。然而经典的血管迷走性晕厥多发生于长时间直立体位，如果临床上遇到类似血管迷走性晕厥表现，但又是在平卧位发生，且缺乏特殊情境及特殊动作（如吞咽，转头，大小便，剧咳等）时，需要想到某些相对少见的可以反复引起一过性迷走神经张力增加的临床情形，如冠脉痉挛所致的一过性下壁心肌严重缺血（本例患者即为此种情形）、肺门肺癌等。

参 考 文 献

1. Lanza GA，Careri G，Crea F. Mechanisms of coronary artery spasm. Circulation，2011，124（16）：1774-1782.

2. Togashi I1，Sato T，Soejima K，et al. Sudden cardiac arrest and syncope triggered by coronary spasm. Int J Cardiol，2013，163（1）：56-60.

病例 25　中年男性，心搏骤停

视　点

　　患者，男性，53 岁。因心搏骤停入院，经由积极支持治疗后好转。根据心电图（ECG）侧壁导联 ST 段压低、超声心动图（ECHO）示相应室壁出现节段性室壁运动异常及肌钙蛋白（cTnI）轻度升高考虑急性冠脉综合征。在予以冠心病二级预防、双抗血小板及抗凝等标准治疗后患者仍出现明显胸闷不适、ECG 示动态改变的 ST 段明显压低。冠状动脉造影提示冠脉弥漫狭窄，予硝酸甘油后恢复，冠脉无明显固定狭窄病变，故明确诊断为冠脉痉挛。在给予钙离子拮抗剂及抗血小板药物、他汀药物治疗后未再发生胸闷等症状，复查 ECHO 提示室壁运动恢复。本例提示，严重冠脉痉挛可导致猝死。对心肌酶轻度升高，但室壁运动异常范围较大的患者需考虑冠脉痉挛及因之产生的心肌顿抑。对冠脉痉挛的患者应积极给予钙拮抗剂，并给予除 β 受体阻滞剂外的冠心病二级预防治疗，重视戒烟，以最大程度改善内皮功能，防止冠脉痉挛再发。

病历摘要

　　患者，男性，53 岁。因心脏骤停于 2012 年 4 月 11 日入院。患者入院当天早晨于体检过程中出现乏力、大汗，突发意识不清，外院诊为"心搏骤停"，予以心外按压、电除颤、气管插管、呼吸机辅助呼吸（具体不详）后转至我院急诊。入院时心电图显示室性心动过速（心室率 107 次/分）；血气分析（ABG）示 pH6.89、氧分压 111mmHg、二氧化碳分压 40mmHg、乳酸>15.0mmol/L。予以纠正酸中毒、补液维持循环灌注、继续呼吸机支持等治疗后恢复窦律、生命体征平稳。既往高血压病病史 5 年，血压最高 170/110mmHg，未监测和治疗，吸烟 20 年，20 支/天，否认家族同类病史及心脏病史。查体：血压 114/66mmHg（双侧对等），双瞳孔等大等圆、对光反射存在，颈软无抵抗，双肺呼吸音清，心率 85 次/分，律齐，各瓣膜区未及心杂音，腹部（-），双下肢不肿，病理征（-），四肢动脉搏动对称。

关于心搏骤停的诊断和鉴别诊断

患者中年男性，临床表现为突发意识不清、心搏骤停，即猝死，需考虑以下病因：①心源性因素：包括冠心病、心肌病、急性心肌炎、瓣膜性心脏病以及和遗传相关的长 QT 综合征、Brugada 综合征等病因。在猝死的流行病学调查中心源性猝死较为常见，中国人发生率为 53/10 万人。因此根据患者病程中曾出现恶性心律失常以及流行病学的高发生率，考虑心源性可能性大。心源性猝死多有基础心脏病，以冠心病最为常见。患者有高血压、吸烟等高危因素，需高度警惕冠心病可能。应进一步行 ECG、心肌酶检查，并观察动态变化，明确有无急性冠脉综合征，尤其是急性心肌梗死。关于其余的可能病因，如遗传相关的长 QT、Brugada 综合征，心电图、既往史、家族史均无提示，此外可行 ECHO 除外结构性心脏病包括心肌病、严重心瓣膜病，如主动脉瓣狭窄，但无杂音不支持。②血管因素：患者有高血压史，需警惕主动脉夹层可能。但患者无明显胸痛，双侧血压对称，四肢动脉搏动正常，急诊就诊时血压也不高，无主动脉瓣关闭不全的舒张期杂音，故不支持主动脉夹层，但需警惕升主动脉夹层累及冠脉时可出现心肌梗死和相应的 ECG 改变，需监测 ECG、心肌酶变化，行紧急床旁 ECHO 可明确有无升主动脉夹层。③肺栓塞：大面积肺栓塞可引起肺动脉高压及肺动脉痉挛、急性右心衰竭导致猝死。但患者并无明显胸痛表现及引起肺血栓栓塞高凝因素，需关注血氧饱和度、血流动力学变化、凝血指标、有无肺栓塞的 ECG 改变。超声心动图检查对于肺栓塞也有一定的价值。

急诊期间的诊疗经过

急查心肌酶（发病 5h）肌酸激酶（CK）684U/L、肌酸激酶同工酶（CK-MB）76.4μg/L、cTnI 4.34μg/L，后监测逐渐下降至正常；凝血、D-二聚体（−）；复查 ECG 示窦性心律、心率 95 次/分、不完全右束支阻滞、肢导 T 波低平、$V_4 \sim V_6$ 导联 ST 段轻度压低（图 1A），动态监测无改变；入院后 24 小时床旁 ECHO 示节段性室壁运动异常（左室侧壁、前壁）、左室收缩功能减低（双平面 Simpson's 左室射血分数 40%）、左室顺应性减低；未见右心压力负荷增加征象；头颅 CT（−）。建议患者行冠脉造影，但家属拒绝。经支持治疗患者意识好转、恢复自主呼吸，拔除气管插管后生命体征平稳，复查 ABG 恢复正常。

关于心肌酶升高、心电图异常、心肌运动异常的思考

结合患者心肌酶升高并呈现动态变化、ECG 示 ST-T 改变、ECHO 示节段性室壁运动异常，诊断应考虑冠心病、急性冠脉综合征可能性大。患者 ECG 未见 ST 段抬高，除外了急性 ST 段抬高型心肌梗死，应考虑急性非 ST 段抬高型心肌梗死。心肌酶值可反映心肌坏死的程

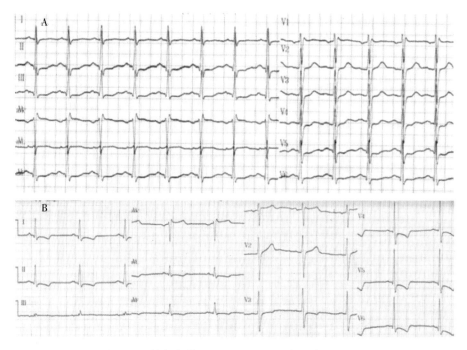

图1　A：恢复窦律后心电图；B：再次发病时心电图

度，而左室室壁运动减低可因心肌坏死或缺血引起。患者轻度心肌酶谱升高与较大的左室室壁运动异常范围不成比例，因此需考虑心肌顿抑可能。心肌顿抑时心肌功能暂时降低，但以后可恢复正常。此外尚需考虑心尖球形综合征，该综合征多见于中老年女性，常见左室中部伴/不伴心尖部出现一过性运动异常，局部室壁运动异常累及单一冠脉供血区以外的心肌，而冠脉造影未提示阻塞性病变或急性斑块破裂，本例的室壁运动异常部位似不符合心尖球形综合征的特点。进一步检查应行冠脉造影，以明确诊断和指导治疗。

入院后的诊疗经过

入院后考虑急性冠脉综合征，给予患者阿司匹林、氯吡格雷、低分子肝素、他汀类降脂药、血管紧张素转换酶抑制剂（ACEI）、β受体阻滞剂等冠心病二级预防用药。经上述标准治疗约一周，患者下地排便后再次出现胸闷、乏力、大汗，测血压90/60mmHg；ECG（图1B）示窦缓、心率40次/分、伴广泛导联ST段明显下斜型压低。急行冠状动脉造影示左冠脉弥漫性明显狭窄（图2A），术中经冠脉予以硝酸甘油后，复行造影示原弥漫狭窄冠脉变为正常（图2B），患者症状好转、心电图ST段恢复正常。右冠脉远端局部可见斑块。

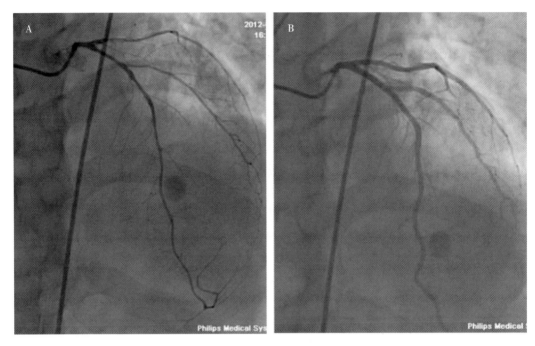

图 2　A：冠脉造影显示左冠脉弥漫狭窄；B：经冠脉给予硝酸甘油后冠脉管腔恢复正常

关于冠脉痉挛原因的思考

　　至此明确了患者心搏骤停及不适的症状应为严重冠脉痉挛引起急性心肌缺血所致。临床上冠心病患者出现冠脉痉挛并不少见，在心绞痛患者中约 40% 存在有冠脉痉挛。但在无冠心病病史的患者中出现严重冠脉痉挛致心跳骤停则不多见，大多为个案报道。英国 Sharleen 等对于 1647 例非冠心病的猝死患者进行尸检，其中 12% 为冠脉痉挛导致。而严重的冠脉痉挛除在冠心病患者中出现，也可继发于甲亢、风湿免疫病、嗜铬细胞瘤等疾病。故此患者发生冠脉痉挛的原因还需进一步明确。

进一步排查冠脉痉挛的原因

　　患者无关节肿痛、脱发、雷诺现象、光过敏、多食、易怒、手抖、体重下降等表现。内分泌方面筛查甲状腺功能及血、尿儿茶酚胺正常；免疫方面筛查抗核抗体、抗可提取的核抗原抗体（ENA）、抗中性粒细胞抗体（ANCA）（-）。

关于冠脉痉挛治疗的思考

目前尚未发现患者冠脉痉挛的可能继发疾病，结合既往病史考虑长期大量吸烟致血管内皮细胞功能不全可能是导致冠脉痉挛的一个重要因素。对于冠脉痉挛的治疗：①首先是纠正危险因素，包括戒烟、控制血压、血脂、血糖、避免过大的心理压力、避免或适量饮酒。②药物方面：a）钙离子拮抗剂为首选药物，应根据患者的心率、心功能等情况选择非二氢吡啶类或二氢吡啶类钙拮抗药，地尔硫草较常用，心率偏慢或合并传导阻滞者可选择二氢吡啶类钙拮抗药，由于多数患者在夜间或清晨发作，可根据患者症状发作特点建议在睡前服用长效钙拮抗药。对于难以控制的患者可与硝酸酯类药物合用。b）硝酸酯类：建议在发作时予以喷剂或静脉制剂缓解，也可以考虑口服长效制剂预防。c）β受体阻滞剂：除非合并严重冠脉狭窄的痉挛性心绞痛，原则上不建议使用。③介入治疗：绝大多数患者在上述联合药物治疗下临床症状控制满意，不需要介入治疗；通过冠状动脉造影和血管内超声可见多数冠状动脉痉挛患者的血管病变以轻度节段性狭窄或弥漫性内膜增生为主，不宜施行介入治疗；只有当在严格药物治疗下反复发作同一部位心肌梗死、且经过冠状动脉造影证实为局限性痉挛的患者，才考虑介入治疗。④器械治疗：对于冠脉痉挛致心搏骤停患者是否置入埋藏式心脏复律除颤器（ICD）尚无定论，目前认为若上述治疗后仍难以控制发作可考虑行 ICD 植入。Takaqi 等学者对 1429 例血管痉挛性心绞痛患者进行观察，35 例为院外猝死复苏生存者（其中 14 例经药物控制不理想行 ICD 植入），随访 5 年显示曾发生猝死的生存者有明显高的心血管事件发生率。此研究提示若无严重并发症时预后较好，而对于曾发生过猝死的患者是心血管事件的高风险人群，并且药物可能控制不理想。

根据上述考虑后嘱患者戒烟、戒酒、停用 β 受体阻滞剂，给予地尔硫草联合硝酸酯类药物扩张冠脉，并继续其他的冠心病二级预防治疗。复查 ECHO 示室壁运动恢复正常。调整药物后患者未再出现不适，病情平稳出院。

本病例给我们提示，严重冠脉痉挛可导致恶性心律失常、晕厥甚至猝死。对于晕厥或者猝死患者需要进行动态心电图、心肌酶的检查以明确是否有冠脉痉挛导致的晕厥或者猝死。而心肌酶仅轻度升高，但超声显示节段性室壁运动异常范围较大的患者则提示冠脉痉挛的可能性。导致冠脉痉挛的原因包括冠脉自身病变、内分泌疾病以及血管炎等疾病。对于冠脉自身病变所致的痉挛，治疗上在冠心病二级预防治疗基础上，应积极给予钙拮抗剂，重视戒烟，以最大程度改善内皮功能，防止冠脉痉挛再发，此外 β 受体阻滞剂要谨慎使用。

参 考 文 献

1. Sharleen F H, Mary N S. Non-atherosclerotic coronary artery disease associated with sudden cardiac death.

Heart，2010，96：1119-1125.

2. JCS Joint Working Group. Guidelines for Diagnosis and Treatment of Patients With Vasospastic Angina（Coronary Spastic Angina）（JCS 2008）. Circ J，2010，74：1745-1762.

3. Takaqi Y，Yasuda S，Tsunoda R，et al. Clinical Characteristics and Long-Term Prognosis of Vasospastic Angina Patients Who Survived Out-of-Hospital Cardiac Arrest. Circ Arrhythm Electrophysiol，2011，4：295-302.

第二节 多发性大动脉炎

病例 26 青年女性、急性心肌梗死

> **视 点**
>
> 本例为一 15 岁的女性患者，以活动后胸痛为主要表现，根据心电图和心肌酶及心脏超声检查而诊断为急性非 ST 段抬高心肌梗死，心电图广泛导联缺血提示左主干病变，冠脉造影证实左主干开口严重狭窄，右冠脉、左冠中段及远段未见异常。患者没有常见的冠心病危险因素，如高血压、糖尿病、吸烟等，提示本患者心肌梗死并非常见的动脉粥样硬化病因。结合患者青年女性，血沉增快，冠脉开口受累，考虑大动脉炎诊断成立。但是本例患者除冠状动脉受累以外，外周动脉未发现严重狭窄，仅超声提示股动脉内中膜轻度增厚，提示此处可能有早期病变。文献提示磁共振血管造影（MRA）、^{18}F-氟脱氧葡萄糖正电子发射/计算机断层显像（^{18}F-FDG PET/CT）可以发现大动脉炎累及冠状动脉的早期病变。本例提示，青年女性发生心肌梗死要警惕大动脉炎的可能，个别患者单纯累及冠状动脉，临床以心绞痛、心肌梗死为首发表现；MRA、18F-FDG PET/CT 等可以用于大动脉炎的早期诊断；大动脉炎累及冠状动脉多为开口病变，临床治疗决策困难。

病历摘要

患者，女，15 岁。因活动后胸痛 3 周入院。患者于 2013 年 1 月出现活动后胸痛，为胸骨后绞痛，向左背部放射，休息 2~3 分钟后可缓解。无大汗、心悸、濒死感，无喘憋、咯血。1 周后患者症状加重，胸痛发作频率较前频繁，轻微活动出现胸痛，性质、程度同前。2 周后患者就诊当地医院，行运动负荷试验时心电图出现广泛导联 ST 段压低。2013 年 2 月就诊于本院门诊，查心肌酶：肌酸激酶 84U/L，肌酸激酶同工酶 0.8μg/L，肌钙蛋白 I 0.121μg/L，超声心动图示：左室收缩功能正常低限，室壁运动普遍轻度减低，左室射血分数 53%。患者否认脱发、光过敏、皮疹、关节肿痛，否认外阴溃疡，否认口眼干燥，否认

牙齿块状脱落。既往史、个人史、家族史无特殊。

检查

查体：体温 36.7℃，心率 100 次/分，左上肢血压 95/55mmHg，右上肢血压 105/60mmHg，左下肢血压 110/60mmHg，右下肢血压 120/60mmHg，体重指数 21.1kg/m²。心、肺、腹、神经系统查体未见明显异常。

实验室检查：全血细胞分析、肝肾功未见异常；血脂四项：总胆固醇 3.3mmol/L，甘油三酯 1.43mmol/L，高密度脂蛋白胆固醇 0.8mmol/L，低密度脂蛋白胆固醇 1.99mmol/L。凝血功能正常；便潜血阴性；血沉 35mm/h，高敏 C 反应蛋白 16.13mg/L；免疫球蛋白、补体、类风湿因子、抗链 O 均正常；结核及梅毒感染指标均阴性；抗核抗体 19 项、抗可提取的核抗原抗体、抗中性粒细胞胞浆抗体、抗磷脂抗体谱、狼疮抗凝物均阴性。

影像学检查

心电图：Ⅰ、Ⅱ、aVL、aVF、V₂~V₆导联 ST 段下斜型压低 0.1~0.4mV，aVR 导联 ST 段抬高 0.2~0.3mV（图 1）。

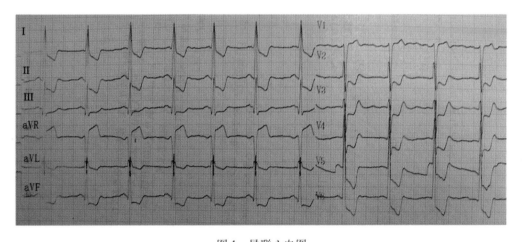

图 1　导联心电图

Ⅰ、Ⅱ、aVL、aVF、V₂~V₆导联 ST 段下斜型压低 0.1~0.4mV，aVR 导联 ST 段抬高 0.2~0.3mV

全身动脉超声：双上肢动脉未见明显异常，双侧股总动脉内中膜增厚；双肾动脉未见明显异常。

入院后行冠状动脉造影示：左主干开口 99% 狭窄，右冠未见异常（图 2）。

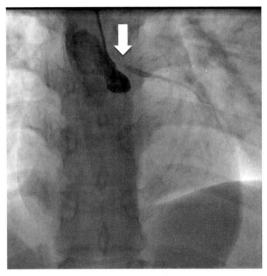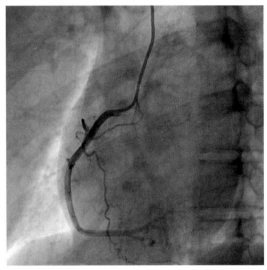

A：左主干开口局限狭窄 99%（白色箭头）　　　　　　　　B：右冠状动脉基本正常

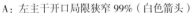

图 2　患者冠脉造影

治疗经过

免疫内科会诊考虑大动脉炎的可能性大，予静脉甲强龙 500mg 冲击治疗 3 天，序贯甲强龙 40mg 每天一次静脉输液治疗一周，后改为美卓乐 40mg 每天一次口服联合环磷酰胺 0.1g 隔日一次。用药 2 周后复查血沉 6mm/h，高敏 C 反应蛋白 0.25mg/L；各导联心电图较前有好转。建议患者行左主干介入手术，患者家属顾虑患者年幼拒绝并出院。

关于青中年患者心肌梗死的鉴别诊断

患者为青年女性，临床表现为活动后胸痛或气短，同时心电图有广泛导联出现缺血改变：肢体导联和胸前导联 ST 段压低伴 aVR 导联 ST 段抬高，这一表现提示左主干存在狭窄的可能；结合患者的肌钙蛋白为阳性，考虑急性非 ST 段型心肌梗死诊断明确。冠状动脉造影也证实左主干开口存在狭窄，这可以解释心电图的广泛缺血表现。

青中年患者出现心肌梗死，要考虑冠状动脉粥样硬化和非动脉粥样硬化两种病因可能。冠状动脉粥样硬化多见于合并多个心血管病危险因素的患者，比如高血压、吸烟、糖尿病、血脂异常以及肥胖等，本例患者均没有以上常见的传统危险因素。非动脉粥样硬化性冠状动脉疾病常见的有：先天性冠状动脉畸形、冠状动脉瘤和自发夹层，相对少见的病因还包括心腔内栓子脱落导致冠状动脉栓塞（如感染性心内膜炎赘生物脱落）、冠状动脉痉挛，纵隔放疗、滥用可卡因等，本例患者均不符合。最后对于青年心肌梗死患者要考虑结缔组织病的可能，常见的可以累及冠状动脉的结缔组织病有：

巨细胞动脉炎：多发于老年人，平均发病年龄 70 岁，主要累及大血管及中等血管，以颞动脉及椎动脉多见。临床主要表现为头痛、皮肤损害以及颅内动脉缺血的症状。巨细胞动脉炎累及冠状动脉非常少见，但仍有导致心肌梗死的个案报道。本例患者发病年龄及临床表现均不符合。

川崎病：在儿童获得性心脏病中，川崎病是导致儿童缺血性胸痛的首要原因，其主要机制为川崎病累及冠状动脉造成冠状动脉瘤和夹层，进而导致急性心肌梗死。川崎病多发于 2 岁以下，典型表现有皮肤黏膜红斑，颈部淋巴结肿大等，本例患者发病年龄及临床表现均不符合。

系统性红斑狼疮：可以累及皮肤、关节、肾、血液等，约 10% 患者可以累及心脏，导致心肌炎、心肌病等，并可以导致早期动脉粥样硬化。实验室检查有自身抗体如抗核抗体阳性等。本例患者均没有以上临床表现且相关免疫指标阴性，基本可以除外。

大动脉炎：大动脉炎多发于女性，发病年龄为 5~45 岁，30 岁以内发病占 90%，是一种病因不明的肉芽肿性血管炎，主要累及主动脉及其主要分支，引起不同部位的狭窄或闭塞，少数炎症破坏动脉壁中层产生动脉扩张或动脉瘤。大动脉炎多累及头臂动脉、肾动脉、胸腹主动脉等，临床上根据受累血管不同，表现出不同器官缺血的症状与体征，如头痛、晕厥、高血压、间歇性跛行、腹痛、心绞痛、心肌梗死等，同时还可以有低热、出汗、乏力、关节炎等全身症状，病变活动期血沉明显增快。

大动脉炎患者冠状动脉受累相对少见，10%~30% 的大动脉炎患者存在冠状动脉受累，而且多为冠脉开口受累。一项包含 63 例日本大动脉炎患者的随访研究结果提示，10% 的患者出现冠状动脉受累，其中 71% 为左主干开口狭窄。国内张慧敏等分析了阜外医院连续住院的 580 例大动脉炎患者，发现有 43 例（7.4%）大动脉炎累及冠状动脉，其中冠状动脉开口受累为 36.6%。另外有日本学者回顾分析了冠状动脉受累的 24 例大动脉炎患者，其中 23 例（87.1%）为冠状动脉开口受累。本文患者为青年女性，冠状动脉造影证实冠状动脉存在狭窄，且均为开口病变，血沉增快，符合大动脉炎累及冠状动脉的表现，但是患者没有明显的其他外周动脉受累的表现，这一点非常少见。

关于单纯累及冠状动脉大动脉炎的思考

单纯累及冠状动脉的大动脉炎非常罕见，搜索 Pubmed 仅有 2 例个案报道：1 例为 11 岁女孩，临床表现为反复晕厥，心电图提示广泛缺血改变，冠状动脉造影发现左主干开口狭窄，外科手术中发现升主动脉弥漫炎症累及左主干开口造成狭窄。另外 1 例为 24 岁女性大动脉炎患者发生不稳定心绞痛，冠状动脉造影发现左主干开口狭窄，其他外周动脉均没有受累表现。按照 1990 年美国风湿病学会的大动脉炎分类标准，需要符合 6 条诊断标准中的 3 条才能诊断大动脉炎，本例患者仅有两条符合（年龄小于 40 岁、动脉造影显示主动脉一级分支狭窄）。但是本例患者有外周动脉的轻度异常表现：患者超声提示双侧股总动脉内中膜增厚、模糊。对于青中年女性，没有任何明确心血管疾病危险因素的情况下出现以上异常表现，提示其外周动脉可能已经存在早期病变，只是还没有进展至明显的血管狭窄、扩张，所以所谓的"单纯"冠状动脉受累可能并不可靠，需要其他检查手段进一步明确有无动脉受累的早期表现。

新近研究发现应用磁共振血管造影（Magnetic Resonance Angiography，MRA）可以发现大动脉炎累及冠脉的早期表现，比如动脉管壁的增厚、水肿及血供增多等。Bracaglia 等报道一例 16 岁女性，以发热、背痛、乏力主要表现，查体发现心脏杂音。患者双上肢血压无差异，血沉明显增快，心脏超声发现主动脉根部增宽、主动脉瓣反流。MRA 显示升主动脉及降主动脉血管壁增厚、水肿，管腔明显增宽，临床诊断大动脉炎及主动脉瓣反流，给予激素、免疫抑制剂等药物治疗后患者症状明显好转。此例患者仅有 1990 年大动脉炎分类标准中的一条，但是其临床表现及治疗效果支持大动脉炎的诊断。

另外一个可以用于大动脉炎早期诊断的方法是 18F-氟脱氧葡萄糖正电子发射/计算机断层显像（18F-FDG PET/CT）。大动脉炎早期表现为受累血管壁局灶性或者弥漫性 18F-FDG 的摄取增高，尤其是对于活动期患者的敏感性和特异性更高。Tezuka 等分析了 40 例大动脉炎患者，应用 18F-FDG PET/CT 诊断活动期大动脉炎的敏感性和特异性分别为 92.6% 和 91.7%。

关于大动脉炎累及冠状动脉的治疗策略

大动脉炎患者冠状动脉受累尚无最佳治疗方案。除了基础的激素联合免疫抑制剂治疗以外，冠状动脉受累的患者往往需要再血管化治疗。但是大动脉炎患者往往已经出现锁骨下动脉或者乳内动脉狭窄，所以这类患者的左主干旁路移植术最常使用的是静脉桥血管。但是静脉桥血管的通畅时间十分有限，大大影响了旁路移植术的长远效果。所以进来越来越多的个案报道采用支架介入手术治疗。应用药物洗脱支架还有一个额外的优势，就是支架洗脱药物的局部抗炎症作用。目前已有多个病例报道显示了药物洗脱支架术后短期效果明显，但远期疗效尚不明确。部分病例支架术后很快出现再狭窄，个别病例反复发生再狭窄，最终采取外科搭桥手术治疗。

参 考 文 献

1. Cengel A, Tanindi A. Myocardial infarction in the young [J]. J Postgrad Med, 2009, 55 (4)：305-313.
2. Godoy P, Araújo SA, Paulino E, et al. Coronary giant cell arteritis and acute myocardial infarction [J]. Arq Bras Cardiol, 2007, 88 (4)：e84-87.

3. Soga T, Uemura S. Cardiovascular and the other complication followed with Kawasaki disease [J]. Nihon Rinsho, 2008, 66（2）：289-295.

4. Manzi S, Meilahn EN, Rairie JE, et al. Age-specific incidence rates of myocardial infarction and angina in women with systemic lupus erythematosus：comparison with the Framingham Study [J]. Am J Epidemiol, 1997, 145（5）：408-415.

5. Amano J, Suzuki A. Coronary artery involvement in Takayasu's arteritis. Collective review and guideline for surgical treatment [J]. J Thorac Cardiovasc Surg, 1991, 102（4）：554-560.

6. 张慧敏，孙腾，关婷等. 大动脉炎累及冠状动脉临床特点及预后分析 [J]. 中国循环杂志, 2012, 27（5）：349-352.

7. Endo M, Tomizawa Y, Nishida H, et al. Angiographic findings and surgical treatments of coronary artery involvement in Takayasu arteritis [J]. J Thorac Cardiovasc Surg, 2003, 125（3）：570-577.

8. Seguchi M, Hino Y, Aiba S, et al. Ostial stenosis of the left coronary artery as a sole clinical manifestation of Takayasu's arteritis：a possible cause of unexpected sudden death [J]. Heart Vessels, 1990; 5（3）：188-191.

9. Kihara M, Kimura K, Yakuwa H, et al. Isolated left coronary ostial stenosis as the sole arterial involvement in Takayasu's disease [J]. J Intern Med, 1992, 232（4）：353-355.

10. Arend WP, Michel BA, Bloch DA, et al. The American College of Rheumatology 1990 criteria for the classification of Takayasu arteritis [J]. Arthritis Rheum, 1990, 33（8）：1129-34.

11. Bracaglia C, Buonuomo PS, Campana A. et al. Early diagnosis of pediatric Takayasu arteritis（TA）not fullfiling the ACR criteria [J]. Clin Exp Rheumatol, 2009, 27（1 Suppl 52）：S140.

12. Tezuka D, Haraguchi G, Ishihara T, et al. Role of FDG PET-CT in Takayasu arteritis：sensitive detection of recurrences [J]. JACC Cardiovasc Imaging, 2012, 5（4）：422-429.

13. Araszkiewicz A, Prech M, Hrycaj P, et al. Acute myocardial infarction and rapid development of coronary aneurysms in a young woman-unusual presentation of Takayasu arteritis [J]. Can J Cardiol, 2007, 23（1）：61-63.

14. Amano J, Suzuki A. Coronary artery involvement in Takayasu's arteritis. Collective review and guideline for surgical treatment [J]. J Thorac Cardiovasc Surg, 1991, 102（4）：554-560.

15. Furukawa Y, Tamura T, Toma M, et al. Sirolimus-eluting stent for in-stent restenosis of left main coronary artery in takayasu arteritis [J]. Circ J, 2005, 69（6）：752-755.

16. Punamiya K, Bates ER, Shea MJ, et al. Endoluminal stenting for unprotected left main stenosis in Takayasu's arteritis [J]. Cathet Cardiovasc Diagn, 1997, 40（3）：272-275.

17. Lee K, Kang WC, Ahn T, et al. Long-term outcome of drug-eluting stent for coronary artery stenosis in Takayasu's arteritis [J]. Int J Cardiol, 2010, 145（3）：532-535.

18. Jun Tanigawa, Masaaki Hoshiga, Motomu Tsuji, et al. Recurrent Coronary In-Stent Restenosis in Takayasu's Arteritis [J]. Intern Med, 2012, 51：3443-3444.

病例27 年轻女性，反复心绞痛，左主干次全闭塞

视 点

本例为一27岁女性，因"急性冠脉综合征合并低血压"急诊入院，冠状动脉造影提示左主干次全闭塞和右冠脉开口病变。经检查发现患者低血压为上肢动脉狭窄造成的"无脉征"。结合患者主动脉、冠状动脉、颈动脉和锁骨下动脉受累的情况以及高炎症状态，明确诊断为多发性大动脉炎。患者心脏发病前有长期发热、盗汗病史，考虑为结核感染，而结核是诱发血管炎的重要因素。经过充分的控制炎症后，患者的冠脉缺血和心绞痛仍然反复发生，遂在左主干置入一枚药物涂层支架，达到即刻缓解的效果，但是长期随访患者仍然反复发生再狭窄。

病历摘要

患者，女，27岁，公务员。因"间断乏力、盗汗、发热1年，胸痛、心悸3个月"入院。1年前患者无诱因逐渐出现乏力、食欲缺乏、盗汗，伴后背酸痛，查血常规：WBC $11.03 \times 10^9/L$，NEUT% 85.5%，PLT $393 \times 10^9/L$，Hb 91g/L。肝肾功正常；hsCRP 51.65mg/L，ESR 62mm/h；免疫球蛋白及补体正常；ANA19项：ANA-IF（＋）N1：80。胸部平扫及腹盆增强CT未见明显异常。超声心动：未见明显异常，LVEF 66%，未进一步诊治。此后患者间断出现发热，辗转多家医院行病毒、细菌以及真菌病原学检查（－），行支气管镜：双侧主支气管黏膜散在颗粒样小结节，病理可见肉芽组织形成，结核杆菌qPCR阳性，胸部CT渐出现索条渗出影，诊断为肺结核，予以抗结核治疗，患者乏力、盗汗、背痛、咳嗽、咳痰逐渐缓解。3个月前患者外院住院期间突发胸骨后压榨样疼痛，伴胸闷、大汗，ECG示Ⅰ、Ⅱ、aVL、$V_3 \sim V_6$导联ST段压低及T波倒置；心肌酶：CKMB-mass 1.84g/L，含服硝酸甘油5分钟后症状缓解，诊断"心肌炎"，予辅酶Q10等营养心肌治疗，但患者仍间断胸痛。2天前患者再次出现胸痛，来我院急诊测左上肢血压88/46mmHg，右上肢血压测不出，心电图提示：Ⅰ、Ⅱ、Ⅲ、aVL、aVF、$V_2 \sim V_6$导联ST段压低及T波倒置，aVR导联ST段抬高0.1mv（图1），心肌酶：CKMB-mass 16.1→34μg/L（约30h达峰），

cTnI 2.272→5.022μg/L；NT-proBNP 3172→9959pg/ml。诊断急性冠脉综合征并行冠脉造影（图 2），提示左主干次全闭塞，RCA 开口狭窄 70%，右冠脉向左冠脉系形成了充分的侧支循环。

既往史：否认高血压、糖尿病、家族性高脂血症以及家族类似疾病病史。发病以来饮食、睡眠较差，体重下降 10 千克。

检查

查体　右上肢血压测不出，左上肢血压 85/50mmHg，左下肢血压 120/60mmHg，心率 100 次/分，双肺呼吸音稍低，未及干湿性啰音。心律齐，各瓣膜听诊区未闻及明显杂音。双颈动脉、锁骨下动脉及肩胛间胸主动脉旁均可闻及血管杂音，双股动脉、肾动脉、髂动脉、腹主动脉未闻及杂音。双侧桡动脉搏动较弱，右侧桡动脉搏动基本消失。双足背动脉搏动良好、对称，双下肢无明显水肿。

实验室检查：血常规：血白细胞 11.03×10⁹/L，血红蛋白 91g/L，血小板 393×10⁹/L。尿常规、便常规正常。肝肾功能及电解质：ALT 8U/L，K 3.0mmol/L，Cr 30μmol/L，TC 4.63mmol/L，HDL-C 0.86mmol/L，LDL-C 2.95mmol/L，TG 1.69mmol/L；炎症指标：ESR 101mm/h，hs-CRP 72.59mg/L。ANA、ANCA（-）；免疫球蛋白及补体水平正常，甲状腺功能正常。

影像学检查

胸痛时心电图改变见图 1，胸痛缓解后 ST-T 改变明显改善。

冠状动脉造影影像见图 2，因当时患者症状缓解，而原发病病因未明，考虑介入治疗风险大、获益小，未即刻介入处理。

超声心动图（症状缓解期）：心脏各房室内径正常，各瓣膜形态和结构正常，无心包积液，心脏收缩室壁运动未见明显异常，LVEF 60%。

外周动脉超声：右侧颈动脉管壁局限性增厚，血流速度增高，右侧锁骨下动脉管壁节段性增厚，血流缓慢，考虑大动脉炎改变不除外。

胸部 CT（图 3）：双肺见多发片状高密度及小结节影，以双上肺、右中肺及双下肺背段为著，沿支气管血管束分布。升主动脉、主动脉弓及胸主动脉、右侧头臂干、左侧颈总动脉及锁骨下动脉起始处、主肺动脉管壁增厚毛糙，符合大动脉炎表现。呼吸科会诊肺部影像考虑大动脉炎累及肺动脉。

¹⁸FDG-PET-CT 重建（图 4）：升主动脉、主动脉弓及部分分支、部分降主动脉、双侧腋动脉管壁弥漫摄取 18F-FDG 增高，肺动脉及其部分分支，冠状动脉左主干及右冠状动脉受累，考虑动脉壁炎症。

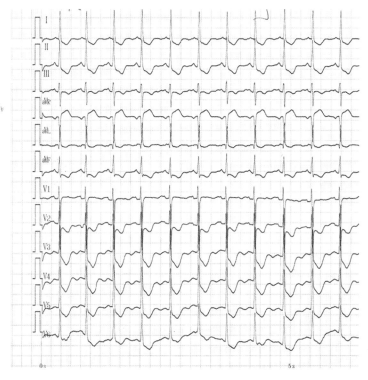

图1 胸痛发作时心电图

窦性心律，心率102次/分，Ⅰ、Ⅱ、Ⅲ、aVL、aVF、V2~V6导联ST段压低及T波倒置，aVR导联ST段抬高

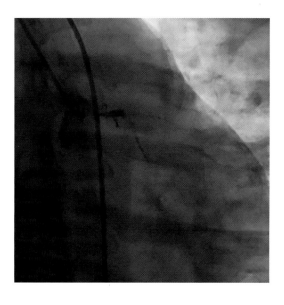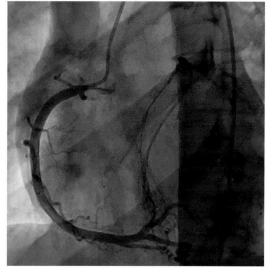

图2 冠状动脉造影

左图：左主干次全闭塞，TIMI血流Ⅰ级；右图：右冠开口狭窄70%，右冠脉远段至左冠脉形成明显侧支循环供应前降支与回旋支

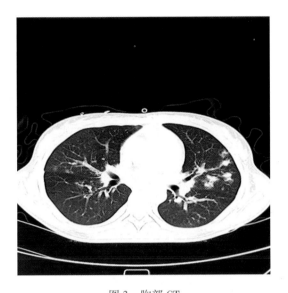

图 3　胸部 CT

示双肺见多发片状高密度及小结节影，以双上肺、右中肺及双下肺背段为著，沿支气管血管束分布

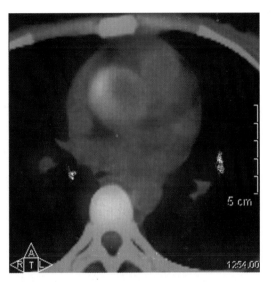

图 4　升主动脉壁显著增厚且代谢活性增加，冠状动脉左主干开口受累

治疗经过

患者入院以后立即进行多专业组会诊：①心内科。予以阿司匹林+氯吡格雷双重抗血小板及低分子肝素抗凝，静脉硝酸甘油控制心绞痛症状，应用 ARB+β 受体阻滞剂并逐渐加量（以下肢动脉作为血压耐受性评估）。②风湿免疫科。诊断多发性大动脉炎，予以甲强龙 80mg/d+环磷酰胺 200mg，隔天一次静脉输注。③呼吸科。肺内病变为多发性大动脉炎累及肺血管，并非结核活动病灶。④感染科。根据病史及外院检查结果，可以考虑结核，目前拟加用大剂量糖皮质激素，建议继续四联抗结核治疗。⑤心脏外科。患者年轻且炎症活动性显著，拟使用大剂量糖皮质激素，手术风险极大，不建议近期行旁路移植术。患者在入院后 6 周时间内重点在于其原发病的治疗，2 周后激素减量至甲强龙 40mg/d 时患者 ESR 及 hsCRP 再次显著升高，予以甲强龙 1g/d 冲击 3 天，继续维持环磷酰胺同时加用来氟米特 20mg/d，ESR 及 hsCRP 短期下降后再次反弹，经免疫科专业组查房讨论使用托珠单抗（重组人源化抗人 IL-6 受体抗体）静脉输注，患者炎症指标逐渐恢复至正常，同时复查胸部 CT 提示肺内病变明显好转。在此期间，患者心绞痛反复发作，吃饭、排便等轻微动作即可诱发，应用硝酸酯类药物有效。最终与家属充分沟通并且炎症指标控制正常的情况下予以冠脉左主干介入治疗，术前冠脉造影示右冠脉开口狭窄程度略好转，术中冠状动脉内超声（IVUS）发现患

者左主干血管壁结构严重破坏，丧失其正常内膜、内弹力膜、中膜等结构（图5），充分扩张后仍有显著即刻回缩，遂置入一枚药物涂层支架（图6），左冠脉血流恢复，患者术后症状明显缓解，积极康复锻炼，体重增加，病情平稳后出院。出院后定期风湿免疫科随诊并输注托珠单抗，长期使用环磷酰胺。

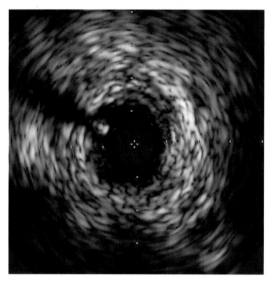

图5　球囊扩张后的左主干血管内超声（IVUS）

左主干管壁正常的分层结构破坏，内膜及中膜增厚呈洋葱圈样结构

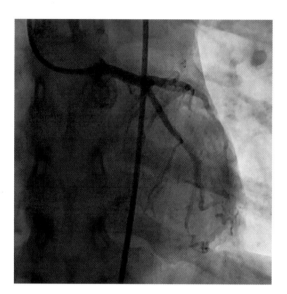

图6　左主干置入支架

左主干部位置入一枚4.0mm×15mm药物涂层支架后，左冠脉血流恢复

年轻女性急性冠脉综合征的鉴别诊断

患者因胸痛初到我院急诊时，医生对其既往病史并不了解，首要发现是病人有胸痛、心电图广泛导联的ST-T改变（aVR导联ST段抬高），以及多次查血压只有60/30mmHg，其鉴别诊断考虑以下几个方面：

急性冠脉综合征合并心源性休克： 患者符合经典的急性冠脉综合征，包括症状、胸痛发作和缓解后心电图动态变化，以及后续回报的心肌酶检查结果。但最重要的是患者的年龄和性别发生冠心病的可能性极低，所以我们要考虑非动脉粥样硬化因素导致的ACS。实际上，如果病人是家族性高胆固醇血症患者，完全可以在这个年龄段发生严重的动脉粥样硬化。另一方面，冠状动脉的炎症（常见的自身免疫性血管炎如大动脉炎、系统性红斑狼疮、结节性多动脉炎、梅毒性冠状动脉炎以及川崎病）亦能造成冠状动脉严重受累。还有一种少见但是非常重要的情况是主动脉夹层破裂累及冠状动脉开口，其表现符合典型的急性冠脉综合征，但是处理方式截然不同。

急性心肌炎伴心脏泵功能衰竭：年轻女性出现胸痛合并心电图改变还需要警惕急性心肌炎，尤其是既往有发热病史的患者。本患者有多处不支持点：①病程过长。患者的盗汗、发热近 1 年时间，胸痛亦间断发作有 3 个月时间，心肌炎作为自限性疾病，胸痛很少能持续这么长时间，而且即便逐渐发展成为扩张型心肌病，超声心动亦容易鉴别。②胸痛不典型。患者胸痛非持续性，应用硝酸酯类药物很快缓解。③心电图表现不支持。急性心肌炎的心电图改变多为广泛导联的 ST 段压低或弓背向下抬高，但很少能在数分钟内缓解，与本例不符。

心包炎伴心脉压塞：慢性心包炎，尤其是结核性心包炎可以造成长期发热、盗汗、胸痛和心电图改变，如果出现大量心包积液可以引起心脉压塞造成低血压。一般急性心包炎可以造成广泛导联 ST 段抬高，大量心包积液可以造成肝大和颈静脉怒张。本患者无上述表现，通过超声心动可以除外。

多发性大动脉炎累及冠状动脉的诊断和治疗

多发性大动脉炎（takayasu's arteritis，TA）是一种累及大动脉管壁的慢性血管炎，可以造成血管腔的狭窄或闭塞，引起相应供血器官的损害。流行病学资料显示女性显著多见（80%～90%），日本、韩国、中国等东亚或东南亚国家发病率显著高于欧美国家。根据病变部位的不同，TA 分为四种类型：①头臂动脉型：常造成颈动脉、椎动脉以及锁骨下动脉的狭窄和闭塞。②胸-腹主动脉型：引起主动脉缩窄、肾动脉狭窄等，容易造成上肢高血压、下肢无力以及主动脉瓣关闭不全和肾脏萎缩。③混合型：同时具有头臂动脉和胸-腹主动脉受累的表现。④肺动脉型：引起肺动脉狭窄和/或闭塞，造成肺动脉高压和右心衰。

TA 的诊断是一种临床诊断，主要根据患者的临床症状和体征，同时通过大血管超声或者增强 CT 的方式明确存在严重狭窄和/或闭塞的大动脉（主动脉及其一级分支），结合炎症状态（血沉和 CRP 升高）可以诊断。与常见的风湿免疫性疾病不同的是，TA 患者一般不具有明确的、有诊断意义的血清标志物。近年来新型影像技术如 PET-CT 在诊断 TA 以及判断 TA 活动性方面取得了显著的进展，即使是 ESR 和 CRP 正常的患者，如果 PET-CT 能够提示动脉壁具有高代谢活性，同样提示动脉的炎症活跃状态。

冠状动脉作为主动脉的一级分支，在 TA 病人中受累并不少见，有 10%～30% 的 TA 患者出现冠脉侵犯。TA 冠脉受累的主要表现为冠状动脉开口的狭窄、闭塞（>70%），少数病人可以有冠状动脉瘤样扩张或者冠脉受累节段跳跃式分布。对于多发性大动脉炎冠状动脉受累的患者，针对原发病和冠脉病变的治疗需要双管齐下。TA 原发病的治疗包括急性期应用大剂量糖皮质激素，同时加用环磷酰胺并逐渐达到足量以充分缓解病情，特殊免疫抑制药物（如托珠单抗）的应用前景良好，但还需要时间观察。冠状动脉受累情况下，选择保守治疗、介入治疗还是冠脉旁路移植术，目前尚缺乏明确的依据。介入治疗和冠脉旁路移植术对于即刻改善心肌缺血有显著效果，但是由于 TA 是血管壁的炎症，支架内或者血管吻合口出现再狭窄的概率很高（约50%），即使再扩张、再支架依然会反复再狭窄，有报道应用新一代药物涂层支架可能会降低再狭窄率，但是没有大样本的验证数据支持。因此，如何进行再血管化治疗需要采取个体化的方式，将介入和手术策略放在炎症控制良好后，并且仅限于冠脉病变严重威胁生命的情况下进行。实际上，通过针对TA原发病的治疗，本例患者右冠脉开口病变亦取得了明显好转。

其他可以引起冠状动脉受累的原发性血管炎

所有可以侵犯大血管的血管炎均可以造成冠状动脉受累。①一般主要造成大血管受累的血管炎还有结节性多动脉（PAN）和颞动脉炎（GCA）。前者年轻男性多见，常有皮肤网状青斑和睾丸疼痛，血管影像学检查可见内脏动脉狭窄、闭塞或扩张及动脉瘤，但是这不同于动脉粥样硬化或者肌纤维发育不良引起的表现。GCA主要是老年人发病，北欧人发病率高而中国人相对罕见，其表现为发热、头痛和视力下降，查体往往可以摸到颞动脉肿胀和僵硬。②可以侵犯大、中、小动脉的系统性红斑狼疮（SLE）和贝赫切特综合征亦可造成冠脉受累。中青年女性SLE患者心血管死亡率是同龄女性人群的40倍，其对冠状动脉的影响既有冠状动脉的炎症也有SLE本身促进早发动脉粥样硬化的因素，还包括SLE继发抗磷脂综合征引起冠脉内血栓形成。SLE累及冠脉的表现有时与动脉粥样硬化较难鉴别。贝赫切特综合征累及冠脉既可以有血管闭塞也可以造成冠脉扩张或冠状动脉瘤，同时常有主动脉窦或者根部受累，造成扩张和主动脉瓣关闭不全。

本例患者诊疗策略的思考

本例患者是一名青年女性，之前有长期发热、盗汗和乏力情况，ESR和hsCRP显著升高，诊断为结核感染病接受了抗结核治疗。心脏方面症状有3个月，由于对年轻女性发生冠脉病变的少见情况未重视，所以一开始被误诊为心肌炎。但是患者已经出现了周围血管杂音、右侧无脉等其他临床表现，因此结合影像学资料诊断多发性大动脉明确。需要注意的是，虽然血管炎的病因尚未明确，但是既往结核感染、病毒感染等是重要的血管炎引发因素。

患者的影像学检查很好地诠释了多发性大动脉的各项特点。血管超声提示动脉壁增厚和狭窄，PET/CT除了反映血管壁增厚以外，还明显提示大动脉血管壁的高代谢摄取状态，说明血管局部的炎症。冠脉造影提示左右冠脉开口的严重狭窄，符合经典的大动脉炎累及冠状动脉开口病变。新型的血管内超声（IVUS）技术可以看清楚这种结构是血管壁整体炎症浸润和结构破坏状态，而不是动脉粥样硬化斑块形成。使得我们对TA累及冠脉具有了更为深刻的了解。

本例患者的治疗是非常复杂的过程。从冠脉造影角度看，患者右冠脉对左冠脉有很好的侧支循环，所以我们判断可以有一定的时间先进行原发病的治疗。糖皮质激素和免疫抑制药物环磷酰胺的使用并不顺利，即使糖皮质激素冲击治疗亦没有控制病情，直到使用托珠单抗以后炎症指标才显著下降至正常。此刻再评估患者的心肌缺血情况，患者进食、排便等基本生活动作即引起心绞痛发作，持续卧床 2 个月，体重下降和肌肉萎缩明显，因此我们最终决定介入干预并取得了良好的即刻效果。在密切的随访过程中，病人经历了排卵后黄体破裂大出血不得不暂停 1 周的抗血小板药物，又出现心绞痛发现其左主干支架显著再狭窄，应用大直径后扩张球囊反复扩张，3 个月后患者冠状动脉再一次严重再狭窄，应用药物洗脱球囊扩张。目前一直在随访中。我们同时注意到其右冠脉开口病变是稳定的，在治疗原发病以后有部分缓解。

综上所述，对于 TA 累及冠状动脉开口病变我们要有一定的了解，而不是简单地认为年轻女性不会发生急性冠脉综合征。心血管医生除了分析专业疾病以外，要拓展思路，认真查体，从其他专业角度来分析疾病对心血管的侵犯情况。治疗策略的选择宜集思广益，充分学习借鉴国内外经验，尽量选择针对个体化的治疗策略。

参 考 文 献

1. Ohigashi H, Haraguchi G, Konishi M, et al. Improved prognosis of Takayasu arteritis over the past decade-comprehensive analysis of 106 patients. Circulation journal: official journal of the Japanese Circulation Society, 2012, 76: 1004-1011.

2. Rav-Acha M, Plot L, Peled N, et al. Coronary involvement in Takayasu's arteritis. Autoimmunity reviews 2007; 6: 566-571.

3. Mohan S, Poff S, Torok KS. Coronary artery involvement in pediatric Takayasu's arteritis: Case report and literature review. Pediatric rheumatology online journal, 2013, 11: 4.

第三节　真性红细胞增多症

病例 28　红细胞增多，反复心肌梗死

> ### 视　点
>
> 　　本例为一 44 岁的男性患者，既往有明确真性红细胞增多症病史，此次入院前发生明确急性下壁 ST 段抬高心肌梗死，冠脉造影可见右冠血栓病变，未介入治疗。入我院后因患者有消化道出血所以继续采取抗血小板、抗凝保守治疗，但仍出现前壁心肌梗死，造影证实左冠血栓，右冠闭塞。文献回顾发现此类患者无论介入治疗还是外科旁路移植术治疗均容易出现血栓形成，应慎重施行。本例提示：①对于存在基础血液系统高凝状态疾病的患者，要警惕冠脉血栓造成心肌梗死的风险；②对于此类存在高凝状态的心肌梗死患者，要慎重选择冠状动脉的再血管化治疗。

病历摘要

　　患者，男，44 岁。因"确诊真性红细胞增多症（PV）3 年，反复胸闷、胸痛 1 年，加重 5 个月"于 2013 年 11 月收入我院。患者 3 年前因左上腹痛、发热就诊于我院，诊断真性红细胞增多症、脾梗死、脾静脉血栓，JAK2 基因突变阳性，给予羟基脲、干扰素、阿司匹林等治疗，血红蛋白稳定于 150g/L。此后患者逐步出现区域性门脉高压、胃底静脉重度曲张。6 月前因 2 次上消化道出血，停用阿司匹林、羟基脲、干扰素等，给予抑酸、止血治疗，血红蛋白维持在 150g/L 左右。2013 年 5 月患者突发剧烈胸痛，心电图 Ⅱ、Ⅲ、aVF 导联 ST 段抬高，诊断急性 ST 段抬高型心肌梗死（下壁），当地医院行冠脉造影示左冠正常，右冠脉近段血栓，狭窄 60%，TIMI 血流三级，未置入支架（图 3、图 5）。此后患者仍反复发作胸闷、胸痛，自服氨酚咖匹林（阿司匹林 0.2268g，对乙酰氨基酚 0.136g，咖啡因 0.0334g）1 片，胸闷、胸痛减轻。近 1 月患者上 1 层楼或快走即可出现胸闷胸痛。病来精神、睡眠、饮食尚可，尿便如常，近 3 年体重减轻 10 千克。

既往史：患者 2009 年 12 月出现尿酸升高、痛风发作（累及双足第 1 跖趾关节），予"秋水仙碱、别嘌呤醇"后未再发作，但尿酸仍高；2013 年 5 月后因"上消化道出血"停用"拜阿司匹林、羟基脲、干扰素"，近期监测血红蛋白正常范围。2010 年腹部超声示"门静脉增宽"，2013 年 5 月腹部 CT 示"门静脉高压伴广泛侧支循环形成"，胃镜示"胃底静脉曲张"。

检查

查体：血压 120/75mmHg、心率 60 次/分；未见颈静脉充盈；心肺查体无殊；脾大，质韧无压痛；未见肝掌、蜘蛛痣，及腹壁静脉曲张；双下肢无水肿。

实验室检查：血常规未见明显异常（WBC $3.5 \sim 10.5 \times 10^9$/L，Hb145 $\sim$ 157g/L、HCT 46.3 $\sim$ 53.9%，PLT 159 $\sim$ 294 $\times 10^9$/L）。尿常规（-）。便 OB（+）×2、（-）×5。肝肾胰功、血脂、凝血基本正常，感染 4 项（-）心肌酶正常。免疫指标：AECA（+）1∶10，ANA、抗 dsDNA 抗体、ANCA（-）。肿瘤指标：基本未见异常。胸部 HRCT：右肺下叶、左肺上叶舌段索条影，左肺上叶舌段肺大疱，双侧胸膜局部增厚。腹主动脉超声：腹主动脉粥样硬化伴斑块形成。ECG：Ⅱ、Ⅲ、aVF 导联病理性 Q 波。UCG：LVEF 74%，左室下后壁中部运动减弱；易栓症方面，HCY 不高（9.4μmol/L），PC、PS、AT Ⅲ、aPC 抵抗未见明显异常，aPL、LA（-）。真性红细胞增多症方面，骨髓穿刺：增生活跃，成熟中性粒细胞胞质可见中毒颗粒；红系中幼红细胞比例增高，红细胞排列紧密，间隙减小，可见个别"泪滴"样红细胞；巨核细胞不少，可见单圆、双圆、多圆巨核细胞，血小板不少，可见巨大血小板。骨髓活检：造血组织略增多；造血组织中粒红比例大致正常；巨核细胞易见；未见明确骨髓纤维化改变。免疫组化：CD15（+）、CD20（散在+）、CD3（散在+）、CD79α（-）、MPO（+）；网织纤维（+）。肝纤维化三项（-）；腹部超声：无明显肝硬化表现，门静脉稍增宽（1.4 $\sim$ 1.5cm），脾大、回声不均；腹部静脉超声：脾静脉显示不清不除外脾静脉血栓伴侧支循环形成，门静脉、肠系膜上静脉、肝静脉、下腔静脉未见异常。腹部增强 CT：巨脾、脾梗死；脾静脉闭塞伴多发侧支循环形成，胃底静脉曲张明显；门静脉主干及右支略增宽。

治疗经过

入院后予波立维 75mg/d 抗栓，及抗动脉粥样硬化、抗心绞痛治疗；同时抑酸、保护消化道黏膜防消化道出血。患者间断发作胸痛、胸闷，与饮食、活动、胸壁运动、体位、昼夜、情绪、气温变化无明确关系。复查心肌酶（-），多次 ECG 无动态变化，予 NSAID 类（吲哚美辛）药物治疗可缓解。心脏内科全科查房：心肌缺血不能解释胸痛全貌。真性红细胞增多症行冠状动脉支架置入术后血栓形成概率很高，暂不予冠脉造影及支架置入术。心理医学科会诊：焦虑抑郁状态，可能加重症状，加用罗拉 0.5mg，一天 3 次、阿普唑仑每晚 0.4mg、艾拉法辛 150mg/d。患者胸闷、胸痛症状有所改善。

为明确胃底静脉曲张程度以指导后续抗栓治疗，停用波立维 7 天后，2013 年 12 月 11 日于局麻下行胃镜：胃底可见明显曲张静脉，直径 10mm，可见红色征，考虑胃底孤立性静脉曲张（重度）。当日下午患者开始出现静息下胸闷、胸痛，查 ECG 胸前导联（V1～V6）T 波高尖且有动态演变，心肌酶逐渐升高（cTnI 0.239→2.640μg/L↑），考虑 NSTEMI（前间壁）、累及 LAD 可能，予吸氧、通便、抬高床头，硝酸酯类（硝酸甘油，异山梨酯）抗心绞痛，重新加用波立维 75mg/d 抗血小板及速碧林 4100U 每 12 小时皮下注射抗凝；为防止消化道出血，予流食、口服药研碎、加强抑酸（埃索美拉唑 40mg，每 12 小时静脉注射）；间断予镇痛药（哌替啶、吗啡、曲马多）胸闷、胸痛可缓解，复查 ECG 未见明显变化，cTnI 稳定于 2.142～3.205μg/L，考虑患者病情稳定、消化道出血风险大，12 月 16 日停速碧林。12 月 17 日中午患者胸痛加重，NRS 8～9 分，伴大汗、恶心及呕吐少量胃内容物，复查 ECG 示新发右束支传导阻滞，V1～V4 导联 ST 段压低 0.05～0.2mV、T 波双向、低平、倒置，心肌酶明显升高（cTnI 3.152→9.839μg/L↑），考虑再次出现 NSTEMI，向患者及家属充分交代出血风险后加用磺达肝癸钠 2.5mg 每天皮下注射，抗凝治疗。此后患者仍有间断胸痛、胸闷，硝酸甘油加量至 140μg/min，并予多瑞吉 4.2mg 外贴症状仍然间断再发；考虑 NSTEMI 基础上合并有冠状动脉痉挛可能，加用合贝爽 90mg 每 12 小时。2013 年 12 月 31 日查 UCG：LVEF 38%（单平面法）、58%（Teich 法），左室收缩功能减低，室间隔中下段及心尖部无运动，左室前壁及下后壁中下段运动明显减低，左心增大、二尖瓣轻度关闭不全。心脏内科全科查房：患者前壁 STEMI 较为明确，需行冠状动脉造影明确冠状动脉病变性质、程度、累及范围。冠状动脉造影：RCA 完全闭塞，LAD 近段血栓形成、狭窄 95%。考虑患者冠脉血栓明确，向患者及家属充分交代出血风险后加用拜阿司匹林 100mg/d 抗血小板，将磺达肝癸钠改为肝素 750～1000U/h 泵入抗凝，后改为华法林抗凝，监测 INR 2～3 之间。患者胸闷、胸痛较前缓解出院。

影像学检查

腹部 CT 示脾梗死及胃底多发静脉曲张（图 1）
胃镜见胃底重度静脉曲张，可见红色征（图 2）
入院前外院造影显示右冠近段血栓影，局部狭窄最重 60%（图 3）
入院后造影显示右冠近段完全闭塞（图 4）
入院前造影显示左前降支大致正常（图 5）
入院后造影显示左前降支近段弥漫血栓（图 6）

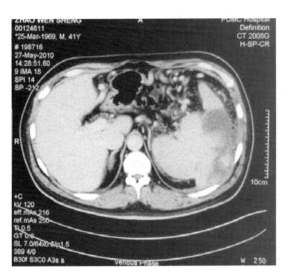

图 1　腹部 CT

注：脾梗死（横箭头）及胃底多发静脉曲张（竖箭头）

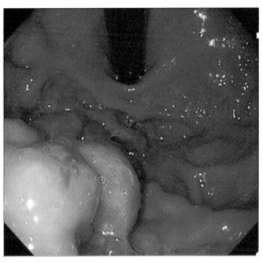

图 2　胃镜见胃底重度静脉曲张

注：可见红色征（箭头）

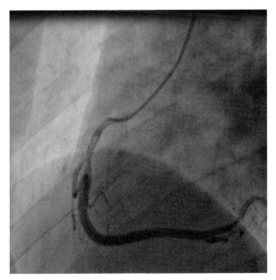

图 3　外院冠脉造影

注：右冠造影显示右冠近段血栓影，狭窄 60%

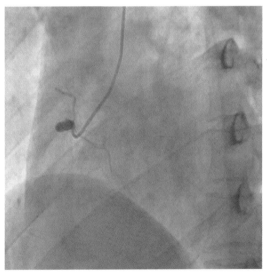

图 4　入院后冠脉造影

注：右冠造影显示右冠近段完全闭塞

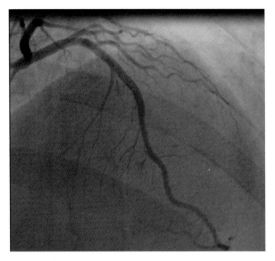 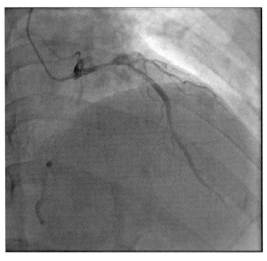

图5　左前降支冠脉造影

注：左冠造影显示左前降支大致正常

图6　入院后左前降支冠脉造影

注：左冠造影显示左前降支近段弥漫血栓，狭窄90%

关于真性红细胞增多症

真性红细胞增多症（polycythemia vera，PV）是一种发病率较低的骨髓增殖性疾病，临床表现为以红细胞增多为主的两系或三系血细胞增多，由于血容量增多、血液黏滞度增高、出凝血功能障碍，易致血栓形成，尤以四肢、脑、冠状动脉、门脉、脾为多见。2005年，《Nature》首次报道了与PV发生密切相关的点突变——JAK2V617F，随后的大规模基础研究和临床试验进一步证实和完善了这一重要发现。2007年，世界卫生组织（WHO）推出了最新的PV诊断标准，将JAK2基因相关突变列为两条主要标准之一。

Pearson JS等于1949年报道了首例PV合并急性冠脉综合征（acute coronary syndrome，ACS）的病例，近年来国内也有个案报道；此类患者临床表现常常不典型，病情转归多种多样，缺乏公认的治疗手段，是临床工作中棘手的问题。

关于PV合并ACS的发生率和危险因素

PV合并ACS并非少见。欧洲低剂量阿司匹林协作组（European collaboration study on low-dose aspirin in polycythemia，ECLAP）对1638例PV患者平均随访2.7年，结果显示由于血栓形成导致的心血管事件发生率为每年5.5%，其中急性心肌梗死（acute myocardial infarction，AMI）的发生率为每年0.32%；总体死亡率为每年3.7%，其中心血管疾病死亡事件占40%。白洁等[8]总结了185例PV病例，发现血栓栓塞事件发生率为44.3%，其中发生在冠状动脉的血栓栓塞事件占 20%。2008 年 1 月至 2013 年 12 月，我院共收治 PV 病例 51 例，其中合并 ACS 的 2 例，占 3.92%。

PV 患者发生冠状动脉血栓栓塞的危险因素有很多，除了年龄、性别、吸烟、糖尿病、高脂血症等冠心病常见的危险因素外，不少研究指出 JAK2V617F、PV 确诊时白细胞数值是独立的危险因素。Sandra Malak 等对 93 个家族性骨髓增生性疾病家系（其中包含 97 个 PV 病例）进行了平均 12 年的随访，发现 JAK2V617F 突变阳性的 PV 患者血栓栓塞事件发生率与 JAK2V617F 突变阴性组有显著的统计学差异（分别为 37% 和 19%）。Landolfi 等对比了确诊时 WBC>15×10^9/L 以及 WBC<10×10^9/L 两组 PV 病人发生 AMI 的风险，结果显示白细胞高的病人对比白细胞低的病人发生 AMI 的风险比（HR）为 2.27（$P<0.049$）。Marina Marchetti 和 Anna Falanga 对此给出了可能的分子生物学解释：JAK2V617F 突变阳性的 PV 患者克隆性增殖而来的血细胞不仅数量增多，而且伴有功能障碍；结构和功能异常的白细胞和血小板可以刺激机体产生蛋白水解酶（如弹性蛋白酶 elastase 等）及活性氧分子（reactive oxygen specie，ROS），干扰机体正常的凝血机制。此外，欧洲低剂量阿司匹林协作组研究结果显示年龄大于 65 岁及既往血栓病史是 PV 患者发生血栓事件的独立危险因素[7]。

PV 合并 ACS 的临床特征

PV 合并 ACS 患者相较于动脉粥样硬化导致的 ACS 患者，有其独特的临床特征。临床表现方面，PV 合并 ACS 患者多为不典型的心绞痛，疼痛的部位多为左上胸部、心前区、剑突下等，疼痛的性质多为闷痛或性质难以描述，舌下含服硝酸甘油的效果不确定、不恒定；国内外有文献报道，个别病例甚至以 AMI 起病。

从血管病变的角度来看，传统的动脉粥样硬化性心脏病患者多有高血压、糖尿病、高脂血症等诸多冠心病危险因素，冠脉造影往往可以见到动脉粥样硬化斑块，犯罪血管为中重度以上的狭窄。而真性红细胞增多症合并 ACS 的患者，往往没有很多的冠心病危险因素，冠脉造影往往可见冠脉内血栓形成，其他部位血管光滑，无明显的动脉粥样硬化表现。

病理学方面，国外有文献报道，PV 合并 ACS 患者的冠状动脉内可见大量血栓或微血栓形成，并且以富含纤维蛋白的红血栓为主；此外，有个案报道，PV 合并 ACS 患者尸检可见冠状动脉内膜增生。本例患者的两次冠脉造影均可见大量血栓，提示其发病机制与真性红细胞增多症密切相关。

关于 PV 合并 ACS 的临床处理策略

PV 由于其造血功能异常，同时具有较高的血栓形成和出血的风险，这给 PV 合并 ACS 患者的治疗带来了极大的挑战；关于 PV 合并 ACS 患者的临床干预，目前尚无公认的可靠方案，大多基于病情特点、患者意愿以及所能获得的医疗资源，给予个体化治疗。PV 合并

ACS 患者的治疗主要包括以下四个方面：①原发病 PV 的控制。②冠心病危险因素的管理。③抗血栓与出血风险的平衡。④再血管化治疗方式的个体化选择。

原发病 PV 的控制，对患者的治疗和预后有重要的影响，PV 合并 ACS 的患者，如果伴有一系或多系血细胞明显升高的，推荐在一般状况基本稳定的前提下，给予静脉放血、羟基脲治疗等对症处理，将血细胞比容控制在 45% 以下，并积极控制其他两系血细胞的升高。C. FrancisWu 等曾报道一例以 AMI 起病的 PV 患者，经静脉放血、冠心病二级预防治疗及对症支持后，症状完全缓解出院的病例。

PV 患者出血凝血的平衡，是临床工作中棘手的难题，低剂量阿司匹林（100mg/d）已经被证明可以较安全地应用于既往无出血事件且不合并其他临床状况的 PV 患者；普通肝素相比于低分子肝素，由于其半衰期短更易于调整和控制，被认为更适合用于此类患者的对症治疗中；国外有文献报道，PV 合并 ACS 患者在成功施行冠状动脉旁路移植术（coronary artery bypass graft，CABG）后，可在严密监测的条件下使用华法林（与阿司匹林、氯吡格雷双联抗血小板同时使用），并保持 INR 为 2.0~3.0。对本例患者这样既往有消化道出血病史，影像学和胃镜提示有脾梗死、门脉高压、胃底静脉重度曲张并发生 ACS 时，其出血凝血的平衡变得十分困难。低剂量（100mg/d）阿司匹林的使用已经被证明明显增加这类患者的再出血发生率；部分文献提出的超低剂量（40mg/d）阿司匹林在这类患者中使用的安全性和有效性尚未获得共识；而其他抗血小板药物、新型抗凝药物在这类患者中的使用尚无可靠的文献报道。本例患者在发生消化道出血后，外院将阿司匹林换成氯吡格雷，患者未再出现消化道出血，但 ACS 反复发作，迫使我们在加强胃肠道保护（质子泵抑制剂+胃黏膜保护剂）的基础上，逐渐加强抗血小板及抗凝力度，尤其是在第二次冠脉造影证实冠脉血栓进展后，我院多科查房后决定给予超常规的双重抗血小板加华法林抗凝的联合治疗（具体为：阿司匹林 100mg 加氯吡格雷 75mg 及普通肝素抗凝过渡至华法林抗凝，监测 INR 在 2.0~3.0），患者病情逐渐好转。

PV 患者由于血栓形成堵塞冠状动脉，导致心肌缺血、梗死，及时给予恰当的冠脉再血管化治疗，对于挽救患者的生命，降低病死率、致残率，提高患者的生存质量至关重要。溶栓、PCI、冠状动脉旁路移植术（CABG）是三种常用的冠脉再血管化治疗方法。溶栓用于 PV 合并 ACS 患者，由于术后常合并致死性的出血事件或心源性休克等，目前已不作为首选。PV 合并 ACS 患者，如果出现多支病变或难以实施 PCI 的复杂病变，可以考虑行 CABG 治疗；Oz B S 等报道了两例发生多支病变的 PV 合并 ACS 患者，在经过静脉放血控制原发病、冠心病二级预防治疗稳定一般情况后，顺利实施了 CABG，术后给予阿司匹林、氯吡格雷、华法林三联抗血栓治疗，病情稳定后复查冠脉造影提示冠状动脉及桥血管血流通畅，手术获得预期目的。然而，CABG 应用于此类患者风险极高，术中及术后容易出现心源性休克、动静脉血栓形成、猝死等严重并发症，Lima B 等曾报道一例三支病变的 PV 合并 ACS 的病例，该患者在行 CABG 过程中心房和心室内血栓形成，术后出现下肢深静脉血栓，病情逐步恶化，抢救无效死亡。所以 PV 合并 ACS 患者实施 CABG 手术，死亡风险高且难以预料，应谨慎选择。

PCI 用于 PV 合并 ACS 患者，相比溶栓治疗有更确切的疗效，相比 CABG 对患者的创伤更小，但这类患者行 PCI 有较高的支架内血栓形成的风险，甚至有个案报道反复发生多次支架内血栓及股动脉鞘管内血栓形成的病例。提醒我们对于这类患者应该慎重进行 PCI 手术，在术前、术中、术后均应采取合理和积极的抗血小板、抗凝治疗。

本例患者治疗策略的思考

对于 PV 合并 ACS 这样临床罕见，且没有明确循证医学指南指导临床治疗的患者，我们认为应该结合每个患者的具体临床表现、冠脉造影特点以及合并症情况，给予个体化治疗。本例患者冠脉病变以血栓形成为主，同时合并有脾梗死、脾静脉血栓及闭塞、区域性门脉高压、胃底静脉重度曲张、上消化道出血，临床处理十分棘手；这就要求临床医生不断根据病情变化调整治疗方向，不断在消化道出血和冠状动脉血栓之间寻找平衡点，随着患者冠状动脉血栓的进展，逐渐增加抗血小板及抗凝力度，以尽量减少冠状动脉及其他血管反复血栓形成的风险。同时应明确了解并认识到此类患者的高凝状态和血栓风险，着重于药物治疗为主，不能轻易地进行介入治疗，以避免不良后果。

参 考 文 献

1. 白洁，邵宗鸿. 真性红细胞增多症造血干祖细胞生物学特征的研究进展 [J]. 中华内科杂志，2002，40：140-144.

2. James C，Ugo V，Le Couedic JP，et al. A unique clonal JAK2 mutation leading to constitutive signaling causes polycythaemia vera [J]. Nature，2005，434：1144-1148.

3. Tefferi A，Thiele J，Orazi A，et al. Proposals and rationale for revision of the World Health Organization diagnostic criteria for polycythemia vera，essential thrombocythemia，and primary myelofibrosis：recommendations from an ad hoc international expert panel [J]. Blood，2007，110（4）：1092-1097.

4. Pearson JS，Noertker JF. Polycythemia vera with coronary occlusion and myocardial infarction：report of a case treated with anticoagulants. W V Med J，1949，45（3）：65-68

5. 公绪合，丁彦春，李向东，等. 家族性真性红细胞增多症合并急性心肌梗死二例 [J]. 中华临床医师杂志（电子版）ISTIC，2011，5（21）.

6. 石纪萍. 以急性心肌梗死为首次发病的真性红细胞增多症一例 [J]. 内蒙古医学杂志，2011，43（9）：1091-1091.

7. Finazzi G. A prospective analysis of thrombotic events in the European collaboration study on low-dose aspirin in polycythemia（ECLAP）[J]. Pathologie Biologie，2004，52（5）：285-288.

8. 白洁，邵宗鸿，井丽萍，等. 185 例真性红细胞增多症的临床分析 [J]. 中华血液学杂志，2002，23（11）：578-580.

9. De Stefano V，Za T，Rossi E，et al. Recurrent thrombosis in patients with polycythemia vera and essential thrombocythemia：incidence，risk factors，and effect of treatments [J]. Haematologica，2008，93（3）：

372-380.

10. Malak S, Labopin M, Saint-Martin C, et al. Long term follow up of 93 families with myeloproliferative neoplasms: life expectancy and implications of JAK2^{V617F} in the occurrence of complications [J]. Blood Cells, Molecules, and Diseases, 2012, 46: 52-55.

11. Landolfi R, Di Gennaro L, Barbui T, et al. Leukocytosis as a major thrombotic risk factor in patients with polycythemia vera [J]. Blood, 2007, 109: 2446-2452.

12. Marchetti M, Falanga A. Leukocytosis, JAK2V617F mutation, and hemostasis in myeloproliferative disorders [J]. Pathophysiology of haemostasis and thrombosis, 2009, 36 (3-4): 148-159.

13. Gouri A, Yakhlef A, Dekaken A, et al. Acute myocardial infarction revealing a polycythemia vera [C] Annales de Biologie Clinique, 2012, 70 (4): 489-491.

14. Wu C F, Armstrong G P, Henderson R A, et al. Polycythaemia vera presenting as ST-elevation myocardial infarction [J]. Heart, Lung and Circulation, 2005, 14 (1): 51-53.

15. Venegoni P, Schroth G. Myocardial infarction and polycythemia vera: how should we treat it [J].? Catheterization and cardiovascular diagnosis, 1994, 32 (3): 259-261.

16. Hermanns B, Handt S, Kindler J, et al. Coronary vasculopathy in polycythemia vera. Pathol Oncol Res, 1998, 4: 37-39.

17. Rossi C, Randi M L, Zerbinati P, et al. Acute coronary disease in essential thrombocythemia and polycythemia vera [J]. Journal of internal medicine, 1998, 243 (7): 49-53.

18. Passamonti F. How I treat polycythemia vera [J]. Blood, 2012, 120 (2): 275-284.

19. Tefferi A. Polycythemia vera and essential thrombocythemia: 2012 update on diagnosis, risk stratification, and management [J]. American journal of hematology, 2012, 87 (3): 284-293.

20. Wu C F, Armstrong G P, Henderson R A, et al. Polycythaemia vera presenting as ST-elevation myocardial infarction [J]. Heart, Lung and Circulation, 2005, 14 (1): 51-53.

21. Landolfi R, Marchioli R, Kutti J, et al. Efficacy and safety of low-dose aspirin in polycythemia vera. N Engl J Med, 2004, 350: 114-124.

22. Oz B S, Asgun F, Akay H T, et al. Anticoagulation after coronary artery surgery in patients with polycythemia vera: report of two cases [J]. Journal of cardiac surgery, 2007, 22 (5): 420-422.

23. Spivak JL. Polycythemia vera: myths, mechanisms, and management. Blood 2002; 100: 4272.

24. Patrono C, Rocca B, De Stefano V. Platelet activation and inhibition in polycythemia vera and essential thrombocythemia. Blood 2013; 121: 1701.

25. Lima B, Soltesz E. Management of Extensive Intracardiac Thombosis in a Patient with Polycythemia Vera Undergoing Coronary Artery Bypass Grafting [J]. Journal of cardiac surgery, 2012, 27 (3): 320-322.

26. Zavalloni D, Marsico F, Milone F, et al. Is conventionalantiplatelet therapy for the prevention of coronary stent thrombosis always safe? A case report of a patient with polycythemiavera. Ital Heart J, 2004, 5: 163-166.

27. Goethals P, Evrard S, Dubois C. Recurrent coronary stent thrombosis [J]. Acta Cardiol, 2000, 55: 371-373.

28. Kindermann M, Link A, Böhm M. Splenic rupture complicating periinterventional glycoprotein Ⅱb/Ⅲa antagonist therapy for myocardial infarction in polycythemia vera [J]. Zeitschrift für Kardiologie, 2005, 94 (3): 200-204.

第五节　系统性红斑狼疮

病例 29　年轻男性、反复胸痛

> **视　点**
>
> 　　一例青年男性，以反复胸痛为突出表现，心电图及心肌酶证实急性广泛前壁心肌梗死，无动脉粥样硬化危险因素，有系统性红斑狼疮病史，疾病活动期出现胸痛，但冠状动脉 CT 成像仅示前降支 60% 狭窄，考虑缺血急性期为血管炎基础合并急性血栓形成或冠脉痉挛导致血管急性闭塞可能。在激素及免疫抑制剂强化治疗基础上予抗血小板、调脂、β 受体阻滞剂及血管紧张素转换酶抑制剂等二级预防及改善重构的治疗，患者冠脉缺血及系统性红斑狼疮活动情况（病情趋于）稳定。

病历摘要

　　患者，男，16 岁。因反复胸痛 2 周入院。患者入院前 2 周无明显诱因出现心前区剧烈的压榨样疼痛，持续 2 小时不缓解，外院心电图（ECG）示 Ⅱ、Ⅲ、aVF、V7～V9 导联 ST 段抬高，V1～V4 导联 ST 段压低，心肌酶升高 [肌钙蛋白（cTnI）5.72mg/ml、肌酸激酶同工酶（CKMB）>80mg/ml]，考虑急性冠脉综合征，予抗血小板、抗凝、扩冠、营养心肌等治疗后症状缓解（具体用药不详），此后无（未）规律用药。入院当天零点再次发作前述胸痛，持续 12 小时不缓解于急诊就诊。ECG 示 V2～V6 导联病理性 Q 波，Ⅰ、Ⅱ、aVL、V2～V6 导联 ST 段抬高 0.1～0.2mV、T 波倒置（图 1）。动态监测心肌酶于此次发作 21h 达峰，最高肌酸激酶（CK）2003U/L、CK-MB 535.8μg/L、cTnI 82.60μg/L、脑钠肽（BNP）876ng/L，建议患者行急诊冠状动脉造影（CAG），但患者家属拒绝。

　　既往史　否认高血压、糖尿病病史。患者 5 年前曾出现发热、皮疹、关节痛，我院查抗核抗体（ANA）1∶160，抗双链 DNA 抗体（dsDNA）阳性，诊断系统性红斑狼疮（SLE），予泼尼松 60mg/d 治疗后症状好转，后激素规律减量，1 年后复查免疫指标阴性自行停药。半年前查尿蛋白阳性、疾病活动性指标（dsDNA 阳性、血沉及 C 反应蛋白升高、补体降低）

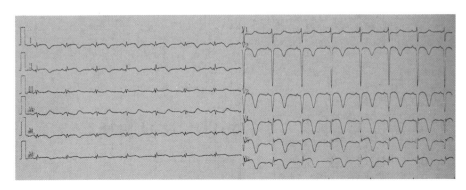

图 1　第 2 次胸痛发作 12 小时心电图

升高诊断为狼疮性肾炎，予泼尼松 40mg/d、环磷酰胺 50mg/d、羟氯喹 200mg 每次，2 次/天控制疾病，但患者未遵嘱服药。ECG 示 Ⅱ、Ⅲ、aVF ST 抬高 0.05~0.1mV，T 波双向，V1~V3 导联 ST 段下移 0.05~0.1mV，Ⅰ、aVL、V2~V 6 导联 T 波倒置（图 2）。

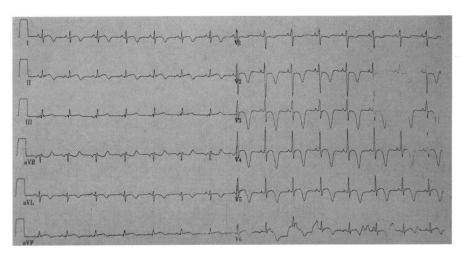

图 2　第 2 次胸痛前 5 天门诊心电图

检查

入院查体　血压 100/65mmHg，身材略矮小，高枕卧位，表情略痛苦，神志清，双肺呼吸音清，无干湿啰音，心率 100 次/分，律齐，心尖部第一心音弱，未闻及奔马律，各瓣膜区无杂音，双下肢无水肿，外周血管无杂音。

实验室检查

血常规：白细胞 11.11×10⁹/L，血红蛋白 122g/L，血小板 414×10⁹/L。血脂：总胆固醇 5.83mmol/L，甘油三酯 2.49mmol/L，高密度脂蛋白胆固醇 0.75mmol/L，低密度脂蛋白胆固醇 4.37mmol/L，高敏 C 反应蛋白3.50mg/L，血沉 58mm/第 1h，24 小时尿蛋白1.03g。动脉血气分析（吸氧 5L/min）：pH 7.47，$PCO_2$35mmHg，$PO_2$260mm Hg。抗核抗体谱 19 项：ANA 胞浆型 1∶160，抗 ds-DNA（IgG）1∶10、369 IU/ml，抗核糖体抗体（+++），抗磷脂抗体、狼疮抗凝物阴性。

影像学检查

超声心动图：室间隔下段近心尖部及心尖部无运动，左心室舒张末径 51mm（患者身高 1.55 米、体质量 45 千克），单平面射血分数 60%。

冠状动脉螺旋 CT 右优势型，冠状动脉未见明显钙化，前降支（LAD）近段软斑块，狭窄 60%左右（图 3），左主干、回旋支及右冠状动脉未见明显异常。

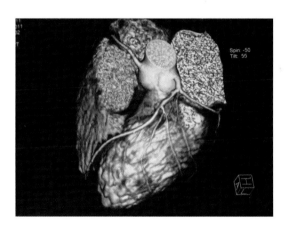

图 3　冠状动脉螺旋 CT

注：示前降支近段软斑块，狭窄 60%左右

胸部 X 线：双肺纹理粗乱，双肺门影增浓。

胸部 CT 示少量胸腔积液，肺内未见明显实变影。

诊治思路

患者为年轻男性，临床上以剧烈胸痛、心电图 ST 段抬高为突出表现，伴心肌酶升高，需考虑以下原因。

心源性因素：剧烈胸痛、ECG 改变及心肌酶（cTnI、CKMB）升高需考虑心绞痛（变异型心绞痛）或急性心肌梗死，但患者年轻，无明确吸烟史及动脉粥样硬化的传统危险因素，变异型心绞痛或急性心肌梗死极少见。患者有胸痛及 ECG 广泛 ST-T 改变，发病年龄轻，应考虑是否有心包炎、心肌炎可能，但胸痛特点、ECHO 均不支持，且急性心包炎较少出现对应导联的 ST 段压低。患者 ECG 病理性 Q 波出现于广泛前壁导联，结合 ST 段改变符合前降支病变特点，又患者心肌酶谱呈动态变化，故考虑冠状动脉病变导致的急性广泛前壁心肌梗死。但患者年轻，病因不能用常见的冠状动脉粥样硬化性心脏病解释。仔细追问既往有 SLE 病史，患者已有 SLE 相关的重要脏器（肾脏）受累，（但）且治疗依从性差，近期未进行针对 SLE 的药物治疗。结合血沉快、血白细胞及血小板升高、24h 尿蛋白>1g、部分免疫指标阳性等判断 SLE 处于活动期，患者心肌梗死考虑为 SLE 活动所致。患者严重胸痛发作，ECG 示急性期 ST 段抬高、广泛前壁导联病理性 Q 波形成，心肌酶显著升高均提示心肌梗死，表明患者存在明显冠状动脉病变，但急性期患者家属拒绝行 CAG，使患者失去了急诊冠状动脉血运重建减少坏死心肌的最佳时机，将影响预后。前降支近段病变部位供血支配范围与 ECG 提示的广泛前壁心肌梗死心肌缺血有一致性，冠脉 CTA 仅示 LAD 近段软斑块、60%狭窄，鉴于 SLE 为系统性炎症性疾病，患者年轻、除血脂异常外无明显其他动脉粥样硬化传统危险因素，考虑冠状动脉病变为血管炎基础合并急性血栓形成导致血管急性闭塞可能性大，虽有报道 SLE 可合并冠状动脉痉挛，但发生率极低。若能急诊行 CAG 可以进一步明确是否存在急性血栓形成。

肺源性因素：肺栓塞可以表现为剧烈胸痛，但患者无肺栓塞的危险因素、血氧饱和度正常，血流动力学稳定，且无典型肺栓塞 ECG 改变，且肺栓塞 ST 段抬高一般局限于右胸导联 V1 和 V2，因此无明确肺栓塞的证据。

大血管疾病：主动脉夹层时可出现剧烈胸痛，累及冠状动脉时可出现心肌梗死和相应的 ECG 改变，但患者既往无高血压病病史，急诊就诊时血压也不高，超声心动图及胸部影像学基本除外引起主动脉夹层的先天性心血管异常。

治疗经过

综合上述考虑，给予患者大剂量激素（甲基泼尼松龙 40mg 静脉滴注，2 次/天）及免疫抑制剂（环磷酰胺 0.2g 静脉注射，隔日 1 次），同时予阿司匹林、氯吡格雷抗血小板，急性期依诺肝素钠皮下注射，根据血压、心率、心功能变化逐渐调整 β 受体阻滞剂（比索洛尔 5mg/d 起始）及血管紧张素转换酶抑制剂（培哚普利 2mg/d 起始）用量，患者血脂异常可能继发于狼疮性肾炎蛋白尿引起的脂代谢紊乱，后续激素治疗过程中亦可能加重，因此予他汀类（瑞舒伐他汀 10mg/d）强化降脂。患者胸痛未再发作，血压 100/70mmHg，心率 80 次/分左右，复查 ECG 示 I、aVL、$V_2 \sim V_6$ 导联 ST 段较前恢复，炎症性指标包括血沉、

hs-CRP、白细胞及血小板降至正常。

关于系统性红斑狼疮合并冠状动脉性心脏病

SLE 是一种慢性多系统受累的自身免疫性疾病，心脏病变可累及心包、心肌、冠状动脉、瓣膜和传导系统。和同年龄组人群相比，SLE 患者罹患冠状动脉疾病的风险增加 5 倍、心肌梗死的风险增加 9~50 倍，年轻患者尤其明显。心血管疾病已经成为 SLE 患者的主要死亡原因之一。研究表明，无症状的 SLE 患者，负荷心肌核素显像即发现可逆性心肌缺血，颈动脉超声也可见到明显的粥样硬化斑块，而且部分患者的心肌缺血由冠状动脉微循环异常所致，由此可见 SLE 患者血管功能异常以及动脉粥样硬化的发生远早于临床症状的出现。SLE 患者冠状动脉受累有以下 4 种病理生理机制：动脉粥样硬化、冠状动脉炎、血栓及痉挛。冠状动脉粥样硬化早发而且严重，冠状动脉炎病变弥漫，前述基础上合并血栓形成及痉挛可以造成广泛而严重的后果。

目前认为，SLE 合并冠状动脉病变以动脉粥样硬化最常见，相比之下冠状动脉炎发生率低，从造成的心肌缺血或心肌梗死的后果上两者难于区分。但临床、影像学和病理学方面可有一定的提示，冠状动脉炎更易出现于 SLE 疾病活动期（主观症状及包含血清学检查的客观表现）、免疫抑制药物治疗不充分时，冠状动脉造影血管腔内评价如血管内超声有助于区分两者。病理提示血管壁水肿、炎症细胞浸润、纤维素样坏死、免疫复合物沉积则为动脉炎更可靠的证据。因此年轻 SLE 患者需于疾病活动期密切注意心血管受累的可能，规范的免疫抑制治疗极其重要。

动脉粥样硬化作为 SLE 患者冠状动脉病变的最主要病理生理基础，其早发及严重后果日益受重视。SLE 疾病的炎症基础与参与动脉粥样硬化发生发展炎症机制存在共性，继发于疾病本身也可出现高血压、血脂异常等动脉粥样硬化的传统危险因素，且于激素治疗后可加重高血压、血脂代谢紊乱，甚至出现类固醇糖尿病。因此动脉粥样硬化的评价及相关治疗尤为重要。LDL-C 与提示 SLE 活动的血沉、白介素 -6、肿瘤坏死因子 α 密切相关，单核细胞摄取 LDL-C 和促炎性的 HDL-C 的增加及 LDL-C 氧化的增强均导致不同形式的胆固醇在血管壁的沉积，因此他汀类治疗在 SLE 合并冠状动脉粥样硬化的患者必不可少。对于 SLE 患者动脉粥样硬化的传统危险因素的控制应更加积极，血压需控制于 130/85mmHg 以下，强化降脂使 LDL-C 控制于 2.0mmol/L，同时治疗高 TG 血症，规律运动、戒烟及体质指数控制于 25kg/m² 以下亦相当重要。

关于 SLE 患者冠状动脉血管重建的治疗对远期预后的影响尚无定论。SLE 炎症的基础决定单纯血管重建的治疗并不能使患者长期受益。CAG 尤其是血管内超声有助于进一步定性诊断，且鉴于冠状动脉粥样硬化在 SLE 冠状动脉病变的病理生理中的重要地位，临床判断 SLE 合并急性、严重冠状动脉病变时 CAG 或/和积极的血管重建治疗可能改善患者长期预后。

　　本例提示年轻患者亦可能发生急性心肌梗死，应积极寻找心肌梗死相关病因。应关注系统性红斑狼疮患者的心血管并发症，积极控制原发病的活动以减少心脏事件发生。系统性红斑狼疮患者发生急性冠状动脉事件，亦应及时进行血运重建以改善预后。

参 考 文 献

1. Zeller CB，Appenzeller S. Cardiovascular disease in systemic lupus erythematosus：the role of traditional and lupus related risk factors. Curr Cardiol Rev，2008，4：116-122.

2. Torres A，Askari AD，Malemud CJ. Cardiovascular disease complications in systemic lupus erythematosus. Biomark Med，2009，3：239-252.

3. Knight JS，Kaplan MJ. Cardiovascular disease in lupus：insights and updates. Curr Opin Rheumatol，2013，25：597-605

4. Benvenuti F，Gatto M，Larosa M，et al. Cardiovascular risk factors，burden of disease and preventive strategies in patients with systemic lupus erythematosus：a literature review. Expert Opin Drug Saf，2015，14：1373-1385.

第六节　结节性多动脉炎

病例 30　年轻女性、皮疹、冠状动脉扩张、肾及脾动脉分支狭窄

视　点

本例为一例 26 岁的年轻女性，接种疫苗后出现发热，皮疹，此后出现反复胸痛，血压升高，肾功能异常，各项免疫指标均阴性，心电图及心肌酶变化符合非 ST 段抬高型心肌梗死，超声心动图提示冠脉扩张，节段性室壁运动异常，左室收缩功能降低，冠脉造影显示三支病变，冠脉串珠样改变，腹部增强 CT 及血管 CTA 提示双侧肾动脉分支狭窄，双肾缺血性改变，脾动脉及分支狭窄，脾实质缺血性改变及梗死，考虑诊断为结节性多动脉炎，给予激素和免疫抑制剂，β受体阻滞剂，抗血小板，抗凝等治疗后患者未再出现胸痛。本例提示对于年轻的急性冠脉综合征患者，要考虑到血管炎的可能性，及时给予相关治疗，有助于减少冠脉事件的发生，改善患者的预后。

病历摘要

患者 9 个月余前接种狂犬病疫苗后当日晚间出现发热，热峰不详，之后体温逐渐升高，次日最高温达 40℃，伴畏寒、寒战、乏力，自予对症退热效果不佳；并逐渐出现全身弥漫充血性斑丘疹，出疹顺序：臀部→腰部→躯干→四肢，颜面部无受累，躯干更明显，伴瘙痒，同时逐渐出现双眼结膜充血、肌肉酸痛、四肢肿胀，无明显胸痛、胸闷、喘憋等不适；遂反复多次就诊当地医院，血常规：WBC 10.39→25.65×10^9/L，NEUT# 9.34→23.18×10^9/L，Hb 138→116g/L，Plt 225→244×10^9/L。肝肾功能：Alb 24g/L，T/D 24.12/13.22mmol/L，ALT 86.1U/L；CRP 37.5~237.66mg/L，PCT 0.155ng/ml，RF、ASO（-）。凝血功能：FBG 5.64g/L，余（-）；ESR 102mm/h。免疫指标、血培养（-）。腹部 B 超：脾轻度增大。淋巴结 B 超：双侧腋下、腹股沟淋巴结肿大，最大 2.3×0.9cm。Echo：LV

4.65cm，IVS 0.7cm，LVPW 0.77cm，LVEF 62%，室壁运动正常，LM 0.47cm，LAD 0.45cm，LCX 0.23cm，RCA 0.57cm；腹部CT：腹腔、腹膜后多发淋巴结肿大，轻度脾大，双侧少量胸腔积液；胸部CT：双胸膜局部结节增厚；脑电图（-）。当地医院予甲强龙40mg每天，共4天，患者皮疹、四肢肿胀逐渐减轻，但仍有发热，予阿昔洛韦+比阿培南抗感染效果不佳，综合考虑"川崎病可能"，遂于发病25天后开始加用IVIG 60g×1d→20g×6d；患者皮疹逐渐消退，手足出现脱皮，但仍有发热。

8个月前就诊我院，查血常规：WBC 12.08×10^9/L，NEUT# 9.62×10^9/L，Hb 77g/L，PLT 600×10^9/L；肝肾功能：ALT 41U/L，Alb 27g/L，Cr（E）50μmol/L，cTnI 0.000μg/L，NT-proBNP 398pg/ml；IgG 32.10g/L↑，C3 1.526g/L↑，C4 0.133g/L，Fer 318ng/ml↑；PCT 0.5~2ng/ml，ESR>140mm/h，hsCRP 99.73mg/L；免疫指标：抗Ro52弱阳性，ACL 42PLIgG-U/ml↑，余均（-）；LA 1.58秒↑；TB细胞亚群：B# 70/μl↓；T-spot. TB、EBV-DNA、EBV-Ig、肥达外斐试验、BST均（-）；腹部B超：肝回声增强、增粗、欠均，脾大；头部+躯干PET/CT：心包增厚，未见代谢增高，全身骨髓代谢轻度增高，脾脏增大，声带代谢增高、左肺下叶代谢轻度增高索条影均考虑炎性病变可能性大。综合考虑"成人Still病可能"，予泼尼松每天40mg+甲氨蝶呤，体温高峰逐渐降至37.5℃，皮疹未再发，双眼结膜充血较前减轻。6个月前复查ESR 29mm/h，hsCRP 9.81mg/L，IgG 20.08g/L，T-IgE 129KU/L；ACL、LA（-）；血、尿IFE（-）；遂开始泼尼松减量至35mg每天，之后每周减2.5mg，因胃肠道症状将甲氨蝶呤调整为硫唑嘌呤。患者未再出现发热、皮疹、全身肌肉疼痛，无明显胸痛、胸闷等不适，自觉活动耐量可。

3月余前患者受凉后逐渐出现胸闷、气喘，伴咳嗽、少量咯血，严重时有胸部紧缩感，持续数分钟可缓解，夜间无法平卧，无明显双下肢水肿，活动耐量下降，仅可耐受平地行走10~20米。遂就诊外院，测BP 190/130mmHg，P 100次/分；血常规、凝血（-）；肝肾功能：ALT 11.2U/L，Cr 83.9umol/L，LDL-C 2.5mmol/L；CK-MB 11.84ng/ml，cTnT 0.115→0.876→0.101ng/ml，NT-proBNP 30952→5583pg/ml；血气分析：7.47/32.8/71/24.7；PCT 1.05ng/ml；ECHO：左房左室增大（LA 35mm、LVDD 52mm），LVEF 48%，室壁厚度正常，活动度动度稍弱，二尖瓣中度反流，微量心包积液；胸部CT：双肺多发斑片状、结节状密度增高影，双侧胸腔积液伴肺膨胀不全；考虑"肺部感染、心功能不全"，予抗感染和抗心衰等治疗后，胸闷、咳嗽较前好转出院，此后规律缬沙坦、美托洛尔治疗，同时继续泼尼松规律减量，自行停用硫唑嘌呤。

1月余前出现间断两次胸骨后压痛，VAS 4→8分，向肩部放射，无心悸、胸闷、下肢水肿，一次持续数分钟可缓解，一次持续数小时未完全缓解；就诊外院行ECG（图1）：77次/分，Ⅰ、Ⅰ、aVL、V$_3$~V$_6$导联T波倒置，V$_4$~V$_6$导联ST段压低0.05mV；胸痛缓解时心电图见图2。肝肾功能：Cr 114→150μmol/L；两次均有心肌酶升高，cTnI MAX 2.1ng/ml，CK-MB MAX 29.64ng/ml，NT-proBNP 2903pg/ml；ESR 9mm/h；ECHO：LVEF 56%，室壁活动度尚可；建议冠脉CTA（患者拒绝），考虑"急性冠脉综合征"，加用阿司

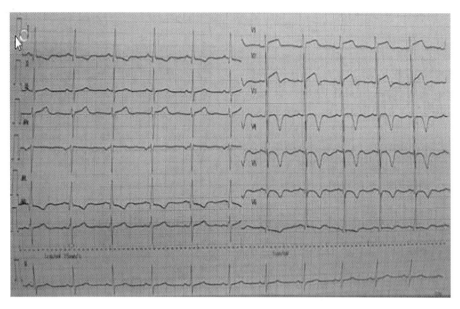

图 1　胸痛发作时的心电图

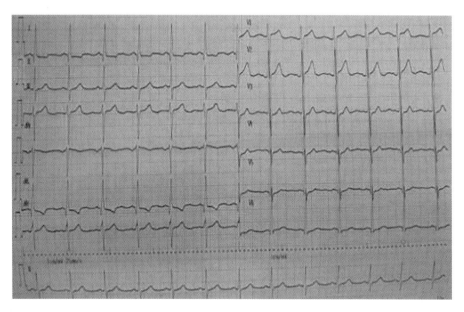

图 2　胸痛缓解时的心电图

匹林、波立维、可定、低分子肝素抗凝等治疗，症状好转后患者自行停药并收入我院。

　　患者既往体健，否认避孕药等药物使用史，否认高血压、糖尿病及高血脂等病史，不嗜烟酒，为在校学生，家族史无殊。

检查

查体：一般情况好，血压 153/90mmHg，心率 66 次/分，浅表淋巴结（-），心律齐，未及明显杂音，双肺呼吸音清，腹软，无压痛，肝肋下 2cm，脾肋下未及。双下肢不肿。

实验室检查：血常规：WBC 8.46×10⁹/L，NEUT 87.4%，Hb 135g/L，PLT 220×10⁹/L。尿常规：PRO TRACE；24h U-Pro 275mg/L。肝肾功能：ALT 24U/L，Alb 45g/L，K 4.4mmol/L，Cr（E）105 ~ 133μmol/L，Urea 10.07mmol/L；CK 32U/L，CKMB-mass 0.5μg/L，cTnI 0.086μg/L，NT-proBNP 5125pg/ml；hsCRP 3.84mg/L，Fer 78ng/ml，ESR 7mm/h；ACL、抗B2GP1、LA（-），T-IgE 95.4KU/L，ANCA、抗 GBM、SACE（-）；IL-8 211pg/ml，TNF-α 155.0pg/ml，心电图：窦性心律，65 次/分，I、aVL 可见小 q 波，余未见明显异常。

影像学检查

双侧颈动脉、椎动脉、四肢动脉、腹主动脉及肾动脉超声均（-）；肾动脉超声提示双肾结构正常。冠状动脉造影图 3：三支病变（累及 LAD、LCX、RCA），三支冠脉均呈串珠样改变，前降支远段闭塞，冠脉内超声图 4 提示纤维斑块形成；ECHO（图 5）：LVEF（双平面法）48%，左室心尖部、后壁中下部运动减弱，心尖部变薄，左室增大（LVDD 55mm），左室收缩功能减低，轻度二尖瓣关闭不全，冠脉扩张（右冠状动脉 8mm，左冠状动脉 7.5mm）。腹部增强 CT 及血管 CTA：脾实质内多发片状低强化区域，双肾皮质皱缩，局部变薄，强化减低，双肾动脉根部未见狭窄，双肾动脉主干正常，双肾动脉分支管腔纤细，显影浅淡，提示双肾动脉分支狭窄，双肾实质缺血性改变，脾动脉主干及分支狭窄，脾梗死及缺血性改变。

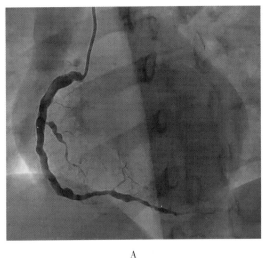 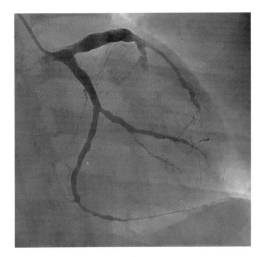

A B

图 3　冠脉造影提示冠脉呈串珠样改变

A：右冠　B：左冠

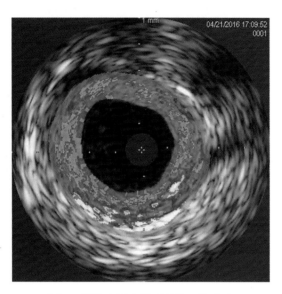

图 4　冠脉内超声提示纤维斑块形成

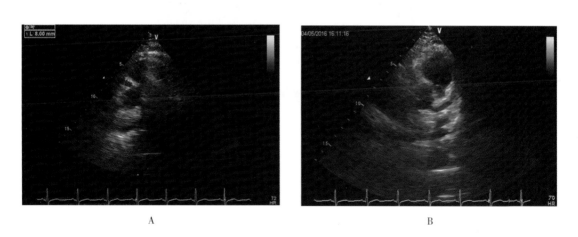

图 5　心脏彩超提示左右冠脉扩张

注：超声心动图示冠状动脉扩张　A：左冠脉扩张　B：右冠脉扩张

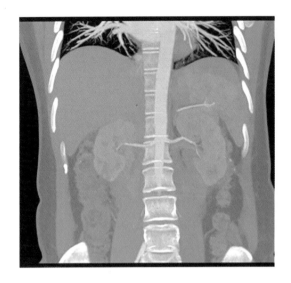
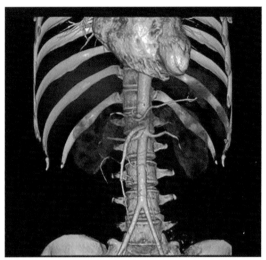
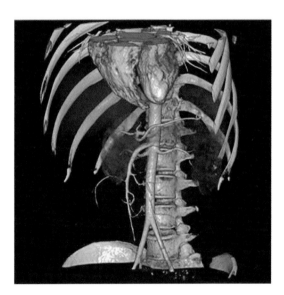

图 6 腹部 CTA：双肾分支动脉狭窄，脾动脉主干及分支狭窄

治疗经过

肾内科会诊考虑血肌酐升高与 ARB 类药物相关，入院后予停用，血肌酐改善不明显。考虑患者存在冠脉扩张，遂加用阿司匹林+华法林抗凝治疗、美托洛尔逐渐加量。治疗过程

中华法林尚未达标时患者突发血压升高，血压 180/110mmHg，心率 80 次/分，伴胸痛、头痛、恶心、呕吐、大汗、心悸，查心电图：窦性心律，Ⅰ，aVL，$V_3 \sim V_6$ 的 T 波倒置；监测心肌酶：CK 223→323→194U/L，CKMB-mass 12.7→19.3→11.6μg/L，cTnI 4.883→12.201→12.482→4.491μg/L；考虑非 ST 段抬高型心肌梗死，遂加用低分子肝素抗凝及波立维，待华法林达标后停用低分子肝素；加用氨氯地平及氢氯噻嗪，美托洛尔继续加量控制血压、心率，硝酸酯类药物扩冠治疗，患者胸痛逐渐缓解，血压可控制在 120～130/70～80mmHg。综合考虑患者存在发热，皮疹，新发高血压，肾功能异常，多脏器中等血管扩张或狭窄伴相关器官缺血或梗死，符合结节性多动脉炎的诊断，免疫科会诊建议激素重新加量至 40mg qd 维持一个月后减量，并更换免疫抑制为环磷酰胺治疗，患者未再出现明显胸闷、胸痛等不适，活动耐量正常。

关于年轻患者心肌缺血原因的鉴别

本例患者为一 26 岁的年轻女性，反复发生胸痛，心电图示 Ⅰ，aVL，$V_3 \sim V_6$ 导联的 T 波倒置，心肌酶谱呈动态演变证实急性心肌梗死诊断。超声心动图显示左室心尖部、后壁中下部运动减弱，心尖部变薄，考虑可能存在多支病变。心肌酶峰值轻度增高，提示心肌坏死面积不大。患者冠脉造影提示三支冠脉均呈串珠样改变，前降支远段闭塞，应考虑急性心肌梗死可能由于扩张的冠脉内血栓形成所致。对于此类年轻患者的心肌缺血原因的诊断需要考虑下列疾病：

冠状动脉粥样硬化性心脏病：年轻的冠心病、心肌梗死患者，通常多存在多种危险因素，包括：吸烟，高血压，糖尿病，血脂异常，肥胖，早发冠心病的家族史等。本例患者不存在前述危险因素，平素血压亦正常，仅在发作胸痛时发现血压高，冠脉造影结果也不支持典型冠状动脉粥样硬化血管的表现。

反常栓塞：反常栓塞主要由卵圆孔导致，是较年轻患者中一种罕见的引起心肌梗死的病因之一，超声心动图可以发现典型的卵圆孔未闭的表现。

药物因素：年轻心肌梗死患者中，口服避孕药，可卡因，大麻等药物滥用也可能引起年轻患者出现急性心肌梗死，仔细询问相关病史可以给予提示。

高凝倾向：某些先天因素如凝血因子 V Leiden 突变，活化的蛋白 C 抵抗等疾病，抗磷脂抗体综合征等，可以引起年轻患者的冠脉内血栓形成或栓塞，但是通常血栓形成多为全身性，不会仅仅局限于心肌，实验室检查能够发现对应的异常。

自发性冠脉夹层：自发性冠脉夹层是急性心肌梗死的一个罕见原因，其在年轻患者和女性中更常见。女性发生自发性冠脉夹层的风险在围生期可能会增加。部分自发性冠脉夹层与肌纤维发育不良有关，通常此类患者的其他脏器血管也会因肌纤维发育不良而受累。

川崎病：川崎病是儿童期最常见的血管炎之一。其通常表现为 5 岁以下儿童的急性发热性疾病，发病率在亚洲人群和亚裔美国人群中比其他人群中高，成人川崎病非常少见，文献中被报道的成人经典川崎病病例不足 100 例。川崎病的病因学尚不明确，一些流行病学资料提示是传染性病原体引起的炎症反应。川崎病最重要的并发症是冠脉血管炎，常表现为冠脉扩张，冠脉瘤形成或冠状动脉狭窄，部分患者可出现急性心梗或心脏性猝死。对于已知有川崎病的患者，要进行随访以鉴定是否发生冠状动脉受累，而一部分既往没有被诊断为川崎病的患者在出现心肌缺血的结果（包括心梗、心力衰竭和心源性猝死）后才被诊断为川崎病。因此，对于心梗的年轻患者，要考虑是否有可能存在儿童期川崎病的病史。

结节性多动脉炎

结节性多动脉炎（polyarteritis nodosa，PAN）是一种系统性坏死性血管炎，通常累及中等大小的肌性动脉，偶尔累及小型肌性动脉。与一些其他类型的血管炎不同，PAN 与抗中性粒细胞胞质抗体（antineutrophil cytoplasmic antibodies，ANCA）无相关性。好发人群为中老年人，儿童、青年也可发病，其发病率随着年龄增加而升高，男性居多，男女发病率之比为 1.5∶1。大多数 PAN 病例是特发性的，其发病机制尚不明确，炎症造成血管壁增厚和血管内膜增生可引起管腔狭窄，血流减少，受累血管容易形成血栓，从而导致组织缺血或梗死进一步引起多种临床表现。另一方面炎症还可使血管壁变薄，内膜和外弹力层的破坏导致动脉扩张或动脉瘤形成。冠状动脉受累可以引起冠脉血管闭塞或瘤样扩张，导致心梗的病例非常少见（部分文献报道为 2%）。

除使动脉变窄和血栓形成外，PAN 患者常伴有全身症状（如疲劳、体重减轻、乏力、发热、关节痛等）和多系统受累表现，可累及任何器官，肾脏、皮肤、关节、肌肉、神经和胃肠道常有受累，尸检发现肾脏是最常受累的器官，肾动脉的分支或肾内血管（如肾小叶内动脉或弓状动脉）受累，会引起肾缺血、肾素-血管紧张素系统激活和高血压，常导致不同程度的肾功能不全，动脉炎症也可导致脾梗死，约 10% 患者的冠脉血管受累。

Chapel Hill 共识会议（Chapel Hill Consensus Conference，CHCC）将 PAN 定义为："中小动脉坏死性炎症不伴肾小球肾炎或者微动脉、毛细血管或微静脉的血管炎。PAN 目前没有确切的诊断标准，通常是临床诊断，需要首先排除类似的其他疾病，根据患者的特征性症状、体征和相应的实验室检查结果，可以临床诊断 PAN。美国风湿病学会（American College of Rheumatology，ACR）认为在证实有血管炎且至少满足下述 10 个标准中 3 条的患者多动脉炎诊断的敏感性和特异性分别达 82% 和 87%，PAN 的 10 条标准分别为：体重减轻大于 4 千克，无法用其他原因解释；网状青斑；睾丸疼痛或触痛；肌痛（除外肩部和骨盆带肌痛）、肌无力、腿部肌肉压痛，或多神经病变；单神经病变或多神经病变；新发生的舒张压大于 90mmHg；血清尿素氮（>14.3mmol/L）或肌酐（>132μmol/L）水平升高；血清抗体或抗原血清学检查有 HBV 感染的证据；特征性动脉造影异常，不是由非炎症性疾病过程所致；小动脉或中动脉活检发现多形核细胞。

关于冠脉扩张的诊断思路

冠状动脉扩张指心外膜下冠状动脉的局限性或弥漫性扩张，超过邻近正常节段的 1.5 倍，不同文献定义有所不同，诊断的金标准是冠脉造影，文献报道的检出率为 1.2% ~ 4.9%，临床可以表现为由于冠脉痉挛、慢血流或血栓形成等原因导致的心肌缺血或心肌梗死发生，目前尚无确切治疗方法，其发病机制及预后也仍有待进一步研究。

冠脉扩张的病因分为先天性和获得性两大类。先天性冠脉扩张通常同时合并其他先天性心脏病，包括主动脉瓣二叶瓣畸形，主动脉根部扩张，室间隔缺损，肺动脉瓣狭窄，紫绀型先天性心脏病等。

获得性冠脉扩张较先天性常见，其最常见的原因就是冠状动脉粥样硬化，其次可见于结缔组织疾病（硬皮病，系统性红斑狼疮等），系统性血管炎（结节性多动脉炎，大动脉炎等），川崎病，马方综合征，各种细菌、真菌螺旋体等的感染，医源性的血管成形术后，非常少见的情况可见于神经纤维瘤病、肿瘤、心脏原发性淋巴瘤、Ehler-Danlos 综合征、高免疫球蛋白血症等。

本例患者诊治策略的思考

患者为一年轻女性，反复发作胸痛，心电图和心肌酶有动态演变，虽然没有任何冠心病的危险因素，仍有必要及时行冠脉造影明确冠脉病变的可能情况。对于年轻心肌梗死患者，除了常见的冠心病，还需要考虑到免疫病或血管炎等可能性。对于有全身症状并有证据提示单个和/或多个器官功能障碍的患者应考虑存在血管炎。血管炎的常见表现包括乏力、发热、关节痛、腹痛、高血压、肾功能不全以及神经系统功能障碍等，但是这些表现通常敏感性和特异性不高。

本病例中患者存在血肌酐升高，尿常规正常，曾考虑为 ARB 类药物所致，停用后肌酐改善不明显，虽然超声未见双肾动脉狭窄，双肾结构在超声下也没有特别的异常发现，但是进一步行肾血管 CTA 后发现双肾分支动脉狭窄，肾实质缺血性改变，提示在不能用常见原因解释的肾脏受累的情况下，我们要进一步思考是否存在少见原因所致。此例患者存在血压尤其是舒张压升高，血肌酐、尿素氮升高，多发重要脏器中小动脉瘤样扩张、狭窄或闭塞，在结节性多动脉炎的 10 条诊断标准中符合 3 条，PAN 可以解释整个疾病发展的全貌，尽早明确诊断，尽快给予合适的治疗，才能尽可能地减少并发症的出现，改善患者的预后。

参 考 文 献

1. Pagnoux C，Seror R，Henegar C，et al. Clinical features and outcomes in 348 patients with polyarteritis nodosa：

a systematic retrospective study of patients diagnosed between 1963 and 2005 and entered into the French Vasculitis Study Group Database. Arthritis Rheum, 2010, 62：616-618.

2. Kastner D, Gaffney M, Tak T. Polyarteritis nodosa and myocardial infarction. Can J Cardiol, 2000, 16：515-517.

3. Kawajiri H1, Koh E, Masuda N, Kira H, Yamasaki T. Coronary artery bypass grafting in a patient with polyarteritis nodosa presenting with acute myocardial infarction and multiple coronary aneurysms. Ann Thorac Cardiovasc Surg, 2014, 20 Suppl：769-772.

4. Jennette JC, Falk RJ, Bacon PA, et al. 2012 revised International Chapel Hill Consensus Conference Nomenclature of Vasculitides. Arthritis Rheum, 2013, 65：1-3.

5. Lightfoot RW Jr, Michel BA, Bloch DA, et al. The American College of Rheumatology 1990 criteria for the classification of polyarteritis nodosa. Arthritis Rheum, 1990, 33：1088-1090.

6. Aboeata AS, Sontineni SP, Alla VM, et al. Coronary artery ectasia：current concepts and interventions. Front Biosci (Elite Ed), 2012, 4：300-310.

第七节　抗磷脂抗体综合征

病例 31　中年女性、急性心肌梗死、心力衰竭、网状青斑

> ### 视 点
>
> 　　本例为一 49 岁的女性患者，于 2009 年 6 月无诱因出现胸痛、胃部烧灼痛，伴大汗，持续 1 小时，外院心电图示Ⅱ、Ⅲ、aVF 导联 ST 段抬高，诊断为下壁心肌梗死，予溶栓后症状缓解，ECG 示 ST 段恢复基线。外院行 CAG 示右冠近段 100% 闭塞，行 ZEEK 血栓抽吸+冠状动脉支架植入术，于 RCA 近中段、中段及中远段置入 Endeavor 支架 3 枚。当时发现 LA 轻度增高及 Scr 异常未在意。PCI 术后 6 年间逐渐出现 Scr 进行性升高、双下肢网状青斑、腹腔积液等，复查超声心动 LVEF 逐渐减低至 30%，2015 年在我院复查抗磷脂抗体谱发现抗 β_2GP1 明显升高。本例提示，对早发急性心肌梗死患者尤其是女性患者一定要考虑到非粥样硬化性冠状动脉疾病的病因方面的鉴别诊断，APS 是导致女性患者发生血管栓塞乃至急性心肌梗死的重要病因之一。由于 APS 的诊断依赖于临床表现及实验室检查两个方面，因此不典型的临床表现和实验室指标的波动可能对疾病早期的诊断造成一定困难，如果本例患者在起病初的一些临床表现能得到足够警惕并在随诊中密切监测，早期的规范治疗可能会避免进一步心肾功能恶化的情况发生。

病历摘要

　　患者，女，49 岁。因"突发胸痛，伴肌酐升高 6 年，活动后气短 5 月"于 2015 年 5 月 13 日入院。患者于 2009 年 6 月无诱因出现胸痛、胃部烧灼痛，伴大汗，持续 1 小时，心电图示Ⅱ、Ⅲ、aVF 导联 ST 段抬高，诊断为下壁心肌梗死，予尿激酶 150 万单位溶栓后症状缓解，ECG 示 ST 段恢复基线。1 天后再次出现类似症状，ECG 示 aVR 导联 ST 段抬高，Ⅰ/aVL，$V_2 \sim V_6$ 导联 ST 段压低，查血常规：Hb 107g/L，余正常。尿常规：蛋白（+），潜血(4+)。血生化：Scr 181μmol/L，CTnI 34.59ng/ml。LA 1.3（0～1.2），PC/PS 降低。

ECHO：左室下后壁心肌变薄，运动异常，LVEF 38%，二尖瓣轻度反流。行 CAG 示右冠近段 100% 闭塞，行血栓抽吸 + 冠状动脉支架植入术（RCA 近中段、中段及中远段 Endeavor 支架 3 枚）。术后患者恢复好，复查 Scr 160μmol/L，CTnI 5.89ng/ml。出院后患者规律口服阿司匹林（每天 0.1g）及波立维（每天 150mg）约 1.5 年，随后停用波立维，间断服用拜阿司匹林至今。2009 至 2012 年间断口服中药调理，无不适主诉，规律复查血红蛋白 B 波动于 100 ~ 110g/L，尿蛋白阳性，潜血（+−），Scr 波动于 150 ~ 210μmol/L。

2012 年 6 月患者无诱因逐渐出现双下肢网状青斑（**图 1**），就诊我院免疫科。查血常规：Plt 126×10⁹/L，余正常。尿蛋白阳性，尿红细胞 >25cells/μl，ACR 21.95mg/mmol Cr，24hUP 2.88g。血生化：Cr 162μmol/L，ALt 17U/L，Alb 46g/L，ALP 138U/L。ESR、免疫球蛋白、补体、Coombs 试验、ANA19 项、抗磷脂抗体 2 项、LA 均阴性。结合患者外院"LA 升高、PC、PS 降低"考虑"APS 可能性大"，建议进一步肾穿刺活检，但患者拒绝。出院后规律

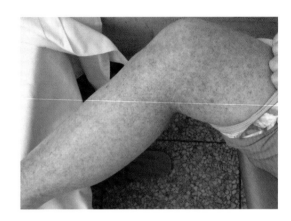

图 1   下肢网状青斑

复查血肌酐波动于 199 ~ 234μmol/L，尿蛋白阳性。2013 年 10 月肾图：双肾小球滤过功能重度受损，GFR 24.2ml/min。双肾超声：双肾动脉阻力指数增高。ECHO：左室舒张末内径 58mm，LVEF 57%，二尖瓣关闭不全。2015 年 1 月患者无诱因出现双腕关节，中指关节疼痛，伴晨僵，活动后可缓解；右髋关节疼痛，活动后加重，外院查血常规：WBC 3.45 × 10⁹/L，Hb 83g/L，MCV 85fl，Plt 97×10⁹/L。血生化：Cr 195.5μmol/L，BNP 294pg/L。24hUP 3.13g。ESR、免疫球蛋白及自身抗体均阴性。ECHO：左心扩大（左室舒张末内径 61mm），LVEF 57%，节段性室壁运动异常，左室舒张功能减低，少量心包积液。肝胆胰脾超声：肝大，门脉主干内径扩张（1.5cm），双肾略小，血流信号减少，脾大，脾静脉扩张，腹腔少量积液。2015 年 2 月初患者无诱因出现活动后气短，双下肢水肿及腹围增加，无胸痛，无夜间阵发性呼吸困难，就诊当地医院予利尿治疗后症状好转。2015 年 5 月患者症状加重，就诊我院肾内科门诊，查血常规：WBC 4.07×10⁹/L，Hb 93g/L，MCV 90.8fl，Plt 88×10⁹/L。尿蛋白阳性，尿潜血阴性，24hUP 3.11g，Scr 310μmol/L，PTH 687.0pg/ml，Ca 1.99mmol/L，ALb 42g/L。ABG：pH 7.34，PCO₂ 34mmHg，PO₂ 90.9mmHg，HCO₃⁻ 18.9mmol/L。腹部超声：肝大，门静脉增宽（1.5cm），脾大，双肾皮质回声增强。予碳酸氢钠 2.0g，每天 3 次，叶酸 5mg，每天 3 次，速力菲 0.1g，每天 3 次，益比奥 10000U 1/10d 及呋塞米 40mg，每天 3 次、螺内酯每天 20mg 治疗，复查血常规：Hb 99g/L，PLt 10⁹×

10^9/L。Scr348μmol/L。患者近期饮食及睡眠均较差，5 个月体重增加 10 千克，尿量约 1000ml/d，2 天排便 1 次，无光过敏、雷诺现象、皮疹等不适。孕 3 产 1，2 次计划流产，育 1 子，母亲因心梗去世，余既往史、个人史及家族史均无特殊。

检查

查体：体温 36.8℃，血压 85/55mmHg，心率 92 次/分，双侧颈静脉怒张，左肺呼吸音偏低，腹部膨隆，移动性浊音阳性，双下肢中度可凹性水肿，可见色素沉着。

实验室检查

常规检查：全血细胞分析：WBC（3.4～7）×10^9/L，Hb 83g/L，PLT（77～122）×10^9/L，粪 OB 阳性 5/6、阴性 1/6。尿常规：PRO 0.3g/L，24hUP 3.11～2.8g/d。血气：PO_2 131mmHg，pH 7.37，PCO_2 40mmHg，HCO_3^- 23.4mmol/L，Lac 2.1mmol/L。血生化：Ca^{2+} 1.85mmol/L，Urea 19.81mmol/L，Cr（E）295～444μmol/L，K^+ 3.4～4.5mmol/L，cTnI 0.06μg/L，BNP 980～783ng/L。

腹水方面：腹水常规：细胞总数 38476×10^6/L，白细胞总数 775×10^6/L，单核 0.98，黎氏试验（+），比重 1.025。腹水生化：TP 37 g/L，Alb 21（血 Alb 39）g/L，LD 121 U/L，Glu 6.7mmol/L。腹水常规（6-3）：外观 红色混浊，细胞总数 13303×10^6/L，白细胞总数 903×10^6/L，单核 95.9%，多核 4.1%，黎氏试验（+），比重 1.022，乳糜试验（+）。腹水生化（6-4）：ADA 6.5U/L，Alb 17（血 Alb 36）g/L，LD 105U/L，TC 1.01mmol/L，TG 0.38mmol/L，Cl^- 113mmol/L。腹水中未见瘤细胞。

感染方面：EBV、CMV-DNA、ESR、hsCRP、感染 4 项均阴性。

免疫方面：C3（0.656-0.67-0.66），C4、Ig 均正常，抗磷脂抗体谱：ACL（41-25-阴性）PLIgG-U/ml，B2GP1（117-99-118）RU/ml。P-S 41%（76～135），P-C 23%（70～140）。抗 GBM（+）（24.2）EU/ml。ANA、ANCA、RF、LA、血、尿蛋白电泳均阴性。

血液系统：血涂片×2：仅见红细胞大小不等，余未及异常。铁 4 项+叶酸+维生素 B_{12}：Fe^{2+} 39.8μg/dl，TRF 1.84g/L，TIBC 240μg/dl，IS 16.6%，TS 15.3%，维生素 B_{12} 大于 1500pg/ml。RET% 3.10%。尿轻链：KAP 73.80↑mg/dl，LAM 50.50↑mg/dl，血清游离轻链定量：F-κ 111 ↑ mg/L（3.3～19.4），F-λ 118 ↑ mg/L（5.71～26.3），κ/λ = 0.94（0.26～1.56）血清、尿免疫固定电泳均阴性，冷球蛋白（-）。APTT、PT 正常血浆即刻及 2h 均可纠正。

影像学检查

超声检查：锁骨下动脉、颈动脉、椎动脉、腹主动脉、肾动脉、肠系膜动脉、髂动脉、双肾动脉主干未见明显异常。颈静脉、下腔静脉、肝静脉、肾静脉、下肢静脉均无异常，门静脉系统超声：脾静脉扩张（脾门处脾静脉 1.7cm），门静脉主干内径 1.3cm。甲状腺超声：甲状腺左叶中下部背侧实性结节，甲状旁腺来源不除外。超声心动图：符合陈旧性心肌梗死（左室下壁及后壁无运动，余室壁普遍运动减弱），全心增大，重度二、三尖瓣关闭不全，左室收缩功能重度减低（LVEF 30%），左室限制性舒张功能减低（E/A 2.6），下腔静脉增宽，少量心包积液。

CT+MRI：胸部 CT 回报：右肺上叶磨玻璃结节；双肺上叶少许淡片影；左肺下叶索条影；心影增大、心包积液，肺局部膨胀不全；纵隔多发淋巴结，部分略饱满；甲状腺密度不均；右侧胸腔积液；左侧斜裂增厚。腹盆 CT：肝脏、脾脏增大；胆囊异常改变；腹膜后、肠系膜区多发淋巴结，部分略饱满；肠系膜密度增高、肾前筋膜增厚；腹盆腔积液；腹腔引流术后；子宫饱满，底部局限性向前膨隆，肌瘤不除外；双侧附件区软组织密度影饱满伴多发钙化点；腹盆腔皮下水肿。心肌灌注延迟成像动态 MRI：室间隔下部、左室下壁、下侧壁及心尖部心肌变薄，节段性室壁运动减弱伴心肌灌注减低及透壁延迟强化，考虑心肌梗死后改变可能大；右冠状动脉中远段管腔可疑多发不规则瘤样扩张（图 2）；全心增大；左、右室收缩功能减低：LVEF = 20.6%，RVEF = 24.5%；二尖瓣、三尖瓣反流；心包积液，双侧胸腔积液。上消化道造影未见明显异常。

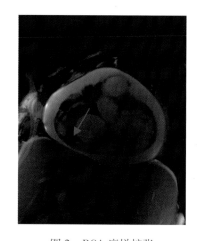

图 2   RCA 瘤样扩张

核医学：静息心肌灌注显像：左室稍大，左室心尖部、下壁（心尖部、中部、基底部）、前侧壁基底、后侧壁（中部、基底部）心肌血流灌注极差，考虑为心肌梗死或顿抑所致。PET/CT 心肌代谢显像 检查意见：心尖部、前壁（中部）、下壁（心尖部、中部）、前侧壁（基底部）、后侧壁（中部、基底部）无心肌存活；下壁（基底部）部分心肌存活。

治疗经过

每天予阿司匹林 0.1g、克赛 4000U 和华法林 3mg 治疗，四肢、躯干出现新发紫癜样皮疹，Hb 85g/L、PLT 77×10^9/L，停用克赛，华法林加量至每天 4.5mg 并停用阿司匹林，继续应用华法林。予呋塞米利尿治疗（60mg iv Bid→40mg iv→20mg po Bid），继续腹腔穿刺置管引流。肾脏方面入院后继续予非透析治疗，复查血肌酐升高（348→442→295→416μmol/L），5 月 20 日开始予多巴胺泵入（2ml/h），尿量每日约 1300ml，5 月 27 日停用静脉多巴胺，尿量降为 800ml 左右，间断加用托伐普坦半片，配合间断腹水引流，体重维持在 61kg。

关于女性早发冠心病的鉴别诊断

患者为绝经前女性，没有高血压、高脂血症、吸烟、早发冠心病家族史等传统冠心病危险因素，以突发急性心肌梗死为主要表现，此类患者急诊就诊时在考虑动脉粥样性冠状动脉疾病的同时一定需要鉴别其他病因。

结缔组织疾病：结缔组织疾病包括系统性血管炎及系统性红斑狼疮等均可以引起心脏的受累，包括冠状动脉、瓣膜、心肌及心包在内均可以出现不同情况表现，其中一种以大动脉炎最为常见，通常表现为在冠状动脉开口及近段发生病变，还可以表现为冠状动脉弥漫或局灶的冠状动脉炎症，呈"跳跃性"，另一种常见的表现为冠状动脉瘤样扩张。2014 年 Ishikawa's 诊断标准亦把冠状动脉的受累明确归纳到 10 个次要标准之一。除了血管炎以外，原发性抗磷脂综合征引起的包括动脉、静脉系统反复栓塞，累及冠状动脉亦可以表现为急性心肌梗死的表现。该患者起病初有 LA 的轻度升高和肾脏的受累，随诊过程中最终出现了皮肤网状青斑、心功能和肾功能的进行性恶化，最终出现 APL 高效价的阳性才得以明确诊断。

易栓症：易栓症可分为遗传性易栓症和获得性易栓症。遗传性易栓症可于 PS/PC 缺乏、抗凝血酶缺乏等，本患者起病初，以 PC/PS 同时下降为主要临床表现，但无易栓症家族史，故暂不考虑遗传疾病。获得性易栓症分为，易栓疾病（恶性肿瘤/APS/MPN/PNH/HIT/肾病综合征）和易栓状态（长期制动、严重创伤、长期口服避孕药）。而本病人最可能的就是抗磷脂综合征（APS），2009 年 BLOOD 提出的诊断标准为：1 条临床标准+1 条实验室标准即可诊断。临床标准分为：①血栓形成，②反复病理妊娠；实验室标准分为：狼疮抗凝物（LA）或 β_2-GP1 或 ACL 阳性，间隔 12 周仍存在。回顾本病人，在急性心梗时，出现 LA 延长，未查 β_2-GP1、ACL，本次住院出现高效价抗 β_2-GP1、ACL 阳性，不典型临床症状（网状青斑、PLT 轻度下降、肾脏损害），故支持 APS 的诊断。

冠状动脉痉挛：冠脉痉挛可以表现为稳定型冠心病，严重时表现为急性冠脉综合征。一过性的痉挛程度较轻时间较短可以以变异性心绞痛为主要表现，一般症状持续时间较短，表现为 ST 段一过性抬高，多数症状缓解的同时，ST 段恢复正常。本患者急性起病，持续 ST 段抬高，症状持续时间长，心肌损伤标志物增高，经造影证实有冠脉阻塞性病变，不符合变异性心绞痛。

病毒性心肌心包炎：患者心电图 ST 抬高，心肌酶升高，冠脉造影正常，需考虑心包心肌炎。但病毒性心包炎常先有发热、肌肉疼痛、腹泻等病毒感染等症状；累及心包时胸痛多呈尖锐，向斜方肌放射，持续数小时至数天，随呼吸加重，坐位或前倾位减轻；心电图多示 ST 段弓背向下广泛抬高，aVR 和 V_1 导联 ST 段压低，PR 段偏移，ST 段回至基线后 T 波始倒置，伴坏死性心肌炎者可出现 Q 波。本患者与之不符，故可除外病毒性心肌心包炎。

心尖球形综合征：根据修订的 Mayo 标准，心尖球形综合征应符合以下几点：①左室中部伴/不伴心尖部出现一过性运动减低、无运动或矛盾运动，局部室壁运动异常累及单一冠脉供血区以外的心肌。②冠脉造影未能显示阻塞性病变或急性斑块破裂。③心电图出现新的异常（ST 段抬高和/或 T 波倒置）或心肌肌钙蛋白升高。④无近期明显的头部外伤史，无脑出血、心肌炎、肥厚型心肌病或嗜铬细胞瘤等情况。本患者的室壁运动异常范围并未超出前降支供血范围，且有心肌肥厚，因此心尖球形综合征诊断不能确认。

关于 APS 诊断的思考

患者在出现急性心肌梗死的同时，虽然及时处理了病变血管，但是忽视了同时存在的绝经前女性、肾功能异常、LA 轻度升高等可疑点，最终没能在病因方面给予患者及时的诊断存在一定遗憾。患者 APL 在整个病程中发生变化，有时阴性，这一事实可能客观上延误了对于该患者 APS 的诊断。一方面目前抗体的检测依靠 ELISA 法，抗 β_2-GP1 是近几年开始检测的，之前仅检测 ACL，检测方法随着科技的进步仍在不断地发展。另一方面，APS 相关抗体不仅只有抗 β_2-GP1、ACL，还有很多其他抗体，只是并目前临床常规不能检测，例如抗磷脂氨酸抗体、抗磷脂酰丝氨酸抗体等，都是抗磷脂抗体谱内的。而且目前我们检测的不是抗磷脂抗体，而是磷脂结合蛋白的抗体，而磷脂结合蛋白抗体的靶抗原是有很多的，这就造成了假阳性出现。APS 诊断标准多以 2006 年札幌标准悉尼修订版为主：诊断 APS 必须具备至少 1 项临床标准和 1 项实验室标准。相关标准如下，临床标准：①血栓形成（任何组织或器官一次以上动脉/静脉/小血管血栓）。②病态妊娠（1 次 10 周以上形态正常胎儿不明原因的流产）、（≥3 次 10 周以内不明原因的流产）、（≤34 周 子痫、先兆子痫、胎盘功能不全导致早产）。实验室标准（间隔≥12 周，≥2 次）：①血浆 LA 阳性。②IgG/M 型的 β_2-GP1。③中高效价的 IgG/IgM 型 ACL 至少检测 2 次，间隔至少 12 周。磷脂抗体对 APS 的特异性不佳，例如结缔组织病、感染、肿瘤均可合并磷脂抗体阳性，所以指南中要求间隔大于 12 周，2 次均阳性方可诊断。该患者曾出现 LA 延长、多次抗 β_2-GP1 阳性，APS 诊断可成立。APS 诊断后，我们需鉴别原发还是继发性。继发 APS 原因方面考虑：①结缔组织病可能，该患者中年女性，多系统受累，可考虑结缔组织病，但是，该患者反复多次 ANA 阴性，无全身炎症表现（发热、盗汗、体重下降）、无典型的口腔溃疡、无关节炎（该患者既往有关节痛，但是关节肿不明显），实验诊断：反复 hsCRP/ESR/IgG/补体正常。故结缔组织病继发APS，证据不足。患者 2009 年曾出现活动性尿沉渣、心肾受累，当时为行肾活检的最佳时机，可明确是否存在小血管炎、栓塞等，为结缔组织病的诊断提供证据。目前倘若行肾活检，可能发现慢性、硬化证据，且需要考虑抗凝对肾穿刺造成风险，目前结缔组织病继发APS 仍不能诊断。②感染、肿瘤继发 APS，暂时证据不充分。必要时可考虑行 PET-CT。结合患者存在多系统受累，需考虑是否存在灾难性抗磷脂（CAPS），CAPS 发病率低，占 APS的 1%，50%患者会死亡。特点：短时内大量血栓、微血栓形成，造成多脏器受累（心、脑、肺、肾）不可逆受损，微血栓形成可能是 CAPS 的基础。患者 2009 年起病时，心梗合并AKI（血尿、尿蛋白），当时可能出现类 CAPS 表现。但仍是亚急性过程，脏器受累，主要集中在心和肾，其他脏器受累程度仍达不到标准。目前 CAPS 诊断，证据不充分。APS 治疗原则：坚持持续抗凝治疗。该患者 2009 年后服用双抗血小板，未正规低分子肝素和华法林抗凝治疗，抗凝力度不充分，导致心和肾疾病不断进展。

关于 APS 的心脏损害

缺血性心脏病和心室功能障碍：除了冠脉血栓及微血栓引起的心肌缺血外，抗体对于心肌有直接损伤作用，均可以引起心肌损害及室壁运动异常。对于微血管损伤的识别存在难度，LGE 的应用有助于心肌损伤的早期诊断。

加速的动脉粥样硬化：1993 年发现 antiphospholipid antibodies（APA）和 AS 相关。APA的血清水平和 ACS、MI 和卒中风险相关。APS 患者的 Framinghem 危险因素与普通人群比较并无差别，APS 引起的 AS 和炎症及免疫病理因素有关。1519 例 APA（+）患者中 637 例临床诊断 APS：LA（+）与静脉血栓相关，其他 APA 如 aCL 和 anti-β_2GPI（+）和冠脉、颈动脉、外周动脉栓塞相关。

瓣膜疾病：具有 APLs 的患者经超声心动证实有瓣膜的反流或狭窄，瓣膜增厚大于3mm，瓣叶近中部受累，二尖瓣房面的边缘及主动脉瓣的血管面有不规则的结节，约 1/3 的PASP 的患者有瓣膜的异常，ACL IgG 和 IgM（+）和瓣膜病变相关。

关于 APS 相关心血管损害的治疗策略

华法林：对于血栓形成的患者需要口服抗凝药物治疗，但目标 INR 的范围并不十分确定，对于静脉及动脉血栓形成的患者，INR 目标值建议在 2.5，对于反复血栓形成的患者，INR 在 3~4 可能为佳。WAPS 研究入选 109 例 APS 合并血栓事件的患者，54 例患者 INR3.0~4.5，52 例患者 INR 2.0~3.0，3 例应用阿司匹林。平均随访 3.6 年。结果显示高剂量的华法林较常规治疗组并没有更好的预防再发血栓事件但小出血事件并发症发生率增加。

阿司匹林：在接受华法林治疗的患者，阿司匹林没有显示出可以增加更多的获益，可能并不需要应用阿司匹林。

他汀：在 APS 患者中，如果 LDL-C > 3.4mmol/L，或者经过减重或饮食改变后>2.6mmol/L，应考虑应用他汀。

羟氯喹：医生可能需要考虑羟氯喹在 APS 患者中心脏保护方面的作用。

心室肥厚和舒张功能异常：在这方面相关指南及共识并没有明确建议[4]。

本例患者治疗策略的思考

心脏方面：目前由于患者心功能不全，但没有心绞痛、心肌缺血等客观证据，心肌核素显像提示存活心肌极少，进一步行冠脉造影可能对肾功能产生灾难性的损害，因此再次行冠脉造影及血管重建的意义不大，应继续抗凝、抗血小板治疗为主。对于 APS 只有 CAPS 才应用激素、免疫抑制剂治疗，因为 CAPS 临床特点除外大量血栓形成外，仍存在血管急性炎症反应，可予激素、免疫抑制剂、IVIG、血浆置换等治疗，降低或减少血液中抗体效价，改善症状。如果不是 CAPS，目前激素免疫抑制剂的获益是不明确的。结合本患者的病史，目前加用激素、免疫抑制剂的指证不强，同时需警惕是否存在禁忌证，如心功能不全、CKD 等，应用激素可导致水钠潴留、电解质紊乱，会对心脏造成影响，获益和风险需要进一步评估。

肾脏方面：一般来说 APS 造成肾脏血栓性改变，出现动脉、静脉、小球血栓、TMA 样改变，肾功能持续恶化逐渐出现水钠潴留、慢性贫血，加重心脏疾病的进展，而心功能降低导致灌注不足，反过来加重肾病的恶化，两者相互作用。进一步性肾活检虽存在活检指证，但是意义不大，可能见不到 TMA，只能看到小球硬化，对治疗指导意义不大，对诊断有意义。但患者有肾穿的相对禁忌证：PLT 低、CT 肾脏偏小、皮质偏薄、肾穿存在风险。目前患者暂时无急性左心衰竭、电解质紊乱，暂时无急诊替代的指证，长期替代可以考虑。因其血压低，首选腹膜透析。大量的腹水不是腹透的禁忌证，可能透析有助于腹水的解除。

综上，经过积极控制出入量、利尿、腹腔引流等治疗后，患者心衰逐渐好转，Scr 保持稳定，继续 CKD 的非透析治疗，病情稳定后出院，规律口服抗凝药并监测 INR 在 2.5 左右稳定。

参 考 文 献

1. Denas G，Jose SP，Bracco A，et al. Antiphospholipid syndrome and the heart：a case series and literature review. Autoimmun Rev，2015，14（3）：214-222.

2. Pál Soltész，Zoltán Szekanecz，Emese Kiss，et al. Cardiac manifestations in antiphospholipid syndrome. Autoimmunity Reviews. 2007，6：379-386.

3. Finazzi G，Marchioli R，Brancaccio V，et al. A randomized clinical trial of high-intensity warfarin vs. conventional antithrombotic therapy for the prevention of recurrent thrombosis in patients with the antiphospholipid syndrome（WAPS）. J Thromb Haemost，2005，3（5）：848-853.

4. Lockshin M，Tenedios F，Petri M，et al. Cardiac disease in the antiphospholipid syndrome：recommendations for treatment. Committee consensus report. Lupus，2003，12：518-523.

第八节　结节性硬化症

病例 32　急性心肌梗死、心力衰竭、肾错构瘤、脑部结节、皮疹

视 点

对于一位中年女性患者，无传统心血管危险因素出现急性心肌梗死、心力衰竭，诊断上应该考虑哪些情况？同时本例患者合并双肾巨大错构瘤，这给我们的原发病诊断又提供了什么线索？

病历摘要

患者，女，39 岁。因"间断胸痛 1 年，一过性意识丧失 8 月，气短 6 月"入院。患者于 2013 年冬无明显诱因出现前胸针刺样疼痛，VAS 评分 3~4 分，伴后背放射，有时可放射至双上肢，疼痛影响睡眠，持续数分钟可自行缓解，每日 2~3 次，与活动、情绪、进食、咳嗽、呼吸无关，未重视。2014 年 4 月 28 日上午 8 点左右骑自行车过程中出现头晕、黑蒙，下车后出现意识丧失，跌倒在地，清醒后感乏力，伴出汗，意识丧失持续时间不详，否认舌咬伤、口角歪斜、视物模糊、言语不能、肢体活动障碍等。立即就诊当地县医院，11 点左右查心电图提示"完全性右束支阻滞，Ⅰ、aVL 导联病理性 Q 波，$V_1 \sim V_6$ 导联 ST 段压低 0.1mV、T 波倒置"（未见报告），考虑"心梗"，转诊上级医院药物治疗（具体不详）。5 月 9 日行冠脉造影提示：前降支近段 70% 狭窄，中段 90% 狭窄（图 1），于前降支近、中段置入支架各 1 枚，术后上述症状未再出现。规律服用拜阿司匹林 0.1g qd、波立维 75mg qd、氟伐他汀 40mg qn、美托洛尔 25mg bid、螺内酯 20mg bid、呋塞米 20mg bid、潘南金 2# tid 治疗。2014 年 6 月初无诱因出现活动后及饱食后气短，平地行走 5~6 分钟后即出现，休息数十秒钟可好转，伴腹部不适，无胸痛、胸闷，无恶心、呕吐、大汗等，夜间可平卧入睡。再次于当地医院住院，查血 BNP 4821pg/ml；肝肾功：Cr 103μmol/L，Alb 39g/L，ALT 22U/L；血脂：TC 2.68mmol/L，TG 1.69mmol/L，LDL-c 1.57mmol/L，HDL-c 0.66mmol/L。

超声心动图：全心增大，左心为著，左室前壁、前侧壁及下壁运动幅度明显减低，左室收缩功能减低，EF 43%，左室限制性充盈障碍，二尖瓣中-大量反流，三尖瓣中量反流，轻度肺动脉高压（45mmHg）。腹部超声：不除外肝淤血；双侧肾区中强回声团块，不除外双肾错构瘤样改变；双侧胸水。考虑"冠心病、不稳定性心绞痛"，在原先冠心病二级预防治疗基础上加强静脉利尿、扩冠及地高辛 0.125mg qd 强心治疗后，自觉活动耐量改善，平地行走十余分钟方感轻微憋气。2014 年 8 月和 11 月再次出现活动后气短，性质同前，住院输液治疗后症状减轻（具体不详）。为进一步诊治收入院。自 10 岁左右出现颜面部红色斑丘疹，蝶形分布，不累及鼻唇沟，无瘙痒、疼痛，日光照射后无明显加重。发病以来进食量减为既往 1/2~2/3，夜尿 2~3 次，近半年体重下降约 10kg。

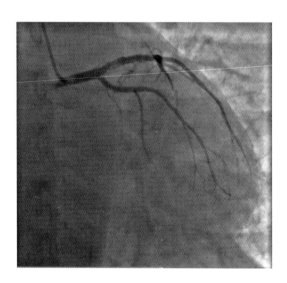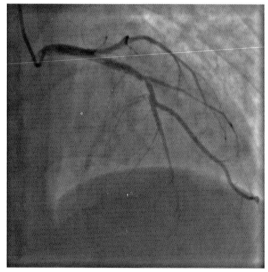

图 1　冠状动脉造影，LAD 近段可见血栓影，狭窄 70%，LAD 中段狭窄 90%

既往史、个人史及家族史： 2003 年因脾脏多发囊肿行脾切除术。7~8 年前妊娠 5~6 个月时发现血压升高，最高 220/? mmHg，尿蛋白情况不详，分娩当日血压降至正常，此后间断测血压均正常。G_4P_1，3 次于妊娠 5~6 月时自然流产，顺产 1 女。母亲及女颜面部均有散在丘疹，其女下颌部有叶状白斑，妹妹因癫痫去世。

检查

查体： 上肢 BP：右 91/61mmHg，左 94/61mmHg。Wt 49.5kg，BMI 19.92kg/m²，eGFR-EPI 46.2ml/min/1.73m²。面部蝶形红斑；后背可见色素脱失斑，颈静脉充盈，肝颈静脉回流征可疑阳性；心尖部可闻及收缩期 4/6 级吹风样杂音，向腋下传导；肺动脉瓣区及主动脉瓣第二听诊区收缩期 2/6 级吹风样杂音，肺、腹（−），双下肢轻度可凹性水肿。

实验室检查：血常规：WBC $8.86 \times 10^9/L$，NEUT% 63.2%，Hb 116g/L，PLT $454 \times 10^9/L$。肝功：GGT 89U/L，LD 343U/L。便常规+OB×2 次（−）。凝血功能正常。甲状腺功能正常。HbA1c 5.9%。血脂：TG 1.74mmol/L，TC 2.87mmol/L，HDL-C 0.69mmol/L，LDL-C 1.61mmol/L。

心脏：心脏 3 项：CKMB $0.7\mu g/L$，cTnI $0.01\mu g/L$，CK 31U/L。BNP 671ng/L。心电图：窦性心律，完全性右束支阻滞，I、aVL、$V_1 \sim V_4$ 导联病理性 Q 波。Holter：窦性心律，2290 次室性期前收缩，4 次成对，169 阵二联律，9 次房性期前收缩，未见 ST-T 改变。超声心动图：全心增大，左室舒张末内径 61mm；左室前间隔及左室前壁无运动，左室后间隔运动减低，符合冠心病心肌梗死；左室收缩功能减低，LVEF 45%，左室限制性舒张功能减低；二、三尖瓣重度关闭不全；中度肺高压，估测肺动脉收缩压 55mmHg；极少量心包积液。

肾脏：尿常规+沉渣：SG 1.013，PRO TRACE，BLD（−）。24hUPro：0.17g/d。尿蛋白电泳：55.1% 肾小球性。肾功能：Cr $116 \sim 147\mu mol/L$，Urea $8 \sim 12mmol/L$。CT 平扫：双肾未见正常形态，双肾区团块状异常密度影，边缘不清晰，内混大范围脂肪样密度及斑片、索条高密度影，左侧肾门区软组织密度影（图 2）。肾血流图：GFR 72.73ml/min，右肾 42.79ml/min，左肾 29.93ml/min。

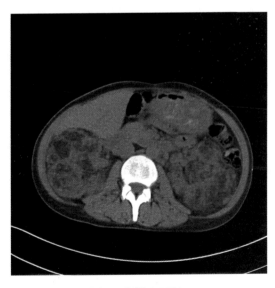

图 2 腹部 CT 平扫

注：双肾未见正常形态，双肾区团块状异常密度影，边缘不清晰，内混大范围脂肪样密度及斑片、索条高密度影

肺脏：动脉血气：代谢性碱中毒。胸部 HRCT（图 3）：双肺纹理增粗，右肺下叶结节；

右肺多发肺大疱，部分胸膜下分布；两腋窝及纵隔多发淋巴结；肺门影增大；心影增大，心包积液，双侧胸腔积液；椎体及肋骨可疑密度不均。肺首次通过显像：未见肺动脉高压征及右-左分流。

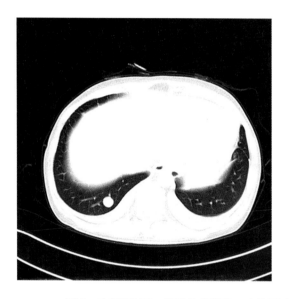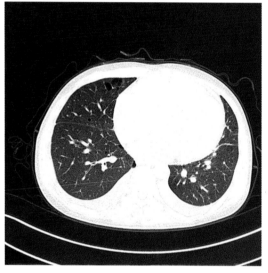

图 3　胸部 HRCT：双肺纹理增粗，右肺下叶结节；右肺多发肺大疱，部分胸膜下分布

【中枢神经系统】 头 CT 平扫：左侧尾状核区、右侧额叶皮层下低密度；左侧尾状核头、左小脑半球前缘、左侧颞叶、双侧侧脑室内多发点状、结节状钙化灶；右侧颞叶近叶间裂及左侧额叶皮层区多发结节及片状略高密度影；左侧顶骨小片低密度。MMSE 评分 25 分。

【眼部】 眼底检查：左眼视盘上方可见灰白色结节，大小为 1/2～1PD。

【皮肤】 皮肤科会诊：面部皮疹待查，汗管瘤？四肢过敏性皮炎。

【血管】 肾动脉超声：双肾动脉主干阻力增高，双肾叶间动脉探查不能。下肢动脉超声：双下肢动脉粥样硬化。颈/椎动脉超声：右侧椎动脉阻力增高。上肢动脉、腹主动脉超声（-）。

【炎症及免疫】 ESR 8mm/h。hsCRP 3.35mg/L。补体、Ig 定量（-）。ANA 18 项、ANCA、LA、抗 ACL、抗 β_2-GP1 抗体（-）。抗 ENA 谱：抗 rRNP（+）。

【其他】 腹盆 CT 平扫：肝脏增大，肝脏右叶顶部边缘小囊性灶；腹膜后多发淋巴结可能；盆腔积液。睡眠呼吸监测：中度中枢性低通气，轻度睡眠低氧。妇科超声：子宫肌层回声欠均，宫内节育器。心理医学科会诊：焦虑抑郁状态。

诊治经过

继续心血管药物治疗，包括阿司匹林 0.1g qd，氯吡格雷 75mg qd，阿托伐他汀 20mg qn，美托洛尔缓释片 1.25# qd，培哚普利 1mg qd，螺内酯 20mg qd，呋塞米 20mg qd，并限制入量<1500ml，体重稳定在 49~50kg。

冠状动脉病变的鉴别诊断

患者为青年女性，病程一年。主要问题为冠脉病变，病程中出现心肌梗死，在外院行 CAG 证实为前降支重度狭窄，并已行介入治疗，术后逐渐出现心力衰竭的表现。ECHO 证实其 LVEF 已经开始下降。冠状动脉病变在临床上常等同于的冠状动脉粥样硬化性心脏病。绝大数中老年患者合并多个心血管病危险因素（如高血压、糖尿病、血脂异常、吸烟、肥胖等），冠脉病变的病因首先应考虑动脉粥样硬化所致。但对于本例患者，未绝经女性，无明确传统心血管病危险因素，鉴别诊断上应首先考虑非动脉粥样硬化导致的冠脉病变。常见的病因包括栓塞、原位血栓形成、自发夹层、痉挛、心肌桥、冠状动脉瘘以及血管炎等。复习本例患者外院 CAG 发现 LAD 近段主要为血栓病变，中段存在固定狭窄，LAD 远端可见弥漫小血栓影。因此从影像学角度的可以排除的栓塞、夹层、痉挛、心肌桥及冠状动脉瘘的可能性。虽然 LAD 近段级远端具有血栓影，但单纯原位血栓形成无法解释患者 LAD 中段的固定狭窄，加之本例患者中年女性，需警惕有无结缔组织病/血管炎的可能性。血管炎是全身性疾病，因此下一步对患者全身各脏器进行系统性的评估。在进一步的检查中我们首先发现患者双肾正常结构已经消失，被双肾巨大的错构瘤所替代。

肾脏错构瘤的鉴别诊断

肾错构瘤又称为肾血管平滑肌脂肪瘤，是由异常增生的血管、平滑肌及脂肪组织按照不同比例构成的一种良性肿瘤。近年来研究其实单克隆增生的真性肿瘤，平滑肌为肿瘤成分，而脂肪则是化生性或反应性成分。肾血管平滑肌脂肪瘤缺乏特异性临床表现，通常以腰部不适、血尿为其最常见的表现，部分肿瘤可以出现破裂出血需要急诊干预治疗。肾脏血管平滑肌脂肪瘤的诊断进一步分为两型：①散发型肾脏血管平滑肌脂肪瘤，此型较多见，约占80%。②结节性硬化症合并肾脏血管平滑肌脂肪瘤。血管平滑肌脂肪瘤是结节性硬化的组成部分，这型较少见，约占 20%。因此对于所有肾血管平滑肌脂肪瘤患者都应进一步筛查有无合并结节性硬化症的问题。

结节性硬化症的诊断

结节性硬化症（Tuberous Sclerosis Complex，TSC）在1880年由Bourneville根据其肉眼看到的病理改变而命名。1908年Heinrich Vogt发现该病的三联症，即癫痫、智力低下、面部皮脂腺瘤。TSC时一种常染色体显性遗传病，其患病率为1/9500~1/20000，其中1/3有家族史，2/3为散发病例。其致病基因为TSC1和TSC2基因，其中有家族史以TSC1异常为主，为散发型以TSC2异常为主。主要诊断标准：面部纤维血管瘤，甲周纤维瘤，鲨革斑，色素脱失斑，脑皮层结节，室管膜下结节，室管膜下巨细胞瘤，视网膜错构瘤，心脏横纹肌瘤，肾脏血管平滑肌脂肪瘤，淋巴管血管平滑肌瘤。次要诊断标准：多发性肾囊肿；错构瘤性直肠息肉；视网膜色素缺失斑；脑白质放射状迁移束，骨囊肿，齿龈纤维瘤，皮肤"咖啡"斑，随机分布的牙釉质多发性凹陷。两个主要标准或者一个主要标准+≥2个次要标准可以临床诊断TSC（如果两个主要标准为肾脏血管平滑肌脂肪瘤+淋巴管血管平滑肌瘤，则需要同时具备有其他诊断标准）。在经过系统评估后，本例患者除了肾脏血管平滑肌脂肪瘤外，同时合并有淋巴管血管平滑肌瘤，中枢神经系统受累，皮肤特征性改变等改变，因此本例患者的TSC诊断明确。

TSC心血管系统受累

患者同时存在冠状动脉病变及TSC，是否可以用一元论来解释这两种情况。TSC是一种系统性疾病，心血管系统是其常受累脏器之一。但心脏受累最常见的表现为心脏横纹肌瘤，胎儿和新生儿多见。文献报道心脏横纹肌瘤的新生儿70%~90%为结节性硬化症，主要位于心室壁。患儿可以无症状，部分可出现心律失常，心力衰竭，流出道梗阻的表现。此外，该病的另外一个特点是具有自愈性，多数的TSC引起的横纹肌瘤在1岁后逐渐消退。血管受累是TSC相对少见的临床表现，主要有两种表现形式，一种为动脉瘤；另一种为狭窄闭塞性病变。累及的血管可以包括主动脉，肺动脉，冠状动脉，肠系膜动脉，锁骨下动脉，颅内动脉等。在一例2岁TSC患儿的尸检中发现双侧冠状动脉开口均有50%狭窄，其成分为纤维性斑块。本例患者不存在传统心血管危险因素，冠脉病变考虑为非动脉粥样硬化病变所致，同时TSC有累及冠脉的报道，从一元论的角度首先应该考虑TSC导致冠脉受累的可能大。遗憾的是，患者在外院已经完成PCI手术，且在PCI前未行血管内影像检查如血管内超声（IVUS）或光学相干成像技术（OCT）进一步明确斑块性质。

本例患者的治疗策略及预后

TSC1及TSC2基因的异常是导致TSC发病的主要原因。正常情况下TSC-1和TSC-2形成二聚体复合物，是小 GTP 酶 Rheb 的抑制剂，而 Rheb 是 mTOR 活化所必需的刺激蛋白。因此 TSC-1/TSC-2 在正常情况下抑制 mTOR 的功能。在 TSC 患者中，由于 TSC1/TSC2 基因异常导致了对 Rheb 抑制功能下降，mTOR 被异常激活，而 mTOR 可对细胞外包括生长因子、胰岛素、营养素、氨基酸、葡萄糖等多种刺激产生应答，实现对细胞生长、细胞周期等多种生理功能的调控作用，从而导致各种 TSC 临床表现。因此目前对于 TSC 治疗的靶点主要是针对 mTOR。mTOR 抑制剂主要包括西罗莫司（雷帕霉素）及依维莫司。目前已经有多个临床研究证实依维莫司可以有效地抑制和改善 TSC 引起的中枢神经系统和肾脏病变。所以本例患者在随后门诊随访中开始加用西罗莫司的治疗原发病。同时由于患者存在心肌梗死及心力衰竭，相关的抗栓及抗心衰治疗也是整体治疗方案的重要组成部分。另外患者存在重度二、三尖瓣关闭不全，考虑不除外心脏增大继发性的关闭不全，进一步手术治疗可能有利于患者心功能的改善，但患者对外科手术存在较大顾虑。

本例患者整体诊治策略的思考

对于中青年起病的心肌梗死，且无传统心血管危险因素，诊断上首先应除外非动脉粥样硬化病变。在本例患者的鉴别诊断的过程中，我们以肾脏巨大错构瘤作为突破口，结合面部皮肤损害通过系统评估诊断了 TSC。复习文献 TSC 可以导致冠脉病变，因此考虑通过一元论来解释本例患者的冠脉疾病。对于系统性疾病冠脉受累的患者，治疗上分为两部分：一为原发病的治疗；二为冠脉病变相关的治疗，心血管病的循证医学证据只覆盖普通人群，此类患者的治疗可以借鉴普通人群的证据，但同时应注意个体化，以实现治疗的最优化。

参 考 文 献

1. Crino PB, Nathanson KL, Henske EP. The tuberous sclerosis complex. N Engl J Med, 2006, 355（13）：1345-1356.

2. Curatolo P, Bombardieri R, Jozwiak S. Tuberous sclerosis. Lancet, 2008, 372（9639）：657-668.

3. Salerno AE, Marsenic O, Meyers KE, et al. Vascular involvement in tuberous sclerosis. Pediatr Nephrol, 2010, 25（8）：1555-1561

4. Rolfes DB, Towbin R, Bove KE. Vascular dysplasia in a child with tuberous sclerosis. Pediatr Pathol, 1985, 3（2-4）：359-373.

5. Bissler JJ, Kingswood JC, Radzikowska E, et al. Everolimus for angiomyolipoma associated with tuberous sclerosis complex or sporadic lymphangioleiomyomatosis（EXIST-2）：a multicentre, randomised, double-blind, placebo-controlled trial. Lancet, 2013, 381（9869）：817-824.

第九节 恶性抗磷脂综合征

病例 33 青年女性，急性心肌梗死、肺栓塞、脑梗死、下肢静脉血栓

> ### 视 点
>
> 一例 40 岁青年女性，急性起病，突发背痛、胸痛、憋气诊为急性心肌梗死、肺栓塞，治疗过程中又突发右侧大面积脑梗、下肢静脉血栓栓塞，当地检查发现心磷脂抗体阳性，符合恶性（或灾难性）抗磷脂综合征（Catastrophic APS，CAPS）的诊断，治疗以抗凝为主。但诊断与治疗不能仅限于此，多系统梗死及栓塞只是表象，隐藏在 CAPS 背后的疾病才是重点诊治目标。患者最终诊断是肺腺癌。

病历摘要

患者，女，40 岁。反复咳嗽、咯血、胸痛、憋气半月余，左侧肢体无力 8 天于 2011 年 2 月 2 日入院。2011 年 1 月初出现间断咳嗽及血丝痰。1 月 17 日夜间患者一过性肩背剧痛，1 小时后好转，18 日凌晨睡眠中突发憋醒，伴胸骨后压痛、气短、咳嗽、咯血丝痰 10 余次，量较多，伴头晕、乏力、恶心，当地医院多次心电图提示 $V_1 \sim V_6$ 导联 ST 段有抬高、回落动态变化过程（图 1）。

胸 CT 示"双肺支气管炎性改变，心包积液，胸部 CT 左下肺近胸膜处楔形高密度影，左下肺梗塞？"心脏超声示"左室前壁中下段、下壁心尖段及室间隔中下段心肌活动度减低，左室射血分数（LVEF）58%，心包积液（少-中量）。"查脑钠肽（BNP）1121pg/ml，凝血 D-二聚体 1226μg/L，纤维蛋白降解产物（FDP）141.3mg/L，高敏法肌钙蛋白 T（HS-TnT）1965.00pg/ml，肌酸激酶同工酶定量（CK-MB）120.6ng/ml、肌红蛋白（MYO）207.9ng/ml。诊断为"急性广泛前壁心肌梗死"，给予阿司匹林、氯吡格雷、依诺肝素 6000IU q12h 治疗，治疗后胸闷、胸痛明显好转。22 日再次出现胸痛，伴头晕、恶心。24 日凌晨突发头晕、四肢抽搐、双眼右侧凝视、口角右偏，双眼右视不能，MRI 示双侧大脑半球

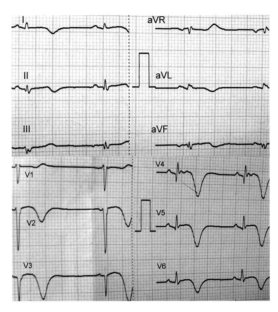

图 1　心电图示：V_2~V_6 导联 T 波倒置，V_2 呈 rS 型，V_3 和 V_4 可见病理性 Q 波。符合广泛前壁心肌梗死的心电图演变

及右侧小脑半球多发梗死（急性期），以右侧（大面积梗死）为著，给予地塞米松 5mg qd、呋塞米、低分子右旋糖酐、前列地尔等利尿、脱水、扩血管治疗后症状好转，但残留左侧肢体无力及感觉减退。当地住院期间查 C 反应蛋白（CRP）25.4mg/L，抗核抗体（ANA）1：100（+）、抗双链 DNA 抗体（dsDNA）（-）、抗 β_2 糖蛋白 1（β_2GP1）IgM（+），外院考虑"抗磷脂综合征"可能性大，1 月 27 日就诊我院急诊，血管超声示右胫后静脉下段血流显示不满意。29 日起予甲基强的松龙 40mg qd 静脉注射，环磷酰胺 0.2g qod 治疗。既往史：平素脱发较明显、10 岁起出现雷诺现象（+），无皮疹、光过敏、口腔外阴溃疡、关节痛，针刺反应（-），支气管哮喘 20 余年。患者于 2010 年 9 月初无明显诱因出现右侧小腿持续痉挛性疼痛，影响行走，无肿胀、发凉，2 个月后渐缓解，未就诊。否认高血压、糖尿病、高血脂病史。不吸烟。婚育史：1994 年行剖宫产，育 1 女，体健，最后一次妊娠为 2010 年 9 月，孕 58 天时胎死宫内。否认口服避孕药史。否认家族性遗传病相关病史。

体格检查

BP 120/80mmHg，HR 65 次/分，SaO_2 100%（吸氧 2L/min）。浅表淋巴结未及，心肺腹无异常。右上下肢肌力Ⅳ级，左侧上下肢肌力 0 级；左侧肢体肌张力低；左侧面部及躯体痛觉较右侧弱；左下肢反射略活跃；左侧 Hoffman 征（+）、Babinski 征（+）。左侧鼻唇沟略浅，示齿右偏。

实验室检查

血常规：白细胞 $5.99×10^9/L$，中性 62.6%，红细胞 $4.37×10^{12}/L$，血小板 $212×10^9/L$；尿常规：红细胞 200cells/μl；纤维蛋白原 1.38g/L（1.8～3.5）；ESR 4mm/第 1h；hsCRP 1.68mg/L；补体 CH50 58.9U/ml（26.0～55.0）、C3 1.55g/L（0.60～1.50）、C4 0.41g/L（0.12～0.36）；免疫球蛋白 IgA 4.74g/L（0.70～3.80）、IgM 3.37g/L（0.60～2.50）、IgG 10.2g/L（7.0～17.0）；复查 β2GP1，抗 ANA+dsDNA、抗可提取性核抗原抗体（抗 ENA）、抗中性粒细胞胞浆抗体（ANCA）、抗磷脂抗体（ACL）、狼疮抗凝物（LA）均阴性；CA199 2160U/ml（0～37），CA_{242} >150U/ml（0～20），CA_{125} 50.9U/ml（0～35），CA_{153} 129U/ml（0～25）；甲胎蛋白（AFP）；癌胚抗原（CEA）（-）；免疫电泳：单克隆蛋白为 a 重链。

骨穿 2 次：未见异常细胞及寄生虫；骨髓活检：造血细胞减少，粒红系比例正常，巨核细胞可见；CD138（少数散在+），CD38（少数散在+），Kappa（-），Lambda（-）。

影像学检查

头颅、肋骨、骨盆平片（-）；骨扫描（-）。

心脏超声：左室前壁运动减弱，心尖部无运动，Simpson 法测左室射血分数 56%，左室松弛功能减低，少量心包积液。

血管超声：左小腿肌间静脉血栓形成，双颈动脉、椎动脉、锁骨下动脉（-）；双肾动静脉，肝静脉、下腔静脉、脾静脉、肠系膜上静脉（-）。

B 超：肝胆胰脾双肾、双侧乳腺、子宫+双附件（-）。

头颅 MRA：右侧大脑中动脉及其分支闭塞（图 2）；右侧额顶枕叶及颞叶皮层、尾状核、豆状核、大脑脚长 T2 信号，内伴晕样短 T2 信号影，左侧脑室体旁信号减低，考虑大脑中动脉供血区梗死后出血可能性大；左侧半卵圆中心缺血性改变。

肺动脉 CT 血管造影：右肺上叶肺动脉纤细，右肺下叶前、后底段肺动

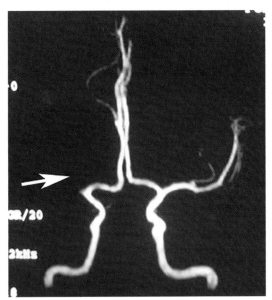

图 2　头颅 MRA

注：右侧大脑中动脉及其分支闭塞（箭头）

脉内栓塞改变（图 3），右肺上叶前段分叶状结节影，边缘小索条。右肺中叶小淡片影，左肺下叶外底段团状高密度影；右肺下叶、左肺上叶背侧胸膜下稍高密度影，两侧胸膜增厚；心包积液；纵隔多发小淋巴结影；腹盆 CT：第 4~6 组小肠肠壁强化较明显；双肾、脾脏内多发片状低密度灶，考虑为梗死灶。

胃镜：慢性浅表性胃炎伴胆汁反流，十二指肠炎。

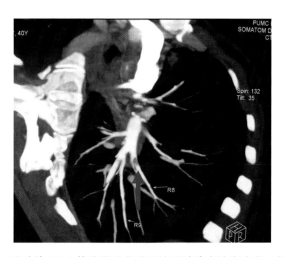

图 3　肺动脉 CT 血管造影示右肺下叶肺动脉内栓塞改变（箭头）

诊治经过

入院后继续口服阿司匹林、氯吡格雷，低分子肝素过渡为华法林抗凝，国际标准化比值（INR）控制在 3.0 左右，甲基泼尼松龙 40mg q12h，继续环磷酰胺 0.2g qod 治疗；患者脑梗后经常头晕，予尼莫地平、银杏叶提取物、维生素等，同时进行康复治疗与训练。

入院后各项辅助检查证实患者不仅心肌梗死、肺栓塞、脑梗死、下肢静脉血栓形成，并发现肾脏和脾脏梗死，同时未发现主动脉、颈动脉、椎动脉、锁骨下动脉、肾动脉等血管狭窄等病变，因此排除血管炎等系统性疾病。入院前临床高度怀疑患者 APS 继发于免疫系统疾病，但住院后复查的自身抗体和免疫球蛋白、补体等相关指标不支持；免疫电泳发现少见的 a 重链，血清糖链抗原 19-9（CA199）和糖链抗原 242（CA242）异乎寻常的升高，强烈提示恶性肿瘤的可能。由于患者心肌梗死、大面积脑梗死，不适合进行肠镜等有创检查，因此行正电子发射计算机断层（PET-CT），结果提示：右肺上叶代谢增高结节，SUV4.5，结合临床考虑恶性病变可能，伴周围炎症。双肺门、纵隔、右锁骨上、左侧颈肩部代谢增高淋巴结，不除外其中有转移灶。双下后肺代谢稍高淡片影，左肺下叶外基底段代谢稍高软组织影，考虑炎性病变，部分可能为肺栓塞后改变。直肠上段代谢增高影，SUV2.4，可能为局部炎症或生理性摄取。右侧额、顶、枕及颞叶大脑皮层及右尾状核、豆状核代谢普遍减低，符合脑血栓。左侧小脑代谢减低，为功能失联络所致。

PET 检查提示右肺上叶代谢增高小结节恶性病变可能，停用华法林钠更换为低分子肝素皮下注射，在 INR 接近正常时行 CT 引导下经皮肺结节穿刺组织活检。病理回报：低分化肺腺癌。转往呼吸科治疗，鉴于患者近期内的心肌梗死、脑梗死，不适合较强的化疗，继续华法林抗凝，并给予培美曲塞二钠 500mg 化疗。化疗过程顺利。患者症状改善，病情稳定出院。随访患者回当地后继续华法林抗凝治疗，但 8 个月后再次发生大面积脑梗死、脑疝后死亡。

诊治思维

患者为青年女性，连续出现多发动脉、静脉栓塞和脏器梗死，其病因需考虑：

1. 心源性栓子脱落引起 左心腔内血栓、赘生物、黏液瘤或心腔内其他肿瘤脱落引起体循环动脉栓塞，右心内栓子脱落导致肺动脉栓塞或肺梗死。本例患者右下肢静脉血栓形成，可能是肺栓塞的原因，但又存在脑栓塞、心肌梗死，如果系心源性栓子脱落引起，左右心腔内都需存在占位性病变或赘生物，均又脱落引起肺动脉和体循环动脉栓塞较少见。此外右心栓子（多见于血栓）经过房间隔缺损或未闭的卵圆孔进入左心房，可继而引起矛盾性栓塞，但本例患者心脏超声及胸部 CT 未见心腔内占位性病变或赘生物，也未发现心内分流，因此心源性栓子引起栓塞无证据。

2. 易栓症（thrombophilia）或血液系统高凝状态（hypercoagulable state） 在许多情况下，两者具有相似的含义。但前者着重于血浆凝血相关因子的改变（凝血因子的升高、抗凝因子和纤溶活性的降低），而后者含义更为广泛，包括血管内皮损伤、血流动力学和凝血相关因子异常的综合作用。如因基因突变导致凝血相关因子异常，造成先天性高凝状态，即是遗传性易栓症；而因为后天多种因素异常造成的血栓易发倾向，则为获得性易栓症或获得性高凝状态，其包括：

（1）生理性或条件性：妊娠、外科手术、长期卧床或制动、口服避孕药、激素替代治疗；

（2）病理性：①血管异常：动脉硬化、糖尿病、血管炎、人工材料；②血液流变学异常：血液淤滞、高黏滞血症；③其他：包括恶性肿瘤、骨髓增殖性疾病、慢性炎症性疾病、血栓性血小板减少性紫癜、阵发性睡眠性血红蛋白尿、弥散性血管内凝血、肾病综合征和抗磷脂抗体综合征。

本例患者为青年女性，突然起病，多发性血栓形成或栓塞，符合易栓症特征。患者 10 岁起出现雷诺现象（+），但无家族性遗传病相关病史，易栓症的原因考虑为获得性。根据病史可除外卧床、制动等血流淤滞的状况及血管异常，起病后的血液学、尿检、血生化等检查也除外了血液系统疾病及肾病综合征。当地化验血 CRP 升高，抗核抗体（ANA）1∶100

（+），抗 dsDNA（−）、β_2GP1-IgM（+），起病前数月有胎死宫内史，因此开始考虑抗磷脂抗体综合征并给予伊诺肝素、氯吡格雷甲泼尼松龙和环磷酰胺治疗是合理的。

抗磷脂综合征（Anti-phospholipid syndrome，APS）是一种非炎症性自身免疫病，临床上以动脉、静脉血栓形成、习惯性流产和血小板减少等为表现，血清中存在抗磷脂抗体（aPL），上述表现可以单独或多个共同存在。APS 分为原发性抗磷脂综合征（PAPS）和继发性抗磷脂综合征（SAPS）。原发性 APS 的病因目前尚不明确，可能与遗传、感染等因素有关。多见于年轻人，男女发病比率为 1∶9，女性中位年龄为 30 岁。继发性 APS 多见于系统性红斑狼疮或类风湿关节炎等自身免疫病，少数继发于肿瘤。此外，还有一种少见的恶性（或灾难性）抗磷脂综合征（Catastrophic APS，CAPS），为 Asherson 在 1992 年所描述，特征为突然发生的广泛多发小血管及微血管血栓形成，外周大血管血栓相对少见，患者临床情况迅速恶化，常于数日至数周内发生多脏器功能衰竭而死亡。其诊断标准为：①3 个或以上的器官、系统或组织损害；②一周内病情进展；③有至少一个器官或组织小血管阻塞的病理学证据；④抗心磷脂抗体（ACL）/狼疮抗凝物（LA）阳性。CAPS 多见于系统性红斑狼疮等自身免疫病患者，也常见于恶性肿瘤。本例患者起病急骤，短期内突发急性心肌梗死、肺梗死、大面积脑梗死，并有下肢静脉血栓形成、脾梗死、肾梗死，符合恶性抗磷脂抗体综合征（CAPS）的诊断。

但是患者免疫电泳发现少见的 a 重链，血清 CA199 和 CA242 明显升高不能用 APS 解释。单克隆免疫球蛋白 a 重链阳性可见于：①各种血液系统良性或恶性疾病：如真性红细胞增多症、多发性骨髓瘤、浆细胞病等；②免疫系统疾病如系统性红斑狼疮；③恶性肿瘤，以各种腺癌多见。患者有关血液系统和免疫方面的各项实验室化验及骨扫描等影像学排除了血液系统疾病和免疫性疾病，同时血清 CA199 和 CA242 明显升高也不能用血液病和免疫病解释。CA199 是从大肠癌组织中分离出来的一种神经节苷脂样物质，在血清中以黏蛋白形式存在，在胰腺癌、胆管癌及结直肠癌中具有较高的阳性率，在肝癌、肺癌、卵巢癌等肿瘤中有一定的检出率，但消化道良性病变如阻塞性黄疸（结石性）、慢性胰腺炎、肝硬化等，也可有低浓度增高。CA242 是一种新的肿瘤相关糖链抗原，主要在腺癌组织中表达，对胰腺癌和胆道恶性肿瘤的诊断有特异性，是胰腺癌和胆管癌及直、结肠癌的肿瘤标志物，在胃癌、肺癌、卵巢癌等也升高。因此患者高凝状态的原因明显指向恶性肿瘤。

本例患者最终诊断为肺腺癌，首发症状为多部位血栓形成或栓塞。Trousseau 首次报道了血栓栓塞事件与潜在的或未诊断的癌肿之间的关系，此后人们将癌肿患者并发各种血栓栓塞事件称为 Trousseau 综合征，临床表现包括游走性静脉炎、深静脉血栓形成、周围动脉闭塞、心肌梗死、脑血管意外等。肿瘤患者血栓形成的发生率为 10%～15%，其中 1%～15% 血栓先于癌症的诊断。超过 1/3 的健康人深静脉（VTE）血栓由恶性肿瘤引起。胰腺癌、膀胱癌、胃癌、肠癌、肺癌、卵巢癌等多发。肿瘤栓塞、血栓以及栓塞事件的发生并不意味着疾病已经进入晚期。需要注意的是 aPL 的出现并不一定发生血栓，约 12% 的正常人中可以出现 IgG 或 IgM 类 aCL 抗体阳性。梅毒和获得性免疫缺陷综合征（AIDS）、传染性单核细胞增多症、结核等疾病分别有 93%、39%、20%的抗磷脂抗体阳性率。一些药物如普萘洛尔、口服避孕药也可以诱导出 aPL。另外，有一些恶性肿瘤如黑色素瘤、肾母细胞癌、肺癌、淋巴瘤和白血病等亦可出现 aCL 或抗 β2GP1 抗体阳性。该患者的 a 重链阳性也应是肺腺癌的一种特殊表现。

患者回当地后仍死于高凝状态导致的大面积脑梗死，推测与抗凝力度不足有关。在院治疗期间考虑到患者高凝状态严重，华法林抗凝保持 INR 在 3.0 左右，为行肺穿刺取病理活检，INR 一度降到 1.8，患者即发生一次 TIA 发作，出现短暂的失语。

本例提示

对于年轻患者，当出现多发动脉栓塞或静脉血栓形成时，应考虑易栓症或血液系统高凝状态，并进一步积极寻找病因，尤其是结缔组织病、血液病和肿瘤等继发原因，且血栓形成有可能是肿瘤的先发症状。

参 考 文 献

1. Asherson RA. The catastrophic antiphospholipid syndrome. J Rheumatol，1992，19：508-512.
2. Varki A. Trousseau's syndrome：multiple definitions and multiple mechanisms. Blood，2007，110：1723-1729.

第十节　药源性心血管病

病例 34　急性心肌梗死、肺栓塞、严重心律失常

> ### 视　点
>
> 　　本例为一 53 岁的男性患者，以胸闷、晕厥、气促为主要表现，既往因为神经性皮炎应用沙利度胺治疗。急诊心电图提示窦性心律，三度 AVB，RBBB，Ⅰ、aVL、$V_2 \sim V_6$ 导联 ST 段抬高 $0.1 \sim 0.4 \text{mv}$，$V_1 \sim V_6$ T 波倒置；急诊冠状动脉造影未见明显狭窄和血栓。置入临时起搏器。患者心肌酶的动态变化、超声心动图以及心肌 MRI 均提示急性心肌梗死，但无法解释三度 AVB。住院期间患者发作心室纤颤，电除颤后恢复，其后呼吸困难、低氧血症加重，CTPA 提示肺栓塞，经积极抗凝治疗病情缓解。系统检查未发现高凝倾向。查阅文献沙利度胺有引起高凝、急性血栓形成和心律失常的报道。考虑患者病情和沙利度胺有关，停用相关药物继续抗凝治疗，1 周后患者三度 AVB 恢复，半年后复查 CTPA 未见肺栓塞，停用抗凝药物。随诊 2 年病情稳定。本例提示：心肌酶动态变化和心肌 MRI 可以帮助我们鉴别急性心肌炎和急性心肌梗死，对合并低氧血症的患者应警惕急性肺动脉栓塞，应提高对沙利度胺等药物心血管副作用的认识。

病历摘要

　　患者，男性，53 岁。干部。因胸闷 1 天，加重 14 小时，晕厥 1 次入院。患者于入院前一日晚 9 时左右服药后出现胸闷，伴右臂、背部酸痛，次日症状加重，伴恶心、呕吐，呕吐物为早餐，并于上午 10 时左右室内行走时突发意识丧失倒地，数分钟后意识自行恢复，无尿便失禁，苏醒后仍感胸闷、头晕、乏力。于晚 8 时至我院急诊，BP 96/61mmHg，ECG：窦性心律，三度 AVB，RBBB，心室率 41 次/分，Ⅰ、aVL、$V_2 \sim V_6$ ST 段抬高 $0.1 \sim 0.4 \text{mV}$，$V_1 \sim V_6$ T 波倒置（图 1）；心肌酶：CK 960U/L，CKMB 59.8μg/L，cTnI 35.018μg/L，动脉血气分析（鼻导管吸氧 3L/min）：pH：7.385，$PaCO_2$ 29.0mmHg，PaO_2 64.5mmHg，HCO_3^-：

17.0mmol/l，SPO$_2$ 92%，Lac 3.6mmol/L，考虑急性 ST 段抬高心肌梗死，行临时起搏器置入和急诊冠状动脉造影：术中见 LAD 中段及 RCA 近中段散在斑块，未见明显狭窄与血栓影，为进一步诊治收入病房。

3 月前患者在我院诊断神经性皮炎，加用沙利度胺 25mg，1 日 2 次，1 月前加至 50mg，1 日 2 次。高脂血症 4 年，间断应用辛伐他汀。否认高血压和糖尿病史。吸烟 3~5 支/天，10 年以上，偶饮酒，戒烟戒酒 4 月。父母均因"高血压、脑血管意外"去世。

3 月前心电图正常。

否认近期上呼吸道感染病史。

检查

查体：BP 120/71mmHg，R 20 次/分，SPO$_2$ 97%（NC 2L/min），BMI 30.1kg/m^2。双肺未闻及明显干湿啰音，HR 60 次/分（临时起搏器），心音偏低，未闻及杂音，双下肢可见陈旧皮疹及色素沉着，双下肢无水肿。

实验室检查：血常规：血白细胞 8.72×10^9/L，中性 71.2%，血红蛋白 139g/L，血小板 148×10^9/L，肝肾功能：血钾 4.6mmol/L，血肌酐 91μmol/L，谷丙转氨酶 151U/L，谷草转氨酶 311U/L。血脂：甘油三酯 1.56mmol/L，总胆固醇 3.76mmol/L，低密度脂蛋白胆固醇 2.23mmol/L，高密度脂蛋白胆固醇 0.99mmol/L；脑尿钠肽 BNP 183~553ng/L。D-二聚体：3.06mg/L。心肌酶谱动态演变，肌酸激酶 24 小时峰值 1163μ/L，肌钙蛋白 I 24 小时峰值为 50.8μg/L。病毒学检查：巨细胞病毒、EB 病毒、弓形虫、风疹病毒、单纯疱疹病毒病毒学检测阴性。免疫学检查，抗核抗体 19 项、抗中性粒细胞抗体、类风湿因子、抗磷脂抗体谱、狼疮抗凝物等均（-）；易栓症检查：蛋白 S、蛋白 C、同型半胱氨酸、活化蛋白 C 抵抗、抗凝血酶Ⅲ等均（-）。

影像学检查

急诊心电图（图 1）：窦性心律，三度 AVB，RBBB，Ⅰ、aVL、V$_2$~V$_6$ 导联 ST 段抬高 0.1~0.4mV，V$_1$~V$_6$ T 波倒置。

入院 1 周后心电图（图 2）：窦性心律，RBBB，Ⅰ、aVL、V$_2$~V$_6$ 导联抬高 ST 段回落床旁胸片：左肺透过度减低，双肺门影粗，心界大。

入院后床旁超声心动图：心尖部运动明显减低，左室射血分数 53%。

入院第 4 日 CTPA（图 3）：左上肺前段、右下肺基底段肺栓塞，双侧少量胸腔积液。

心肌 MRI：心尖部左室前壁心肌变薄伴心内膜下延迟强化，可符合陈旧心肌梗死改变。

胸腹盆 CT 平扫：未见肿瘤性病变。

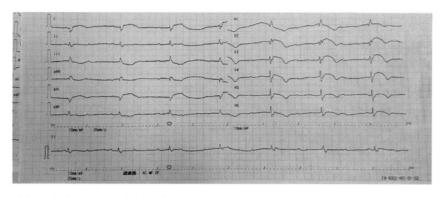

图 1　急诊心电图：窦性心律，三度 AVB，RBBB， I 、aVL、V_2 ~ V_6 导联 ST 段抬高 0.1~0.4mV，V_1 ~ V_6 T 波倒置

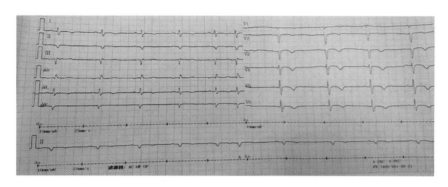

图 2　入院 1 周后心电图：三度 AVB，抬高 ST 段回落

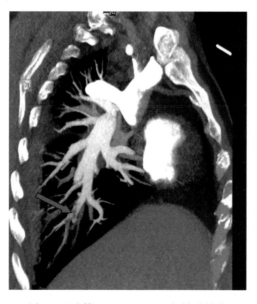

图 3　入院第 3 日　CTPA：急性肺栓塞

治疗经过

入院后监测心电图和心肌酶的动态变化，心电图抬高的 ST 段逐渐回落，心肌酶 cTnI 于发病后 24 小时达峰。患者吸氧条件逐渐提高，间断利尿治疗。入院第三日凌晨患者突发意识丧失，心电监护示心室纤颤（血钾 4.6mmol/l），予电除颤并重置起搏器后恢复起搏心律，患者意识恢复，但出现严重低氧，需储氧面罩吸氧维持。急诊行 CTPA 检查提示肺栓塞，加用低分子肝素足量抗凝并逐渐过渡至华法林钠。系列检查除外高凝倾向，文献检索沙利度胺有引起高凝、急性血栓形成和心律失常的报道。停用相关药物继续抗凝治疗，1 周后患者三度 AVB 恢复，半年后复查 CTPA 未见肺栓塞，停用抗凝药物随诊 2 年病情稳定。

关于心电图异常和心肌酶升高鉴别诊断

患者为中年男性，根据患者心电图、心肌酶结果，心律失常、急性心肌坏死诊断明确。基础疾病主要考虑以下几个方面：

急性 ST 段抬高心肌梗死：患者为中年男性，有高脂血症、吸烟高危因素，父母均因"高血压、脑血管意外"去世，诊断首先应该考虑冠状动脉粥样硬化性心脏病、急性 ST 段抬高心肌梗死。但患者急诊冠状动脉造影未见明显狭窄和血栓影，急性心肌梗死的诊断是否成立？病因考虑血栓自溶？冠状动脉痉挛？此外三度 AVB 多见于下后壁心梗，如见于前壁心梗多是血管严重病变，和患者造影结果不符。

急性病毒性心肌炎：急性病毒性心肌炎也可以表现为严重心律失常、心肌坏死，心电图也可以类似急性心肌梗死的表现，部分患者可以没有明确的病毒感染病史，病毒学检测阴性也不能除外病毒性心肌炎，患者心电图 ST 抬高，心肌酶升高，冠脉造影正常，不能除外心肌炎的诊断。

心尖球形综合征：根据修订的 Mayo 标准，心尖球形综合征应符合以下几点：①左室中部伴/不伴心尖部出现一过性运动减低、无运动或矛盾运动，局部室壁运动异常累及单一冠脉供血区以外的心肌；②冠脉造影未能显示阻塞性病变或急性斑块破裂；③心电图出现新的异常（ST 段抬高和/或 T 波倒置）或心肌肌钙蛋白升高；④近期无明显的头部外伤史，无脑出血、心肌炎、肥厚型心肌病或嗜铬细胞瘤等情况。本患者的室壁运动异常范围并未超出前降支供血范围，因此心尖球形综合征诊断不能确认。

动态观察心肌酶的变化，肌酸激酶和肌钙蛋白 I 于发病 24 小时达峰，符合心肌梗死演变特点。随后的心肌核磁支持前壁心肌梗死的诊断。冠状动脉造影阴性考虑血栓自溶？冠状动脉痉挛？但仍不能解释患者的三度 AVB。入院第三日诊断的肺栓塞提示患者体内可能存在高凝倾向。

关于低氧血症的思考

患者入院后吸氧条件逐渐提高，因为患者 BNP 升高，最初原因考虑为心功能不全，但患者心肺复苏后低氧明显加重，胸片未见明显肺水肿，利尿后症状缓解不明显，进一步的 CTPA 检查提示急性肺栓塞。

关于高凝倾向的思考

患者在急性心肌梗死的同时伴有急性肺栓塞，从一元论解释，考虑患者体内存在高凝倾向，冠状动脉和肺动脉均是急性血栓形成？高凝倾向的常见原因。

存在易栓症：蛋白 S、蛋白 C、同型半胱氨酸、活化蛋白 C 抵抗、抗凝血酶Ⅲ等均（-）不支持。

自身免疫性疾病：抗核抗体 19 项、抗中性粒细胞抗体、类风湿因子、抗磷脂抗体谱、狼疮抗凝物等均（-）不支持。

肿瘤性疾病：血的肿瘤学指标和多项影像学检查均不支持。

其他原因引起的高凝：文献提示沙利度胺有引起静脉血栓的可能，而进一步的文献复习提示沙利度胺虽然最常见静脉血栓和肺栓塞，且和剂量相关，但也有少量报道此药可引起动脉血栓，冠状动脉痉挛，也可以导致窦性心动过缓（和 β-受体阻滞剂合用更明显）、窦性停搏、持续性室性心动过速、三度房室传导阻滞。如果应用一元论可以解释此患者的全貌。

本例患者治疗策略的思考

通过此患者的诊治，提示我们心肌酶动态变化和心肌 MRI 可以帮助我们鉴别急性心肌炎和急性心肌梗死，对低氧血症的患者应警惕急性肺动脉栓塞，应提高对沙利度胺等药物心血管副作用的认识。

第四章 心律失常

第一节 宽 QRS 心动过速

病例 35 高钾血症、心动过速

视点

本例患者为心力衰竭，结核性胸膜炎，同时伴有肾功能衰竭规律血液透析的病人。患者住院期间出现宽 QRS 心动过速，以"室性心动过速"静脉予以胺碘酮，随后出现心脏停搏。其宽 QRS 心动过速的特殊之处在于：①频率相对较慢；②QRS 极度增宽，呈正弦波形。根据心电图特点以及发生宽 QRS 心动过速前后之血钾水平，考虑心动过速并非室性心动过速，而是高钾血症相关的宽 QRS 心动过速。临床上遇到 QRS 波群极度增宽的"慢室速"时，需要考虑到高钾血症的可能性，高钾血症相关的宽 QRS 心动过速禁忌使用常规的抗室性心律失常药物，如利多卡因、胺碘酮等。

病例摘要

患者，男，45 岁。2014 年 3 月 3 日因"发现尿检异常 8 年，间断发热 7 个月，喘憋 2 个月"入院。患者 2006 年 2 月"上感"后查尿常规：PRO（+），余不详，未在意。2006 年 6 月患者复查尿常规：PRO（++～+++），BLD（+），血肌酐正常，同时查血压 160/100mmHg，当地医院考虑"慢性肾小球肾炎"，予中药及降压治疗，尿常规改善不明显，血压控制尚可。此后间断就诊当地医院，未定期随诊复查相关指标，治疗不规范。2012 年

12 月患者无诱因出现腰背酸痛、乏力伴双下肢及颜面部水肿，尿量较前无明显减少，当地医院查尿常规 PRO（+++），血肌酐 900~1000μmol/L，建议血液透析治疗，患者拒绝。2013 年 1 月复查血肌酐 1800μmol/L，行左上肢动静脉瘘成形术并开始血液透析治疗，后血肌酐波动于 700~800μmol/L。2013 年 8 月始出现间断午后发热，体温 38~40℃，偶有咳嗽，2014 年 1 月始出现喘憋，活动后明显，夜间需端坐呼吸，超声心动图示"左室收缩功能减低，LVEF 38%"，胸部 CT 示"双肺多发斑片影，考虑感染性病变，右侧胸腔积液"，按"心力衰竭，结核性胸膜炎"治疗，同时继续血液透析治疗，上述症状缓解不明显，后转入我院。既往吸烟 9 年，20 支/天；无糖尿病史，无酗酒史。

入院查体

T37.8℃，HR120 次/分，BP137/90mmHg，端坐呼吸，右肺呼吸音弱，心界不大，各瓣膜区未闻及明显杂音，双下肢不肿。

诊疗经过

入院后查血常规 WBC 7.39×10⁹/L，GR 71.6%，RBC 3.29×10¹²/L，Hb 101g/L，PLT 319×10⁹/L，血 ALT 122U/L，Alb 34g/L，Cr 575μmol/L，UREA 13.76mmol/L，K^+ 4.5mmol/L。入院后继续规律透析治疗，维持干体重 51kg 左右，同时完善肾衰非透析治疗，患者喘憋症状明显缓解，胸水检查及血、胸水淋巴细胞培养+干扰素（A+B）检查结果支持结核性胸膜炎诊断，继续在保肝治疗的基础上四联抗结核治疗，体温较前有所降低。

2014 年 3 月 24 日查血 ALT 14U/L，ALB 32g/L，K^+ 5.3mmol/L，CCR 669μmol/L，Urea 24.47mmol/L。2014 年 4 月 1 日 6AM 患者述胸闷、憋气，查体：神志清楚，面色苍白，BP118/90mmHg，HR110 次/分，呼吸 30 次/分，SaO_2 80%，右下肺呼吸音低，未闻及明显干湿啰音，心律规整。予储氧面罩吸氧，SaO_2 可维持在 98% 水平。急诊查血糖 4.9mmol/L，同时查血肝肾功能、电解质及肌钙蛋白。ECG：宽 QRS 心动过速，QRS 极度宽大，呈正弦波形，HR130 次/分（图 1）。值班医生考虑患者存在基础左室收缩功能减低，目前存在胸闷、憋气症状，伴有明显心动过速，考虑急性左心功能衰竭。ECG 提示宽 QRS 心动过速，QRS 极度宽大，结合具有已知的器质性心脏病基础，诊断为"室性心动过速"。"室性心动过速"

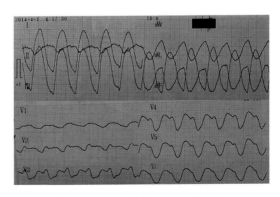

图 1　心电图示宽 QRS 心动过速

可能为急性左心功能衰竭的诱因，同时"室性心动过速"呈持续性，QRS 极度宽大，有进一步恶化的可能性，遂决定予以转复。

予胺碘酮150mg 静脉注射，继予胺碘酮 1mg/min 持续泵入。7：00am 患者意识逐渐丧失，心电监护示心率 19~40 次/分（图 2），室性心律，BP45/23mmHg，呼吸 9~12 次/分，SpO_2 测不出。立即予胸外心脏按压，简易呼吸器辅助呼吸，先后予异丙肾上腺素 1mg，肾上腺素 2mg 静脉入壶。约 5min 后患者室性心率恢复至 98~125 次/分，呼吸 25~30 次/分，血压 120~164/80~110mmHg，SpO_2 95% 以上，但意识仍无恢复。予床旁气管插管，呼吸机辅助呼吸，并行股静脉置管。动脉血气分析结果回报：pH7.066，$PaCO_2$ 36.8mmHg，PaO_2 297.0mmHg，cK^+ 7.7mmol/L，cLac 9.6mmol，$cHCO_3^-$ 10.1mmol/L，予碳酸氢钠静脉点滴。8：00 患者心电监护示窦性心律，心电图如图 3。考虑患者心律失常，血钾高，酸中毒明显，病情危重，经家属同意转入 ICU 进一步治疗。

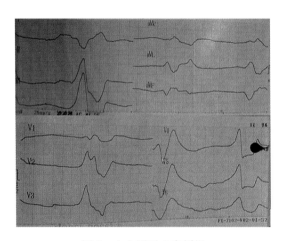

图 2　心电图示心率缓慢

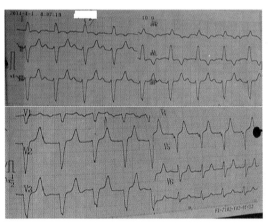

图 3　心电图示用药后的好转情况

讨论

本例患者宽 QRS 心动过速，QRS 极度宽大，频率大约 120 次/分。从 QRS 宽度而言，不像常见的室上性心动过速伴室内差异性传导，室性心动过速可能性大，但室性心动过速的诊断忽略了患者存在基础疾病即肾功能衰竭的背景。肾功能衰竭容易出现高钾血症（这在本例患者后来的血气分析结果中也得到证实），显著的高钾血症伴心动过速时，心电图可能被误诊为室性心动过速，但此时的心动过速本质上可能仍然是窦性心动过速，只是因为高钾血症导致 P 波消失，QRS 波明显增宽。另外，其频率相对于常见的室性心动过速往往偏慢，呈"慢室速"样表现。临床上"慢室速"需要考虑到高钾血症的可能性。高钾血症伴随的

"慢室速"禁忌使用传统的抗心律失常药，例如利多卡因，胺碘酮等。因为上述传统的抗心律失常药有可能加剧室内传导阻滞，导致更加恶性的心律失常。正确的处理方法包括静脉予以钙剂、碳酸氢钠以及透析降钾；临床对心动过速的性质不能确定时，可以电复律。

高钾血症是心律失常的常见原因。随着血清钾升高的水平不同，体表心电图有不同的表现。血清钾>5.5 mmol/L 时胸前导联 T 波高尖，QT 缩短，有时可以见到 ST 压低；血清钾>6.5 mmol/L时，QRS 增宽，表现为室内传导阻滞样 QRS；血清钾>7.0 mmol/L 时，P 波振幅减低，PR 间期延长，AV 传导阻滞；而血清钾>8.5 mmol/L 时，P 波消失，QRS 极度增宽，甚至出现"正弦波"形态，可以致死。然而值得注意的是，血清钾浓度与体表心电图表现并不一定平行，即使体表心电图存在高钾血症的表现，临床上也常被误诊或忽视。有研究显示，仅仅根据体表心电图诊断高钾血症内科医师的敏感性只有 35%~43%，特异性 85%~86%。

频率较慢的宽 QRS 心动过速常见的原因包括高钾血症，某些抗心律失常药、毒品过量以及再灌注心律失常（加速性室性自主心律）等。胺碘酮、利多卡因、普鲁卡因酰胺等是治疗室性心动过速的常用抗心律失常药。高钾血症可以强化上述药物的钠通道阻滞作用，从而可能出现心脏停搏或心室颤动。

因此，与其他病因的宽 QRS 心动过速不同的是，高钾血症相关的宽 QRS 心动过速的首选治疗应该选用静脉钙剂。钙剂可以在细胞水平对抗高钾血症的影响，稳定细胞膜。临床上可以选用 10% 的葡萄糖酸钙 10ml 在 2~3min 之内静脉推注，如果选用氯化钙，需要减量使用。由于高钙血症会加重洋地黄中毒，故高钾血症同时使用洋地黄时，应避免使用静脉钙剂；如此时血清钾升高明显（如心电图上 P 波消失，QRS 明显增宽），可以将葡萄糖酸钙稀释于 100ml 5% 的葡萄糖溶液中，30min 内静脉输注。静脉钙剂推注 1~3min 之内起效，故在推注过程中，心电图上可以表现出"戏剧性"的变化，QRS 由明显增宽恢复至完全正常；高钾血症的其他可能伴随症状如低血压、四肢麻痹等也会得到明显改善。

静脉钙剂虽然起效很快，但其作用维持时间相对较短，只有 30~60min，因此在静脉钙剂治疗之后，应该及时给予随后的降钾排钾措施，如胰岛素、碳酸氢钠以及血液透析等。

总之，内科医师在宽 QRS 心动过速，尤其是频率较慢的宽 QRS 心动过速病因的鉴别诊断时，应该考虑到高钾血症的可能性。高钾血症相关的宽 QRS 心动过速治疗上禁忌使用传统的抗心律失常药，如胺碘酮、利多卡因等，应首先予以钙剂稳定心肌细胞膜，随之使用胰岛素、碳酸氢钠以及血液透析等降钾排钾措施，及时降低血清钾浓度，从而避免高钾血症的不良临床后果。

参 考 文 献

1. Parham WA, Mehdirad AA, Biermann KM, et al. Hyperkalemia revisited. Tex Heart Inst J, 2006, 33 (1)：40-47.
2. Gupta A, Bhatt AP, Khaira A, et al. Hyperkalemia presenting as wide-complex tachycardia in a dialysis patient. Saudi J Kidney Dis Transpl, 2010, 21 (2)：339-341.

第二节　儿茶酚胺敏感性多形性室性心动过速

病例 36　少年，反复晕厥

视　点

　　患者，男性，13 岁。因间断意识丧失入院，发作均是在活动当中出现，且其中一次表现为心跳骤停。外院 24 小时动态心电图（Holter）曾提示窦性心动过缓、高度窦房传导阻滞、短暂窦性停搏，但均未发现快速性心律失常。我院就诊后完善相关检查排除心血管、神经系统结构性病变，根据运动平板试验中心率增快后观察到多形、双向室性心动过速，诊断为儿茶酚胺敏感性多形性室性心动过速（CPVT）。在给予 β 受体阻滞剂并逐渐滴定至耐受最大剂量后复查运动平板试验，结果显示尽管运动负荷量增加，但在更低心率时仍出现多形性室速。建议可以考虑安装 ICD，患者拒绝。本例提示，CPVT 可合并窦房结功能不全，故青少年晕厥合并窦房结功能不全需警惕本病的可能；治疗上首选生活方式的改变，药物首选 β 受体阻滞剂，若无效则可以考虑 ICD。

病历摘要

　　患者，男性，13 岁。因间断意识丧失 2 年于 2015 年 10 月 9 日入院。患者 2 年前练习击鼓过程中突发意识丧失，伴呼吸心跳骤停、口吐白沫、尿失禁，立即心外按压，及电除颤（具体不详）、气管插管、呼吸机等治疗后恢复，查心电图（ECG）未见明显异常，未进一步诊治。入院前半月于打球过程当中自觉心悸，之后再次出现意识丧失，伴四肢抽搐、口吐白沫，持续 2 分钟自行恢复，之后稍感头晕外无其余明显不适。外院行 ECG、心肌酶、头颅核磁（-）；Holter 示总心搏 84265 次，最慢 30 次/分，平均 64 次/分，最长 QTc 479ms，间歇 Ⅱ 及高度窦房传导阻滞（图 1）、短暂窦性停搏（最长 5.9s，21∶11，自述当时呕吐中，无其余不适）（图 2），可见交界及室性异搏。就诊我院以"意识丧失待查"收入院。既往体健，个人、生长发育、家族史无殊。查体：一般状况良好，心率 77 次/分、血压 106/

84mmHg，双肺（−），心界不大、心脏听诊律齐未及杂音和附加心音、未及 P₂ 亢进，腹部（−），双下肢不肿。

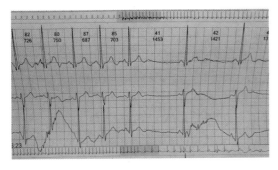 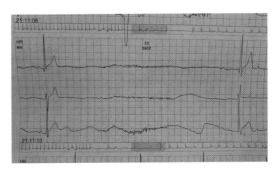

图 1 心电图提示二度Ⅱ型窦房传导阻滞   图 2 心电图提示 5.9s 窦性停搏。

关于意识丧失的诊断和鉴别诊断

临床主要表现为短暂意识丧失，我们首先根据指南推荐的诊断原则进行思考：

1. 晕厥 晕厥是由于短暂的全脑组织缺血导致的，特点为发生迅速、短暂并具有自限性，一般能够完全恢复意识，但对于严重、高危情况也可发生猝死。此患者晕厥基本诊断明确，但需除外神经系统及相关器质性因素。因曾出现心跳骤停等危重情况，考虑晕厥可能为心血管源性导致可能性大。

2. 癫痫发作 患者意识丧失时有肢体抽搐、口吐白沫、小便失禁，需警惕癫痫大发作，但癫痫很少导致心跳骤停，外院头颅 MRI 显示正常也排除颅内器质性病变导致，可进一步行脑电图检查除外。

3. 精神问题导致的"假性意识丧失" 如癔症。患者病程中曾出现心跳骤停，并且 Holter 明确提示曾出现缓慢性心律失常，故不考虑心理精神因素。

此患者诊断主要考虑为晕厥，需对于其病因进一步思考：

1. 心血管源性 ①心律失常，患者第二次发病前曾出现心悸症状、外院 Holter 提示窦房结功能不全（SND）及缓慢心律失常，因此首先考虑心律失常相关导致可能性大，尤其对于青少年患者，更应警惕有无特发性窦房结功能不全、遗传性心律失常综合征、离子通道性心肌病等。下一步可复查 Holter、行运动平板或药物诱发试验、基因检测、置入事件记录仪等方式明确可能原因。②心血管结构性病变，如瓣膜病变、急性心肌梗死、先天性冠脉起源异常、肥厚型梗阻性心肌病、心脏占位、肺栓塞、主动脉夹层、肺动脉高压等原因可行超声心动图（ECHO）、冠脉 CTA 进行排除。

2. 直立性低血压和神经介导的反射性晕厥 常有诱发因素及出现前驱症状，并且多为良性能够恢复。此患者无明显相关临床表现，并且出现严重事件，暂不考虑，可行卧立位血压检测、颈动脉窦按压和直立倾斜试验除外。

入院后诊疗经过

患者入院后进一步根据上述考虑完善相关辅助检查。常规方面：血常规、血生化、血气分析（－）；神经方面：脑电图、颈动脉彩超（－）；心血管方面：心肌酶、N 末端利钠肽前体（NT-proBNP）、超声心动图（ECHO）、冠脉 CTA、心脏核磁及复查的 ECG、Holter 均未见明显异常；颈动脉窦按压试验及卧立位血压测量均正常。在行运动平板试验中当患者心率达 130 次/分以上可观察到双向（bVT）、多源室性心动过速（pVT）（图 3），且患者同时出现心悸等不适主诉，结束试验心率降低后室速消失。结合患者发作时的特点（运动或情绪激动时发生）以及平板运动试验结果，考虑为儿茶酚胺敏感性多形性室性心动过速（CPVT）。

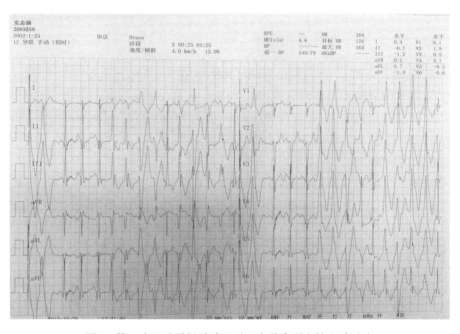

图 3　第一次运动平板试验显示双向及多源室性心动过速

关于 CPVT 诊断的思考

符合以下任意 1 条可诊断 CPVT：①年龄<40 岁，心脏结构、静息 ECG 无异常，不能用其他原因解释的由运动、情绪或儿茶酚胺诱发的 bVT 或多形性室性期前收缩或 pVT。②携

带致病性基因突变的患者。③CPVT 先证者的家族成员在排除器质性心脏疾病，表现有运动诱发的 bVT 或 pVT。此患者经由情绪、运动可诱发典型的 bVT 和 pVT，并且排除心脏器质性病变，因此 CPVT 诊断明确。此病是心脏结构正常而对儿茶酚胺敏感的遗传性疾病，以 bVT 为特征，常表现为晕厥、心跳骤停和心源性猝死。目前已证实的致病基因包括了心肌细胞兰尼丁受体（RyR2）基因和心肌细胞集钙蛋白（CASQ2）基因突变。其发病机制可能和基因突变后钙离子门控蛋白功能异常有关，细胞质内钙超载引起延迟后除极（DAD）而诱发室性心律失常。

此患者尽管诊断 CPVT 明确，但外院 Holter 却提示存在 SND（窦停、窦缓、窦房传导阻滞）等慢性心律失常表现。对此考虑以下情况：①迷走亢进：患者当时行 Holter 检查时间为晕厥发作当晚，是否存在交感兴奋后反射性迷走亢进？病史中当时患者正处于呕吐状态，有无呕吐引发迷走亢进的可能？自主神经功能难以检测，临床上不能除外有迷走的因素参与，但是窦停等严重心律失常似乎难以完全用此解释。②SND 是否与 CPVT 相关？复习了相关文献，早在 1995 年就有学者报道 CPVT 患者存在窦缓的情况。Postma 等学者对 12 名经由运动平板或基因检测明确的 CPVT 患者及其家系进行研究，观察到 12 名先证者心率明显低于对照组，并认为青少年存在晕厥或猝死家族史同时合并窦缓则需警惕 CPVT 可能。同样地，Werf 等学者也在 CPVT 先证者和其具有 RyR2 基因突变家系中观察到窦缓的情况。根据一些动物模型得到可能的解释为当细胞质内钙超载，经由钙/钠交换释放钙离子到细胞外引起 DAD 诱发 VT 后反而造成胞质内钙缺乏，因此可能出现窦缓等 SND 表现。据此，我们了解到 CPVT 患者可以同时合并窦房结功能不全，这样可以部分解释该患者情况。

关于 CPVT 药物治疗的思考

此患者目前明确诊断 CPVT 同时合并 SND，下一步需对治疗进行思考。根据指南建议：①所有明确 CPVT 的患者都应该限制或避免竞技性体育运动及强烈活动，避免精神紧张等的生活方式。②所有有症状的患者都应该使用 β 受体阻滞剂。③单独服用 β 受体阻滞剂后仍出现晕厥或 bVT/pVT 者，可考虑联用氟卡尼。④确诊 CPVT 患者尽管接受最佳药物治疗后仍有心跳骤停、反复晕厥或 bVT/pVT 应考虑 ICD 置入。而此患者曾出现慢性心律失常，尽管目前心率、心律正常，使用 β 受体阻滞剂是否安全？疗效如何？根据文献复习 CPVT 合并 SND 患者使用 β 受体阻滞剂并无加重 SND 而导致不良后果的报道；疗效上有报道使用 β 受体阻滞剂后随诊 2 年基本未再出现 VT 等恶性心律失常，而也有纳入更多人数的研究显示仅仅对 60% 的此类患者有效。因此我们认为 β 受体阻滞剂对于 CPVT 合并 SND 患者是安全的，但效果不一致。关于 β 受体阻滞剂的种类选择，尽管指南推荐的是纳多洛尔，但目前尚无充足证据说明哪一种更好。结合此患者，目前国内并无纳多洛尔，考虑到依从性的问题可能给予每日单次用药的长效制剂会是较合适的选择。在给予 β 受体阻滞剂到达最佳剂量后应重复行运动平板试验以观察疗效。

进一步的诊疗

基于以上考虑后给予患者口服美托洛尔，自 23.75mg qd 起逐渐加量至 71.25mg qd，用药后患者基础心率 50~60 次/分、血压 100/65mmHg，有轻度直立性低血压和头晕，考虑已达可耐受的最大剂量。药物达最大剂量后再次　进行平板运动试验，结果显示总运动耐量较前增加，但心率达 120 次/分后再次出现 pVT（图 4）。

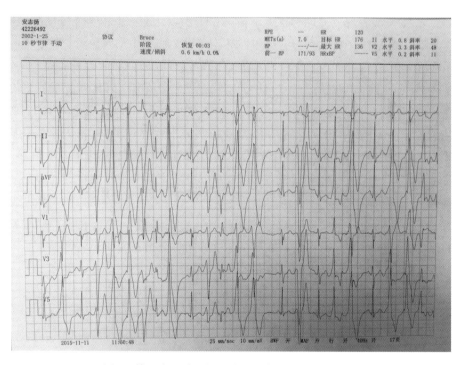

图 4　第二次运动平板试验显示多源室性心动过速

关于 CPVT 进行 ICD 治疗的思考

此患者在接受最佳药物治疗后仍出现恶性心律失常，根据指南推荐应该置入 ICD（Ⅰ类推荐，C 级证据）预防猝死。但在实际工作中对儿童或青少年植入 ICD 或起搏器是要相当谨慎的，故我们还需要评价治疗的效果。根据 Noguer 等对 13 例 CPVT 置入 ICD 的患者进行观察，平均随访 4 年，共出现 97 次电击，但是仅 32% 对于持续性 VT 有效。此研究认为 CPVT 患者发生 VT 时 ICD 效果有限。目前对此也尚无明确共识。

患者家属最终因经济等原因，放弃 ICD 治疗。嘱其出院后严格控制活动强度、避免紧张情绪，对家属进行心肺复苏的培训，密切随诊。

本例提示，CPVT可合并窦房结功能不全，故青少年晕厥合并窦房结功能不全，在排除结构性病变后需警惕本病的可能；治疗上首选生活方式的改变，药物首选 β 受体阻滞剂，若无效则可以考虑ICD。

参 考 文 献

1. 中华心血管病杂志编辑委员会心律失常循证工作组. 遗传性原发性心律失常综合征诊断与治疗中国专家共识. 中华心血管杂志，2015，43（1）：5-21.

2. Postma AV，Kamblock J，Alders M，et al. Catecholaminergic polymorphic ventricular tachycardia：RYR2 mutations，bradycardia，and follow up of the patients. J Med Genet，2005，42：863-870.

3. Werf CVD，Nederend I，Hofman N，et al. Familial evaluation in catecholaminergic polymorphic ventricular tachycardia. Circ Arrhythm Electrophysiol，2012，5：748-756.

4. Priori SG，Lundqvist CB，Mazzani A，et al. 2015 ESC guidelines for the management of patients with ventricular arrhythmias and the prevention of cardiac death. European Heart Journal，2015，Aug 29. pii：ehv316.

5. Noguer FR，Jarman JWE，Clague JR，et al. Outcomes of defibrillator therapy in catecholaminergic polymorphic ventricular tachycardia. Heart Rhythm，2014，11：58-66.

第三节　室性心动过速、室颤

病例37　冠心病、射血分数轻度减低

视　点

本例为一名65岁老年男性患者，以间断胸痛7年，心悸15天入院。根据既往病史和辅助检查结果，冠心病、缺血性心肌病、心衰诊断明确。本次入院后复查冠脉造影提示冠脉病变稳定，心功能NYHA属Ⅱ级，亦处于稳定状态。Holter提示有非持续室速，但超声心动图测量左室射血分数为41%，依据目前指南没有置入ICD指征。但电生理检查可诱发血流动力学不稳定的快室速，随后植入具有家庭监护功能的单腔ICD，出院后2年随访发现，共发生16次持续室速和室颤事件，全部经ICD治疗（ATP或放电）终止。本例提示，缺血性心肌病、心衰患者具有较高的心源性猝死风险，置入ICD预防心源性猝死方面，可参考指南，但不应局限于指南，必要时可进行其他相关辅助检查（如电生理检查等）来协助判断是否需要置入ICD进行一级预防。

病历摘要

患者，男，65岁。因间断胸痛7年，心悸15天入院。7年前患者出现胸痛，放射至后背，当地ECG示Ⅰ、Ⅱ、Ⅲ、AVF、$V_5 \sim V_9$导联ST段抬高，AVL、$V_1 \sim V_4$导联ST段压低0.1~0.3mV，心肌酶升高，具体诊治情况不详。10天后症状再发，我院冠脉造影示三支病变（LAD、LCX、RCA），犯罪血管考虑为LCX；LAD狭窄60%，LCX狭窄80%，可见血栓影，RCA局限性狭窄50%；随后LAD行PTCA，LCX置入1枚药物洗脱支架。出院后患者坚持冠心病二级预防，包括阿司匹林100mg qd，氯吡格雷75mg qd×3年→50mg qd×2年停用，福辛普利钠10mg qd，美托洛尔片25mg q12h，阿托伐他汀20mg qn，硝苯地平控释片30mg qd。期间血压控制在120~130/70~80mmHg，LDL-C 1.39~2.48mmol/L。5年前患者因血压控制欠佳，Holter记录非持续室速，将福辛普利钠加量至10mg bid，美托洛尔片加量至

37.5mg bid。因心悸，每次持续半小时到 2 小时，伴乏力，无头晕、无黑蒙和晕厥。夜间无阵发性呼吸困难。

既往高血压、血脂代谢异常和阻塞性呼吸睡眠暂停低通气综合征。

吸烟 40 年，已戒烟 7 年。

父母冠心病病史，弟弟死于心肌梗死。

检查

查体：体温 37℃，血压 140/80mmHg。浅表淋巴结未触及肿大。双肺无啰音，心率 62 次/分，律齐，心界不大，无杂音，腹软，肝脾不大，双下肢不肿。

实验室检查：血常规：白细胞 7.26×10^9/L，血红蛋白 137g/L，血小板 216×10^9/L，尿常规正常，血钾 4.3mmol/L，血肌酐 81μmol/L。总胆固醇 3.62mmol/L，低密度脂蛋白胆固醇 2.07mmol/L。血肌钙蛋白和 CK-MB 阴性。甲状腺功能正常。脑钠肽（BNP）215（0～100）ng/L。

影像学检查

心电图（图 1）示窦律，可见 ST-T 改变。

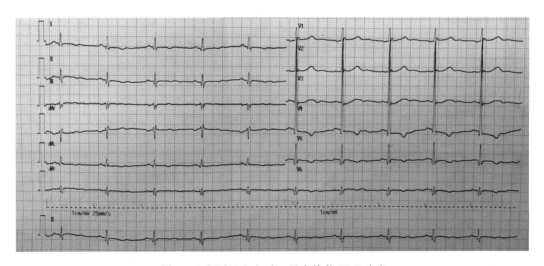

图 1　心电图（入室时）示窦律伴 ST-T 改变

Holter（图 2）可见非持续室速。

最近 7 年超声心动图见表 1。

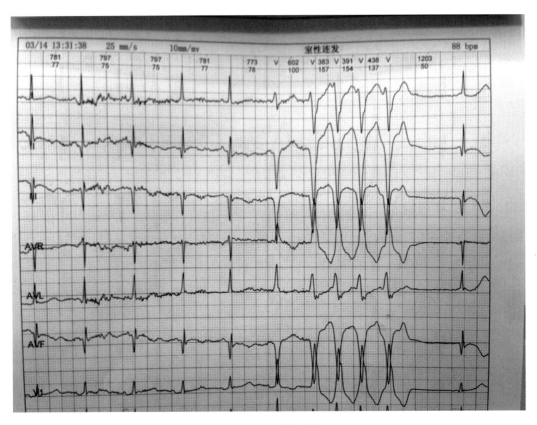

图 2　Holter 记录到非持续室速。

表 1　7 年间的几次超声心动图情况

	7 年前	5 年前	入院时
左房前后径（mm）	52	41	39
左室舒张末内径（mm）	57	56	56
左室收缩末内径（mm）	43	42	42
左室射血分数（%）	49	45	41

　　冠脉造影（本次入院复查）示 LM 无斑块狭窄，LAD 及分支散在斑块，TIMI 血流 3 级；LCX 弥漫斑块，中段可见支架影，支架通畅，TIMI 血流 3 级，RCA 及其分支弥漫斑块形成，TIMI 血流 3 级。

　　电生理检查示心室程序刺激，可诱发持续 VT（图 2），患者出现双眼向上凝视，意识丧失，即刻以同步双相 150J 电复律成功（图 3），患者意识恢复。

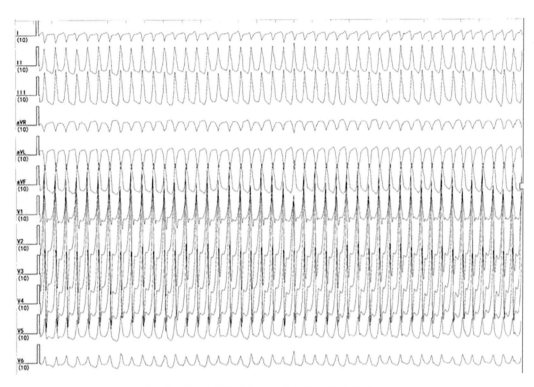

图 3　电生理检查诱发血流动力学不稳定的持续室速。

治疗经过

入院后完善上述检查，患者冠心病、缺血性心肌病、左室收缩功能障碍诊断明确，考虑到患者冠脉病变稳定，心衰控制满意，虽然左室射血分数在 41%，但电生理检查诱发持续快速室速伴血流动力学障碍，因此置入单腔 ICD（具有心房感知和家庭监护功能）进行一级预防。出院后 2 年随访，ICD 家庭监护记录到 16 次持续室速（图 4）和室颤事件，多数经过 ICD 抗心动过速起搏（ATP）功能终止，少数需要放电终止。

关于缺血性心肌病心衰患者猝死的一级预防

依据 2008 年 ACC/AHA/HRS 和更新版 2012 年 ACCF/AHA/HRS 器械治疗相关指南，以及 2013 年恰当使用 ICD 和（或）CRT 标准的推荐，对于缺血性心肌病心衰患者 LVEF>40% 时，均没有推荐置入 ICD 进行一级预防。对于 LVEF 36%～40% 合并非持续室速患者，建议

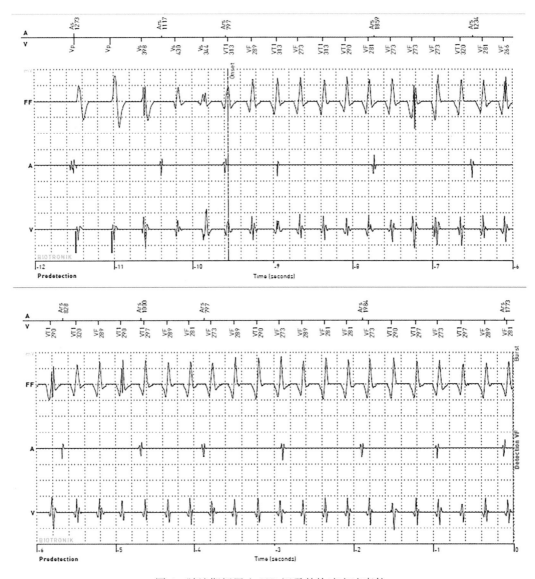

图 4　随访期间置入 ICD 记录的快速室速事件

电生理检查，如果可诱发持续室速或室颤，则推荐置入 ICD 进行一级预防。本例患者心肌缺血和心衰状况很稳定，LVEF 41%，Holter 可记录到非持续室速，进一步电生理检查诱发了血流动力学不稳定的持续室速，因此置入 ICD，之后 2 年随访，ICD 共记录到十余次持续室速和室颤事件，均有效终止（ATP 或放电），该患者从 ICD 置入中明确获益。

很早以前就有学者提出单独使用 LVEF 进行猝死危险分层有很大的局限性。除 LVEF 外，很多因素（年龄、既往 CABG 史、房颤、NYHA 功能状态和电生理检查结果）可影响缺血性心肌病心衰患者发生心律失常性死亡的风险。事实上，大多数心源性猝死发生于 LVEF 正常或轻度降低患者，而 LVEF 明显降低（<40%）置入 ICD 患者只有一部分发生了恰当的治疗。有学者对心梗后重度心衰患者（LVEF≤35%）进行电生理检查研究，发现电生理检查未能诱发持续室速和室颤患者远期预后好。对于非缺血性心肌病置入 ICD 患者（LVEF≤35%）进行电生理检查研究发现，电生理检查诱发持续室速或室颤患者发生 ICD 恰当治疗的概率明显高于未能诱发持续室速或室颤患者。因此，猝死危险分层时，除 LVEF 外，部分患者需要进一步电生理检查协助危险分层的评估。

美国每年置入 ICD 患者数量超过 20 万例，其中 10% 以上患者置入 ICD 指征超越了指南推荐Ⅰ类、Ⅱa 类和Ⅱb 类指征。本例患者置入 ICD 指征亦超越了现有临床指南的推荐。临床实践中，我们要遵循指南，但不应局限于指南。

本例患者治疗策略的思考

本例提示，缺血性心肌病、心衰患者具有较高的心源性猝死风险，置入 ICD 预防心源性猝死方面，可参考指南，但不应局限于指南，必要时可进行其他相关辅助检查（比如电生理检查等）来协助判断是否需要置入 ICD 进行一级预防。

本例患者超越指南置入 ICD，并在随后的随诊中数次发生 ICD 正确治疗。虽然本病例提醒临床置入 ICD 可参考指南但不应局限于指南，但更重要的是实践中如何识别指南适应证之外的 SCD 高危人群，指南适应证之外的人群什么时候需要考虑做有创筛查（例如 EPS）？除 EPS 还有哪些筛查工具，本例是怎么考虑的。如是，则本例会有更高的借鉴意义。

参 考 文 献

1. Epstein AE, DiMarco JP, Ellenbogen KA, et al. American College of Cardiology Foundation；American Heart Association Task Force on Practice Guidelines；Heart Rhythm Society. 2012 ACCF/AHA/HRS focused update incorporated into the ACCF/AHA/HRS 2008 guidelines fordevice-based therapy of cardiac rhythm abnormalities：a report of the American College of Cardiology Foundation/American Heart Association Task Force on Practice Guidelines and the Heart Rhythm Society. Circulation. 2013；127（3）：e283-352.

2. Russo AM, Stainback RF, Bailey SR, et al. ACCF/HRS/AHA/ASE/HFSA/SCAI/SCCT/SCMR 2013 appropriate use criteria for implantablecardioverter-defibrillators and cardiac resynchronization therapy：a report of the American College of Cardiology Foundation appropriate use criteria task force, Heart Rhythm Society, American Heart Association, American Society of Echocardiography, Heart Failure Society of America, Society for Cardiovascular Angiography and Interventions, Society of Cardiovascular Computed Tomography, and Society for Cardiovascular Magnetic Resonance. J Am Coll Cardiol, 2013, 61（12）：1318-1368.

3. Buxton AE, Lee KL, Hafley GE, et al. Limitations of ejection fraction for prediction of sudden death risk in patients with coronary artery disease：lessons from the MUSTT study. J Am Coll Cardiol, 2007, 50（12）：1150-1157.

4. Santangeli P, Dello Russo A, Casella M, et al. Left ventricular ejection fraction for the risk stratification of sudden cardiac death: friend or foe? Intern Med J. 2011; 41 (1a): 55-60.

5. Dagres N, Hindricks G. Risk stratification after myocardial infarction: is left ventricular ejection fraction enough to prevent sudden cardiac death? Eur Heart J, 2013, 34 (26): 1964-1971.

6. Zaman S, Narayan A, Thiagalingam A, et al. Long-term arrhythmia-free survival in patients with severe left ventricular dysfunction and no inducible ventricular tachycardia after myocardial infarction. Circulation, 2014, 129 (8): 848-854.

第四节　二度（2∶1）房室传导阻滞

病例 38　中年女性，反复晕厥

> **视　点**
>
> 　　本例为一名55岁中年女性，以反复晕厥2个月入院。入院后完善神经系统相关检查，除外神经源性晕厥；直立倾斜试验阴性，亦不支持血管迷走性晕厥。超声心动图和心脏磁共振示心脏结构和功能正常，结合运动时 Holter 提示 2∶1 房室传导阻滞，电生理检查示阻滞部位位于 His 束下，因此考虑本例患者为运动时 2∶1 房室传导阻滞（His 束下）引起晕厥可能性大，依据指南，置入永久性心脏起搏器，2年随访，未再有晕厥发作。本例提示，不明原因晕厥患者，要考虑到心律失常，特别是缓慢性心律失常的可能性，及时完善相关检查（Holter、置入式心脏事件记录仪和无创长程心电记录仪等），及时确诊，及时置入永久性心脏起搏器可有效避免晕厥事件的再发。

病历摘要

　　患者，女，55岁。家庭主妇，长期居住于青海省西宁市。因反复晕厥2个月入院。2个月前患者开始出现搬运重物时头晕、随后意识丧失，跌倒在地，10余秒后醒来。之前无心悸、胸闷、恶心、大汗等伴随症状，无口吐白沫、四肢抽搐和二便失禁。随后患者在缓慢行走时即有晕厥发作，症状反复发作，均在活动（走路、爬楼等）时或情绪紧张情况下发作，有时伴有外伤。发病以来，记忆力下降，精神紧张，惧怕晕厥发作，体重无明显下降，二便正常。当地完善常规检查，

　　既往体健，无慢性疾病史。个人史、家族史和婚育史无特殊。

检查

查体 体温 36.8℃，血压 125/76mmHg（卧位）、120/70mmHg（立位）。颈静脉无怒张，甲状腺不大，双肺无啰音，心率 62 次/分，律齐，心界不大，未闻及杂音，腹软，肝脾不大，双下肢不肿。

实验室检查 血常规、尿常规和便常规检查正常。血钾 4.1mmol/L，钠 142mmol/L，氯 104mmol/L，血肌酐 68μmol/L，血糖 5.1mmol/L。总胆固醇 4.2mmol/L，低密度脂蛋白胆固醇 2.6mmol/L。心肌酶谱阴性。血清脑钠肽水平正常。血清免疫电泳阴性。血和尿游离轻链阴性。齿龈和腹壁脂肪活检示刚果红染色以及高锰酸钾刚果红染色均阴性。

影像学检查

心电图（图 1）示窦律、不完全右束支传导阻滞和肢导低电压。

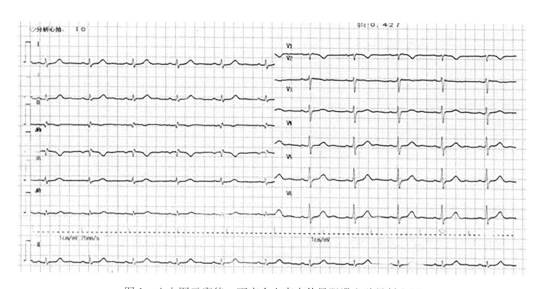

图 1　心电图示窦律、不完全右束支传导阻滞和肢导低电压

超声心动图示各房室内径正常，左室射血分数 79%。

心脏磁共振示心肌动态增强延迟灌注未见明显异常。

冠脉 CTA 未见明显狭窄性病变。

Holter（入院前）示窦律、一度房室传导阻滞，平均心率 66（51~97）次/分，无 R-R 长间歇。

Holter（住院期间，图2）示窦律、二度（2∶1）房室传导阻滞（嘱患者爬楼梯和快步行走时）。

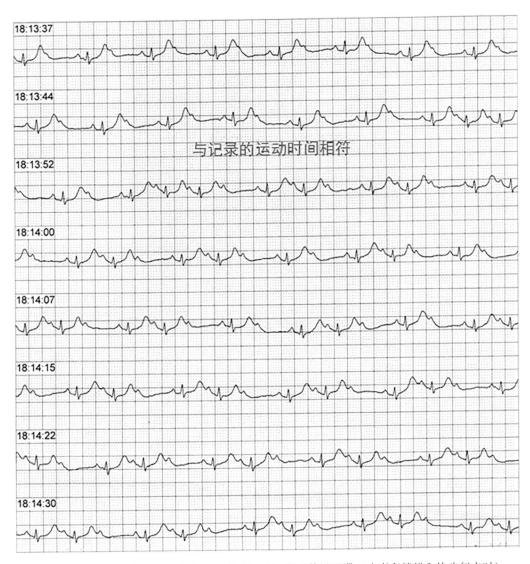

图2 Holter（住院期间）示窦律、二度（2∶1）房室传导阻滞（患者爬楼梯和快步行走时）

直立倾斜试验（图3）阴性。

电生理检查示以600ms的频率起搏，窦房结的恢复时间为1200ms、以500ms的频率起搏，窦房结的恢复时间为1300ms；房室结前传不应期：600/380ms；心房快速起搏450ms时房室2∶1传导，阻断在His束以下（图4）；未见房室结双径现象和房室旁道。

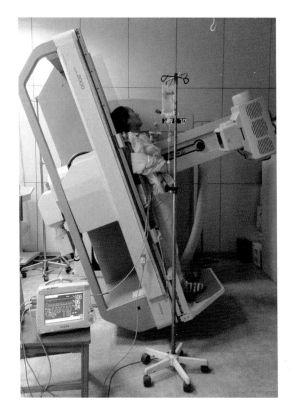

图 3　直立倾斜试验检查

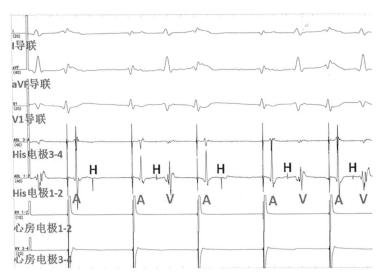

图 4　电生理检查心房快速起搏 450ms 时房室 2∶1 传导，阻断在 His 束以下
（A，心房电位；H，His 束电位；V，心室电位）

24 小时动态血压监测在正常范围。

头颅平扫和增强磁共振未见明显异常。

头颈部血管 CTA 未见明显异常。

脑电图正常。

颈椎磁共振示颈 4~5 椎间盘变性、略膨出。

治疗经过

入院后经过上述系列检查，考虑运动时 2：1 房室传导阻滞（His 束下阻滞）为晕厥病因，随后置入永久性双腔心脏起搏器（DDDR），随访 2 年，未再有晕厥发作。

关于晕厥的诊断

包括三个方面：是否为真正的晕厥、病因诊断和辅助检查方法。

（1）是否为真正的晕厥？详细的病史多数可以提供晕厥和非晕厥情况的鉴别，但有时非常困难。应回答以下问题：①是否完全意识丧失？②意识丧失是否一过性伴快速起始和持续时间短？③是否自发、完全恢复，不留后遗症？④患者是否失去自我控制？

如果以上问题均明确，则晕厥可能性极大。如果 1 个或以上问题不明确，要首先除外其他类型意识丧失。

（2）病因诊断：23%~50%患者经过初始评价能够明确病因。要注意询问关于病因的相关临床资料，包括晕厥发作前的情况（体位、活动等）、发作起始的伴随症状（恶心、呕吐、腹部不适、大汗等）、目击者看到的情况、发作结束时情况（胸痛、大小便失禁等）和患者的背景资料（包括 SCD 家族史、既往病史、药物使用情况等）。很多情况下，需要辅助检查明确。

（3）辅助检查：①颈动脉窦按摩（CSM），室性停搏>3 秒和（或）收缩压降低>50mmHg，称为颈动脉窦超敏反应（CSH）；伴随自发晕厥时定义为 CSS。既往 TIA 史、过去 3 个月内中风史或颈动脉杂音（超声除外狭窄后为例外）属禁忌证。

②直立位激发试验，有两种方法：一是主动站立（患者由卧位站起）；二是直立倾斜试验。直立倾斜试验期间经常使用异丙肾诱发，异丙肾禁忌证包括缺血性心脏病、未控制的高血压、左室流出道梗阻以及主动脉瓣狭窄。③ECG 监测（无创和有创）：包括 Holter、住院期间的监测、事件记录仪、体外或置入式 Loop Recorder，以及远程（家庭）监护系统。金标准为症状和记录的心律失常明确相关。

④电生理检查（EPS）：既往心梗且 LVEF 保持患者，诱发持续单形性 VT 高度提示为晕厥的病因。然而诱发室颤，并不具有特异性。不能诱发室性心律失常，提示心律失常晕厥可能性较小。

⑤三磷酸腺苷试验：ECG 监护下，快速（<2 秒）注射 20mg ATP 或腺苷。诱发 AVB 且室性停搏>6 秒，或诱发超过 10 秒的 AVB，有临床意义。但对该方法仍存在争议。

⑥心脏超声以及其他影像学检查方法：心脏超声可识别器质性心脏病（主动脉瓣狭窄、心房黏液瘤、心包填塞等），可给予 LVEF 进行危险分层。考虑特殊疾病（主动脉夹层、肺栓塞、心脏肿块、心包和心肌疾病、冠脉的先天异常等）患者，可使用经食管超声、CT 和 MRI。⑦运动激发试验。⑧心导管检查。⑨精神疾病（状态）评价。⑩神经系统评价：脑电图（EEG）在晕厥患者中正常，但正常 EEG 并不能除外癫痫。晕厥可能性较大时，并不推荐行 EEG 检查。CT 和 MRI，一般不主张使用。脑血管和颈动脉超声在典型晕厥诊断中的价值有限，不推荐使用。

关于晕厥的鉴别诊断

患者为中年女性，以反复晕厥就诊，晕厥是一过性全脑低灌注引起的意识丧失，特点为快速起始、持续时间短和自发完全恢复。此类患者就诊时需考虑以下疾病：

（1）反射性晕厥（神经介导晕厥）：临床最为常见的晕厥病因，主要是掌控循环的神经系统对于不恰当刺激因子的过度反射，引起血管扩张和（或）心动过缓，导致动脉血压和全脑灌注的降低。依据触发因素不同又可分为：①血管迷走性晕厥（VVS），最常见的晕厥类型，情绪或直立位诱发，之前常伴随自主神经激活的表现（大汗、苍白、恶心）。②情境性晕厥，与一些特殊情境相关，如运动后晕厥等。③颈动脉窦晕厥，颈动脉窦按摩（CSM）可确诊。④不典型晕厥，多数没有明确的触发因素，诊断主要基于除外已知晕厥的病因（无器质性心脏病）和直立倾斜试验的可重复性。

（2）直立性低血压和直立性不耐受综合征。直立性不耐受综合征主要包括以下几种类型：①典型的直立性低血压（OH）：是指站立 3 分钟内收缩压下降≥20mmHg 和（或）舒张压下降≥10mmHg，见于单纯自主神经功能衰竭（ANF）、低血容量或其他类型的 ANF。②初始 OH：是指站立即刻血压降低>40mmHg，然后自发、快速恢复至正常，低血压和症状持续时间较短（<30s）。③延迟（进展性）OH：老年人中并不少见，主要与年龄相关的代偿反射损害有关。④体位性直立性心动过速综合征（POTS）：多数见于年轻女性，主要表现为严重的直立性不能耐受，但没有晕厥，伴随心率明显增加（增加>30bpm 或 120bpm 以上）以及血压的不稳定，病理生理机制仍不清楚。

（3）心源性晕厥。①心律失常性晕厥：最常见心源性晕厥的病因。心律失常诱发血流动力学不稳定，心输出量（CO）和脑血流量明显降低。心律失常类型包括：病窦综合征（窦房结功能受损，产生窦停和窦房阻滞，特别是房性心律失常突然停止时，即慢-快综合征）和严重的获得性房室传导阻滞（莫氏Ⅱ型、高度和晚期房室传导阻滞）。也可见于药物引起的缓慢性或快速性心律失常，如延长 QT 间期药物引起的尖端扭转性室速（Tdp）。②器质性心脏病：包括缺血性和非缺血性心肌病、肥厚型心肌病、致心律失常性右室心肌病和离子通道病等。

本例患者经过 Holter 检查证实为运动时Ⅱ度房室传导阻滞，进一步电生理检查证实阻滞部位位于 His 束下。

关于晕厥患者预后（危险分层）的评估

两个因素与预后（危险分层）密切相关，即死亡或危及生命事件的风险，以及晕厥再发和外伤的风险。

（1）器质性心脏病和原发性心脏离子通道疾病为 SCD 和死亡的主要危险因素。年轻个体除外器质性心脏病和原发性心脏离子通道疾病，考虑为神经介导反射晕厥，则预后较好。预后差与基础疾病相关，而不是晕厥本身。不同学者研究表明一下因素提示患者高危：异常 ECG、心衰史、室性心律失常史、缺乏前驱症状、卧位时晕厥、应激时晕厥和年龄超过 65 岁。

（2）3 年随访中大约 1/3 患者晕厥复发。晕厥发生次数为预测再发的最强因子。比如，3 次晕厥史预测 1 年和 2 年复发率分别为 36% 和 42%。

关于该患者的治疗策略

该患者诊断明确，运动时 2∶1 房室传导阻滞且阻滞部位位于 His 束以下。依据 2012 年 ACCF/AHA/HRS 关于心脏节律异常处理的指南，运动时出现Ⅱ或Ⅲ度房室传导阻滞（无论有无心肌缺血）为置入永久性心脏起搏器Ⅰ类指征（C 级证据）；无症状Ⅱ度房室传导阻滞，电生理检查证实阻滞部位位于 His 束或以下，为置入永久性心脏起搏器Ⅱa 类指征（B 级证据）。该患者置入永久性心脏起搏器后随访 2 年，未再有晕厥发生，证实了永久性心脏起搏器植入的有效性。

本例提示，不明原因晕厥患者，要考虑到心律失常，特别是缓慢性心律失常的可能性，及时完善相关检查（Holter、置入式心脏事件记录仪和无创长程心电记录仪等），及时确诊，及时置入永久性心脏起搏器可有效避免晕厥事件的再发。

参 考 文 献

1. Epstein AE，DiMarco JP，Ellenbogen KA，et al. American College of Cardiology Foundation；American Heart Association Task Force on Practice Guidelines；Heart Rhythm Society. 2012 ACCF/AHA/HRS focused update incorporated into the ACCF/AHA/HRS 2008 guidelines fordevice-based therapy of cardiac rhythm abnormalities：a report of the American College of Cardiology Foundation/American Heart Association Task Force on Practice Guidelines and the Heart Rhythm Society. Circulation，2013，127（3）：e283-352.

2. Flammang D，Church TR，De Roy L，et al. ATP Multicenter Study. Treatment of unexplained syncope：a mul-

ticenter, randomized trial of cardiac pacing guided by adenosine 5'-triphosphate testing. Circulation, 2012, 125 (1)：31-36.

3. Brignole M, Deharo JC, De Roy L, et al. Syncope due to idiopathic paroxysmal atrioventricular block：long-term follow-up of a distinct form of atrioventricular block. J Am Coll Cardiol, 2011, 58 (2)：167-173.

4. Deharo JC, Guieu R, Mechulan A, et al. Syncope without prodromes in patients with normal heart and normal electrocardiogram：a distinct entity. J Am Coll Cardiol, 2013, 62 (12)：1075-1080.

5. Sutton R, Ungar A, Sgobino P, et al. International Study on Syncope of Uncertain Etiology 3 (ISSUE-3) Investigators. Cardiac pacing in patients with neurally mediated syncope and documented asystole：effectiveness analysis from the Third International Study on Syncope of Uncertain Etiology (ISSUE-3) Registry. Europace, 2014, 16 (4)：595-599.

6. Kanter RJ, Idriss S, Zuelgaray JG. Paroxysmal high-grade atrioventricular block and syncope in a previously healthy child：what is the mechanism? J Cardiovasc Electrophysiol, 2010, 21 (5)：585-587.

7. Alboni P, Holz A, Brignole M. Vagally mediated atrioventricular block：pathophysiology and diagnosis. Heart, 2013, 99 (13)：904-948.

第五章 高 血 压

第一节 嗜铬细胞瘤

病例 39 排尿相关的发作性高血压

> ### 视 点
>
> 　　本例为 60 岁男性，诊为高血压 10 年，以往血压控制满意。但 18 个月前开始出现发作性血压升高、心率变慢，最高血压 200/120mmHg，多于小便后数分钟发生，持续 5~10 分钟消失，发作逐渐增多至每 7~10 天发作 1 次，临床高度怀疑嗜铬细胞瘤，但第一次入院前后各种影像学检查和化验均无异常发现。出院后发作更加频繁，每天 1~2 次，主要在排尿后发生，发作间期血压正常。再次行膀胱 B 超，经医师仔细观察发现膀胱右后壁低回声占位 1.0cm×0.8cm，膀胱镜检发现在膀胱三角后区局部黏膜隆起，为肌层小肿瘤 1cm 大小，行膀胱镜下肿物切除术。术后病理证实为副神经节瘤。此病例表明：发生在膀胱的副节瘤有其特殊性，肿瘤较小，放射性核素[131]I 标记 MIBG、扫描生长抑素受体显像（奥曲肽显像）及 PET-CT 等影像学检查阳性率低，尿儿茶酚胺也可正常，因此临床上对高度怀疑膀胱副节瘤的患者，需仔细进行针对性重复检查，必要时进行膀胱镜检查以免漏诊。

病历摘要

　　患者，男性，60 岁。发现高血压 10 年，因发作性加重 1 年半于 2011 年 1 月 6 日入院。患者 2000 年底无诱因出现头晕，测血压 140~160/90~105mmHg，诊为"高血压、肥胖、高脂血症"，开始规律口服氨氯地平 5mg，血压控制在 120~130/70~90mmHg。2009 年 8 月患者散步时出现乏力、面色苍白、枕部发紧，5 分钟后症状缓解消失。此后上述症状从偶然发作，逐渐增多至每 7~10 天发作 1 次。多于小便后数分钟发生，持续 5~10 分钟消失，发作时测血压升高、心率变慢，最高血压 200/120mmHg，心率 42~56 次/分。由于发作间期血压正常，未调整降压药物。外院 PET-CT 示双肾上腺区域未见异常结节状代谢增高灶，前列腺体积轻度增大，全身未见明显恶性病变征象；胸腹盆 CT（2010-11-12）平扫未见异常，双肾上腺大小形态密度未见明显异常。我院门诊查血常规、肝肾功能、电解质正常；数次 24h 尿儿茶酚胺、发作日和对照日相比无异常；膀胱、前列腺 B 超（-），双肾形态结构（-），双肾动脉及血流多普勒未见异常。生长抑素受体显像（2010-12-14）未见异常。ECG 正常，Holter 未见明显异常，心脏彩超左室顺应性减低；运动负荷心肌显像：运动/静息心肌灌注显像未见明显异常，EF66%。发病后体重未下降，无食欲增加、指端麻木等。既往体健。不嗜烟酒。

检查：

入院查体：BP 120/80mmHg，HR 80 次/分，BMI 31.1。心肺未见异常体征，腹软，肝脾肋下未触及，四肢无水肿。

实验室检查

血常规：白细胞 $6.18×10^9/L$，中性粒 71.4%，血红蛋白 162g/L，血小板 $210×10^9/L$；肝功能正常，血肌酐 92μmol/L，尿素氮 5.82mmol/L 血钾 3.9mmol/L，血钠 144mmol/L，血脂总胆固醇 4.79mmol/L，三酰甘油 1.45mmol/L，低密度脂蛋白胆固醇 3.45mmol/L，高密度脂蛋白胆固醇 0.92mmol/L。尿常规（-），便常规+OB（-），甲状腺功能正常。血/尿游离皮质醇正常，卧立位醛固酮、肾素、血管紧张素 Ⅱ 正常。

腹部 B 超：脂肪肝，胆囊壁粗糙，右肾小结石。颈部超声：右侧颈动脉粥样硬化伴多发斑块形成。膀胱和前列腺超声：前列腺稍大，膀胱未见异常。24 小时血压监测：日间的基准值是 135/85mmHg，夜间的基准值是 120/80mmHg。

诊治经过

入院后患者 3 次发生阵发性血压升高，多数在排尿后数分钟发生，发作时先有乏力，继之头痛，口唇、颜面苍白，测血压 180~230/90~100mmHg，心率 50 次/分，症状持续 5~10 分钟，血压逐渐下降至 140~150/80~90mmHg，心率升至 70~80 次/分，面色逐渐恢复正常。发作时及对照尿儿茶酚胺见表 1。

加用予多沙唑嗪 1mg qn、氨氯地平 5mg qd，再加用美托洛尔 25mg q12h 后，患者发作时血压较前有下降，最高 170/100mmHg。虽然高度怀疑继发性高血压，但尚未找到原因，患者于住院 13 天后要求出院观察。

表 1 发作时及不发作时尿儿茶酚胺

	发作时	未发作同时间对照	正常范围
去甲肾上腺素	4.79	18.04	16.69～40.65
肾上腺素	0.43	1.74	1.74～6.42
多巴胺	50.18	147.02	120.93～330.59

第二次住院经过

患者出院后症状发作更加频繁,每天发作 1~2 次,主要在排尿后发生,发作间期血压正常。2011 年 9 月再次行膀胱 B 超,经医师仔细观察发现膀胱右后壁低回声占位 1.0cm×0.8cm,考虑膀胱副节瘤于 2011 年 9 月 20 日再次入院。并针对性复查盆腔 CT 薄扫发现膀胱后壁偏右类圆形中度强化占位 1.1 cm×1.0cm,CT 值 34HU。行 MIBG(间碘苄胍)显像:全身未见代谢摄取增加部位,无嗜铬细胞瘤征象。尿儿茶酚胺水平仍在正常范围。经酚苄明控制血压 2 周,未再发作高血压。2011 年 10 月 8 日行全麻下膀胱镜检查,发现在膀胱三角后区局部黏膜隆起,为肌层小肿瘤 1cm 大小,行膀胱镜下肿物切除术。术后病理:副神经节瘤。由于膀胱副神经节瘤有恶变可能,定期行膀胱镜检查,患者血压正常,未再出现发作性高血压。

诊治思路

患者诊断为原发性高血压 10 年,既往氨氯地平 5mg/d 控制良好,近期出现发作性血压升高伴心率下降,发作性高血压诊断明确,病因考虑为合并继发性高血压,60 岁老年男性出现发作性高血压可能的病因如下:①肾动脉狭窄:老年男性,有高脂血症,高血压 10 年,原来血压控制良好而近期血压明显升高,需要除外肾动脉硬化引起的肾动脉狭窄,少数肾动脉狭窄的患者可以出现发作性血压波动,但这样有规律的发作较罕见,且相关检查未发现肾动脉狭窄,可以排除;②颅内疾病:在颅内疾病合并有高颅压时,可以出现剧烈头痛等症状,颅内压升高也可出现高血压难以控制、心率减慢,但患者病史已 18 个月,无其他神经系统损害的体征,每次发作持续时间短暂,自行恢复,不支持颅脑疾病;③原发性醛固酮增多症:原发性醛固酮增多症是引起继发性高血压的重要原因,发生率实际上较高,但临床表现为顽固的持续性血压升高,可伴有低血钾、肌无力等表现,肾上腺的各种影像学检查可以无异常发现,而化验血醛固酮水平升高,肾素、血管紧张素 II 水平下降或正常,患者发作性高血压，每次发作少于 15 分钟，不符合醛固酮增多症的特点；④嗜铬细胞瘤：患者发作性血压升高，伴脸色苍白，由于发作诱因与排尿有一定关系，怀疑膀胱异位嗜铬细胞瘤，但数次发作期间的儿茶酚胺正常，多次膀胱 B 超、腹盆 CT、PET-CT、包括生长抑素受体显像均未发现肿瘤部位，第一次住院未能明确诊断。经密切随访观察和重复影像学检查最终明确了肿瘤部位，膀胱镜证实并镜下予以手术切除，术后病理明确了副节瘤的诊断。

　　嗜铬细胞瘤和副节瘤（pheochromocytoma and aragangliomas，PH/PGL）：是起源于胚胎神经嵴的副神经节细胞的少见神经内分泌肿瘤。位于肾上腺的称为嗜铬细胞瘤，最常见，而位于肾上腺外的称为副节瘤。绝大多数 PH/PGL 产生儿茶酚胺，且多数患者以分泌去甲肾上腺素为主，合并分泌肾上腺素。1953 年 Zimmerman 等首次报道发生于膀胱的副神经节瘤，临床罕见，仅占副节瘤的 6% 和膀胱肿瘤的 6%。肿瘤多数较小，直径不超过 4cm。膀胱副节瘤 75%~83% 有分泌功能。排尿时或排尿后肿瘤受到挤压释放儿茶酚胺引起血压升高，由于肾上腺外的嗜铬细胞缺少将去甲肾上腺素（NE）转化为肾上腺素（E）的甲基苯胺基乙醇转换酶，因而膀胱副节瘤分泌的主要是 NE，E 和多巴胺少。临床表现除与排尿明显相关的发作性高血压外，肿瘤较大时表面破溃或阻塞输尿管口、尿道口，还可以有血尿、尿频、尿急、排尿困难、肾盂或输尿管积水等。

　　膀胱副节瘤的诊断：与嗜铬细胞瘤和其他副节瘤相似。

　　定性诊断①临床表现：发作性血压升高，排尿时头痛、心动过速、苍白、大汗等临床表现；②血或尿儿茶酚胺升高。

　　定位诊断依靠多种影像学检查：①B 超：肿瘤呈丘状或结节状，隆起于膀胱腔内，基地较宽，黏膜光滑连续，肿瘤内部呈低回声。但 B 超对于小于 1cm 的小肿瘤不易显示，灵敏度不如 CT 和 MRI，可用作初步筛查；②CT 是目前首选的定位检查手段。平扫表现为膀胱壁的低密度影，边缘清晰，增强扫描时呈中度均匀强化，但对小于 1cm 的肿瘤同样有可能漏诊。本例患者在前期的检查中 B 超和 CT 均漏诊，与肿瘤较小不易被发现有一定关系；③MRI 诊断 PH/PGL 的敏感性及特异性与 CT 相似，其优势在于观察肿瘤与周围器官的解剖关系；④放射性核素[131]I 标记 MIBG 扫描。MIBG（间碘苄胍）是去甲肾上腺素的生理类似物，与去甲肾上腺素有相似的吸收和贮存机制，与肾上腺素能肿瘤有较高的亲和力，可被摄取和贮存于嗜铬细胞瘤内，经放射性核素[131]I 标记后，能显示瘤体。对肾上腺外、多发或恶性转移性嗜铬细胞瘤病灶的定位有较高诊断价值，同时具有定性和定位意义，在 B 超和 CT 未发现病变疑有异位肿瘤时 MIBG 显像是诊断嗜铬细胞瘤的首选检查方法。但对于不分泌型或分泌儿茶酚胺量极少的患者意义不大，而且受三环类抗抑郁药等多种药物影响可致假阴性，此外 MIBG 不能精确分辨肿瘤与周围组织的关系；⑤生长抑素受体显像（[99m]Tc 或 ^{111}In-OCT 显像，奥曲肽显像）。大多数神经内分泌肿瘤细胞膜表面存在生长抑素受体（SSTR），且有不同亚型。将放射性示踪剂标记的生长抑素类似物奥曲肽引入体内，与这些肿瘤表面的受体特异性结合，从而使肿瘤显像。生长抑素受体显像是一种既敏感又特异的显像技术，奥曲肽对 SSTR2 和 SSTR5 具有高度亲和力，因此特别适用于神经内分泌肿瘤尤其副神经节瘤，对分泌型和不分泌型患者均可定位；⑥新近发展的18F-多巴（DOPA）PET/CT显像可以用于寻找神经内分泌肿瘤，并精确定位，其应用价值优于CT、MRI等解剖学的检查方法。

本病例特殊之处 在于肿瘤较小，且定性嗜铬细胞瘤的特殊检查如尿儿茶酚胺多次均正常范围，早期多次B超声及CT检查，以及MIBG、奥曲肽显像18F-FDG PET多种影像学检查方法也均为阴性结果，分析原因考虑可能有①肿瘤较小不易发现；②^{131}I间碘苄胍、奥曲肽、18F-FDG在代谢后均经膀胱排出体内，膀胱本底显像过高，而肿瘤又很小，未能发现；③肿瘤可能没有表达SSTR2和SSTR5；④患者症状每次在排尿时发作，时间很短，且肿瘤小，分泌的儿茶酚胺以NE为主且为一过性升高，因此对24小时的儿茶酚胺总量影响有限，文献也报道血尿儿茶酚胺常常正常。

本例提示当位于膀胱的副节瘤比较小，影像学检查阳性率低，尿儿茶酚胺也可正常，因此临床上对高度怀疑膀胱副节瘤的患者，需仔细进行针对性重复检查，必要时进行膀胱镜检查。

参 考 文 献

Zimmerman IJ, Biron RE, MacMahan HE. Pheochromocytoma of the urinary bladder. N Engl J Med, 1953, 249：25-26.

第二节 原发性高血压

病例 40 青少年女性，高血压

视 点

高血压是一种常见疾病，多为原发性高血压，然而其中有少部分高血压患者为继发性高血压，即高血压只是某种疾病的临床表现之一。对于这些患者积极寻找其潜在导致血压升高的病因对于进一步的治疗尤为重要。本例患者为青少年女性，体型正常，起病时血压明显升高（3级以上），且无高血压家族史，是继发性高血压的重点筛查人群，但是初步的筛查并没有发现明确继发性高血压的证据，那么这么一位年轻女性的高血压可否最终诊断为原发性高血压？

病历摘要

患者，女性，18岁。因"发现血压升高、胸闷5月，呼吸困难2月"入院。患者2014年5月初无明显诱因出现胸闷，与活动无关，于夜间睡前出现，伴心前区痛，压榨性，不伴放射，程度较轻尚可忍受，立位并呼吸新鲜空气可好转，上述症状共发生约3次，每次持续约10余分钟，后未再发作，否认发热、头晕、头痛、心悸、大汗、脸变圆红、肢体无力、打鼾等不适主诉。就诊于周口市中心医院，查血压260/180mmHg，心电图提示窦速，左室高电压。超声心动图（ECHO）示：室间隔（15mm）及左室后壁（13mm）增厚，左房39mm，左室舒张末径57mm，左室射血分数（LVEF）46%，肺动脉主干22mm。双肾弥漫性回声改变，双肾上腺、肾动脉超声（-）；眼底镜检提示双眼黄斑上方可见黄白色点状渗出，右眼颞上方可见少量出血。血常规：WBC 5.00×10^9/L，Hb 107g/L，PLT 113×10^9/L；肾功能：BUN 10.9mmol/L，Cr 80μmol/L，K^+ 2.6mmol/L；尿常规：Pro（+），糖（3+）；CK、CK-MB（-），LDH 631IU/L，N端脑钠肽 9795pg/ml；凝血：D-Dimer 1323.93ng/ml，Fbg 5.25g/L；甲功：TSH 6.08（0.27~4.2）μIU/ml，FT3、FT4正常；ESR 89mm/h。未予特殊治疗，次日转诊至上级医院，行心肌灌注显像提示左室心肌弥漫性灌注减低；肾上腺

CT（-）；予硝普钠、硝苯地平控释片、盐酸特拉唑嗪片、美托洛尔降压及对症支持治疗，住院期间监测血压 120～160/60～110mmHg，患者感喘憋、胸闷较前好转。出院后继续口服降压药，血压控制较差，最高可达 180/140mmHg，1 月余后患者自行停药，自述无特殊不适。2014 年 8 月中旬患者无明显诱因突然出现呼吸困难，多于夜间发生，坐位休息后可缓解，持续不超过 30 分钟，伴轻度咳嗽、双足一过性水肿，无发热、咳痰。再次就诊于当地医院，查 ECHO 大致同前；血常规 WBC 8.46×10⁹/L，Hb 94g/L，PLT 322×10⁹/L；Cr 178mmol/L，BUN 22.93mmol/L，K⁺ 3.2mmol/L；cTnI 0.11μg/L，CM-MB、肌红蛋白（-），N 端脑钠肽>25000pg/ml，予硝苯地平控释片及美托洛尔降压治疗，症状缓解不明显，血压多在 160～180/100～140mmHg 左右。为进一步诊治收入我院心内科。

起病以来，精神、饮食可，睡眠稍差，二便正常，无肉眼血尿、泡沫尿，体重增加约 2kg。否认口眼干、口腔溃疡、光过敏、皮疹、关节肿痛、雷诺现象等免疫色彩症状。

既往史：患者自诉中学时期曾测血压正常。否认特殊用药史。

个人史、月经史、家族史：患者为早产儿，孕 36 周出生。月经规律，自 2014 年 8 月后无月经来潮。母亲有脑出血，但血压正常，父亲及一弟一妹均无高血压。

检查

查体：T 36.1℃，P 64 次/分，R 19 次/分，BP（左上）193/115mmHg（右上）187/124mmHg（左下）183/125mmHg（右下）177/115mmHg，BMI 20.8kg/m²。轻度贫血貌，浅表淋巴结未及肿大，甲状腺不大，双肺未闻及干湿啰音，心率 64 次/分，心律齐，A2>P2，主动脉瓣第一听诊区可闻及 3/6 级收缩期杂音。腹部软，无压痛、反跳痛，全腹未扪及包块，未闻及腹部血管杂音，双下肢无水肿，四肢肌力 V 级，肌张力正常，膝反射对称存在，巴氏征未引出。

实验室检查：血常规：WBC 3.43×10⁹/L，NEUT# 2.23×10⁹/L，Hb 85g/L，MCV 82.6fl，MCHC 344g/L，PLT 258×10⁹/L。生化：K⁺ 3.3mmol/L，TCO₂ 18.8mmol/L，Urea 22.92mmol/L，Na⁺ 138mmol/L，Glu 10.8mmol/L，Cr（E）172μmol/L（eGFR 42.48ml/（min·1.73m²）），TC 7.64mmol/L，TG 1.28mmol/L，HDL-C 2.24mmol/L，ApoB 1.33g/L。心肌酶：CKMB 2.0μg/L，cTnI 0.06μg/L，CK 36U/L；NT-proBNP 16752pg/ml。血气分析（自然条件）：pH 7.37，K⁺ 3.2mmol/L，pCO₂ 34mmHG，pO₂ 109mmHG，Na⁺ 132mmol/L，Ca²⁺ 1.13mmol/L，BE（B）-5.0mmol/L，HCO₃⁻std 21.1mmol/L，Glu 9.7mmol/L。尿常规+流式尿沉渣分析：PRO 1.0g/L，GLU TRACEmmol/L，余阴性。ECG：窦性心率，左室肥厚（图 1）；ECHO：左室肥厚（图 2），左房增大，二尖瓣轻度关闭不全，左室收缩功能轻度减低，LVEF 49%，右室收缩功能减低，TAPSE：15mm，左室限制性舒张功能减低。

继发性高血压病因筛查：①内分泌性：醛固酮：（卧位）17.00ng/dl，（立位）21.04ng/dl。血管紧张素Ⅱ+肾素活性：（卧位）AT-Ⅱ1 173.86pg/ml↑，PRA1 2.03ng/ml/h↑，

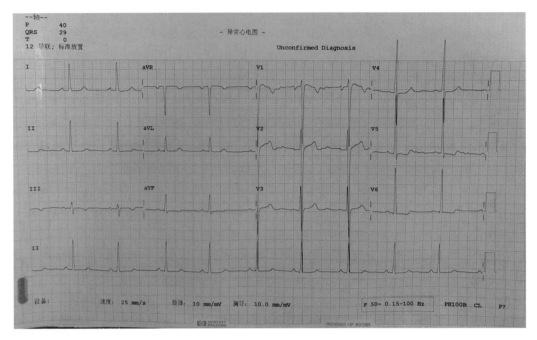

图 1 心电图示窦性心律，左室肥厚

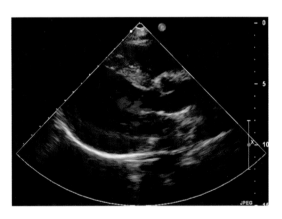

图 2 超声心动图可见左室肥厚

（立位）AT-Ⅱ 2 92.14pg/ml，PRA2 5.06ng/ml/h。24h 尿儿茶酚胺：DA 102.60μg/24h↓，肾上腺素、去甲肾上腺素未见异常。24h 尿钠（U-Na）：U-K 21.0mmol/L，U-Na 58mmol/L，U-Cl 60mmol/L。ACTH 43.0pg/ml，（正常范围）。血总皮质醇 29.93μg/dl↑。24 小时尿皮质醇 28.52μg/24h（正常范围）。甲功：T3 0.646ng/ml↓，A-Tg 457.40IU/ml↑。肾上腺平

扫 CT+三维重建：左侧肾上腺边界显示不清，建议行增强 CT 检查。内分泌科会诊：为除外肾素瘤，病情允许情况下可考虑肾脏 CT+增强。择期复查血 ACTH，血 F，肾功能恢复后复查 24 小时尿 UFC。②肾血管性：双肾动脉超声：未见明显异常。系统性血管炎相关自身抗体谱（4 项）：（－）。ANCA（－）。③肾实质性：腹部超声：双肾弥漫性病变，余未见异常。24h 尿总蛋白定量：2.95g/24h。β_2 微球蛋白：6.210mg/L。尿蛋白定量+尿蛋白电泳 2 项（分子量大小测定）：尿量 2650ml，U-Pro 677.9mg/L，T-P 5.9%，G-P 94.1%。抗肾小球基底膜抗体：（－）。抗核抗体谱（19 项）（－）。补体 2 项+免疫球蛋白：（－）。血沉：8mm/h。hsCRP 0.90mg/L。血清免疫固定电泳（IgA+G+M）：（－）。尿免疫固定电泳 3 项：（－）。感染 4 项：（－）。糖化血红蛋白：HbA1c 3.8%。随后于行 B 超引导下肾脏穿刺活检，病理结果提示：未见原发性或继发性肾小球病变，符合恶性高血压肾损害(图 3)。④其他：睡眠呼吸监测未见异常。

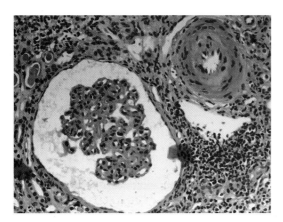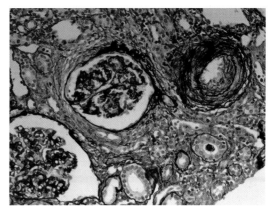

图 3 肾脏病理：未见肾小球病变，符合恶性高血压表现

血液系统检查：血象变化：HGB（85→92→105→111→119→132）g/L，WBC（3.43→2.96→3.96→3.03→3.49→2.93→2.45→3.56→4.12）×10^9/L，NEUT[#]（2.23→1.72→2.2→1.58→1.64→1.53→1.1→1.46→1.82）×10^9/L。贫血方面检查：网织红细胞比例 3.46%↑。铁 4 项：Fe 45.9μg/dl，IS 14.0%，TS 12.8%。血清叶酸及维生素 B_{12} 水平正常。血涂片：红细胞大小不等，白细胞形态大致正常，血小板数量及形态大致正常。粪便常规+潜血×2：（－）。10 月 24 日行骨髓穿刺+骨髓活检，骨髓活检病理：（髂后）少许骨及骨髓组织，骨髓组织中造血组织明显减少，脂肪比例增高，造血组织中粒红比例大致正常，巨核细胞少见。骨髓穿刺涂片：大致正常骨髓象。CMV-DNA < 500copies/ml，EBV-DNA < 500copies/ml。TORCH-IgM：CMV-IgM 可疑阳性，余阴性。

其他靶器官损害评估：眼底检查：示少量渗出，星芒状，高血压视网膜病变Ⅲ级。双上肢动脉超声：右锁骨下动脉起始段斑块形成，双上肢肱动脉壁上散在点状强回声，右前臂血管走行异常，不除外先天发育异常。

诊治经过

入院后予降压、补钾治疗，予硝苯地平控释片（60mg Bid）+美托洛尔缓释片（47.5mg bid）+哌唑嗪（2mg q6h）血压控制在160～190/95～110mmHg，完善内分泌检查后开始加用卡托普利6.25mgq8h+氢氯噻嗪25mg qd，血压可降至146/98mmHg，10月18日将卡托普利换为盐酸贝那普利片10mg qd后血压可控制在120/80mmHg，但肌酐较前明显升高、心率40次/分左右，遂停用盐酸贝那普利、美托洛尔缓释片。心率及肌酐恢复至入院水平后重新加用美托洛尔平片6.25mg q12h，并从小剂量开始加用贝那普利至15mgqd。

最终降压方案为：硝苯地平控释片（30mg bid）+美托洛尔6.25mg q12h+贝那普利15mgqd+呋塞米20mgqd，血压维持在120～130/70～80mmHg。复查ECHO：LVEF上升至67%。

心力衰竭的鉴别诊断

本例患者为青少年女性，慢性病程，以高血压起病，在外院诊治后效果不佳，近期因开始出现呼吸困难而转诊我院，结合患者的临床表现，BNP水平升高及超声心动图的结果，考虑心力衰竭诊断明确。对于左室扩大，LVEF下降的心力衰竭，病因诊断上首先应除外四大类的疾病：包括冠心病、高血压、先心病及瓣膜病，如无上述疾病证据则应进一步考虑心肌病变。本例患者在发病之前有明确的血压升高，且控制不佳，ECHO上除了心脏扩大和LVEF下降外，心室肌存在对称性肥厚，因此首先需要考虑高血压导致的心脏损害。多次ECHO显示瓣膜功能正常及未见心内分流表现，因此除外瓣膜病或先心病导致的心力衰竭。本例患者虽然后高血压病史，但为青年女性，且无其他危险因素，ECG上无陈旧性心肌梗死表现，ECHO上无节段性室壁运动异常，室壁变薄，内膜回声增强等表现，故冠心病可能性偏小，结合患者肾脏功能近期有加重趋势，故本次入院暂不予评估冠脉（CTA或CAG）。因此心力衰竭主要为高血压所致，下一步诊治重点为高血压的病因。

高血压原因的思考

高血压是一种常见病，根据其病因分为两大类：①原发性高血压，80%高血压患者属于此类，其病因不明确，主要与遗传因素和环境因素有关；②继发性高血压，约占高血压患者20%，此类患者的高血压为全身其他疾病的一种临床表现，有相对明确的病因，针对病因的治疗可能根治或者改善其高血压的状态。需要注意的是，在临床上部分患者有两种情况同时并存的可能。哪些患者应该考虑继发性高血压？起病年龄小，无高血压家族史，起病血压高血压 3 级以上，对药物治疗反应不佳，有其他继发性病因的表现（如低钾血症）。本例患者基本具备以上因素，因此其高血压的病因上首先需要排除继发性因素。常见的继发性高血压原因包括有：

（1）肾实质性：肾实质病变可导致血压升高——肾性高血压，同时血压升高也可导致肾脏损害——高血压肾损害，患者起病之初存在蛋白尿，无镜下血尿，进一步检查证实为肾小球来源，伴有肌酐上升。虽然病史及蛋白尿的特点可能有助于鉴别肾性高血压和高血压肾损害，对于本例患者而言，如需要明确诊断，仍需肾穿刺活检的病理结果。

（2）肾动脉狭窄：肾动脉超声基本除外肾动脉主干的病变，至于肾动脉分支是否存在狭窄由于肾功能不全无法行 CTA 或血管造影进一步明确。

（3）内分泌性（肾上腺性）：原发性醛固酮增多症，Cushing 综合征，嗜铬细胞瘤；卧立位醛固酮试验除外原发性醛固酮增多症；患者无 Cushing 貌，血总皮质醇升高考虑与急性应激相关，但 24hUFC 及 ACTH 均正常，可除外 Cushing 综合征；患者持续高血压且儿茶酚胺不高亦不支持嗜铬细胞瘤的诊断。

（4）内分泌性（非肾上腺性）：如肢端肥大症、糖尿病、甲亢/甲减、甲旁亢，此类疾病一般引起轻中度高血压，与本例不符，同时相关检查已经除外。

（5）主动脉缩窄：患者上下肢血压基本一致，基本除外。

（6）睡眠呼吸暂停低通气综合征：睡眠呼吸监测未发现呼吸暂停及低通气情况。

（7）药物：口服避孕药，减肥药，糖皮质激素，EPO，环孢素，NSAIDs，抗抑郁药等；患者起病之前明确未使用此类药物。

综上所述，下一步主要的问题是除外肾性高血压的可能性。

关于恶性高血压

为了明确肾脏病理情况，患者在超声引导下行肾穿刺活检。术后病理证实免疫荧光（-），未见原发性/继发性肾小球疾病的表现，光镜低倍镜下可见视野中所有血管均有病变，小球硬化，部分基底膜有皱缩，肾小球 Bowmann 囊扩大，为高血压导致的肾小球缺血的表现，无增殖性表现。小管间质的病变为非特异性，血管壁均有增厚、血管腔变窄、内膜水肿、黏液样变性，部分呈洋葱皮样改变，符合恶性高血压的表现。

恶性高血压这一名词 20 世纪 20 年代开始使用，原因是此类患者的预后较差，与肿瘤患者无异，因此得名恶性高血压，然而由于近几十年对高血压的认识及有效治疗，目前恶性高血压的概念在临床上使用逐渐减少。目前学界对于急剧升高的高血压根据有无靶器官损害分为高血压急症及高血压次急症，这种分类方法更为简单直接，有利于指导降压治疗的强度。恶性高血压诊断标准具体为血压急剧升高达舒张压≥130mmHg，眼底病变呈现出血、渗出（Ⅲ级）和/或视神经盘水肿（Ⅳ级）；其肾脏病理特征性表现：入球小动脉壁纤维素样坏死，增生性动脉内膜炎（洋葱皮样改变）。本例患者临床上舒张压≥130mmHg，眼底Ⅲ级改变，结合肾脏病理的改变，恶性高血压诊断明确。恶性高血压本身可以出现在原发性或继发性高血压患者身上，因此对于高血压的病因诊断并没有直接的帮助。恶性高血压治疗主要是降压治疗，而 RAS 系统阻滞剂在此类患者的降压治疗中起到关键的作用。

肾脏病理除了支持恶性高血压的诊断外，同时没有发现肾性高血压的证据，整体表现符合高血压肾损害的表现。至此我们在本例患者身上并未发现导致其血压升高的继发性因素。

血液系统的问题

患者住院期间出现贫血及白细胞、中性粒细胞一过性下降，随后基本恢复正常，骨髓象基本正常，不能用原发的血液系统疾病来解释，查病毒学指标 CMV-IgM 可疑阳性，考虑还是与病毒感染导致骨髓一过性抑制相关，血红蛋白下降可能也有肾性贫血的因素参与，但是没有证据显示血液系统方面一过性改变与患者的高血压存在相关性。

高血压的药物治疗

由于本例患者并没有发现明确的继发性病因，因此降压治疗是本例患者改善预后的最关键的治疗手段。本例患者在外院降压治疗效果不佳，究其原因主要是①未使用利尿剂：对于血压难以控制的患者，如果需要使用 3 种或以上的降压药物时，必须使用利尿剂，这也是诊断难治性高血压的基础（在改善生活方式的基础上，应用了合理可耐受的足量 3 种或 3 种以上降压药物（包括利尿剂）1 个月以上血压仍未达标，或服用 4 种或 4 种以上降压药物血压才能有效控制，方可诊断难治性高血压）；②未使用 RAS 系统阻断剂：本例患者存在明确的恶性高血压，对于恶性高血压的患者其 RAS 系统处于极度激活的状态，有效的阻断 RAS 系统，方能有效的控制血压。但由于患者存在肾功能异常，所以导致 RAS 阻断剂的使用存在一定的顾虑。

本例患者在内分泌检查完善后，我们开始了以利尿剂+ACE 抑制剂+CCB 为核心的降压治疗方案，虽然患者在应用早起出现一过性 Cr 上涨，随后停药后重新加用未再出现，血压也得到有效的控制。

本例患者整体诊治策略的思考

本例患者是青少年高血压女性，对于这种无家族史，血压严重升高的患者首先需要考虑有无继发性高血压的可能性，虽然经过包括肾穿刺活检等一系列的检查均未发现继发性高血压的证据，但对于如此年轻的患者"原发性高血压"诊断仍需谨慎，需要在门诊严密随诊。联合降压治疗的药物选择要注意合理性，3 种以上的降压药物必须包含有利尿剂，而 RAS 系统阻滞剂是恶性高血压患者降压治疗的基石。

参 考 文 献

1. Patel N，Walker N. Clinical assessment of hypertension in children. Clin Hypertens，2016，22：15.

2. Webb TN，Shatat IF，Miyashita Y. Therapy of acute hypertension in hospitalized children and adolescents. Curr Hypertens Rep，2014，16（4）：425.

3. Preston RA，Epstein M. Renal parenchymal disease and hypertension. Semin Nephrol，1995，15（2）：138-151.

4. Cremer A，Amraoui F，Lip GY，et al. From malignant hypertension to hypertension-MOD：a modern definition for an old but still dangerous emergency. J Hum Hypertens，2016，30（8）：463-466.

第三节   肾动脉狭窄

病例 41   年轻男性，难治性高血压

视点

本例为一 34 岁的男性患者，以因"发现血压升高 6 年，视力下降 2 月"入院。根据肾动脉 CTA 诊断为双肾动脉狭窄。根据肾动脉影像学特点，结合患者男性、吸烟等心血管病危险因素，考虑肾动脉狭窄病因为动脉粥样硬化。患者存在高血压家族史，高血压病程较长，不除外病初为原发高血压，后因粥样硬化性肾动脉狭窄导致血压进一步升高。经肾动脉支架治疗解除严重一侧肾动脉狭窄后，患者血压有明显改善，但仍需降压药物治疗。本例提示，对青年高血压患者，尤其合并难以控制的严重高血压，应积极完善相关检查，排除继发高血压病因。对于严重肾动脉狭窄伴难以控制的高血压患者，介入治疗可减少患者降压药用量，增加 RAAS 药物使用的安全性。

病历摘要

患者，男性，34 岁。因"发现血压升高 6 年，视力下降 2 月"于 2016 年 3 月入我院。2010 年单位体检发现血压升高，当时测血压为 180/140mmHg，无不适主诉，未诊治。6 年来患者偶感头痛，为枕部胀痛，晨起为著，下午可自行缓解，与活动无明显关系，间断监测血压，波动在 160~180/130~140mmHg。2016 年 1 月 4 日晨起后突然出现视力下降，自觉视物模糊，右眼为著，无视野缺损等其余不适，遂至当地医院就诊，查生化：UA 245μmol/L，Cr（E）115μmol/L，K^+ 4.21mmol/L，TC 5.61mmol/L，LDL-C 3.62mmol/L，尿常规示：尿蛋白（+），尿微量白蛋白/尿肌酐比：603.7（<20）mg/g；动态血压监测（未服用降压药物）：全天收缩压波动在 140~189mmHg，舒张压波动在 91~137mmHg，心率波动在 68~102 次/分，其中日间平均血压 168/121mmHg，平均心率 85 次/分，夜间平均血压 153/107mmHg，平均心率 78 次/分。ECHO 示：左室射血分数 58%，左室壁增厚（室间隔

13mm，左室后壁 12mm），左室舒张功能减低。周围血管 B 超示：右侧颈动脉远段内中膜局限性增厚，左侧颈动脉斑块（单发），右锁骨下动脉斑块，双肾动脉血流频谱呈低阻型。腹部 CT 示肝囊肿，肾上腺增强 CT 未见明显异常。眼科考虑双眼视网膜动脉硬化Ⅱ期。当地医院考虑"肾性高血压可能性大"，住院期间予螺内酯 20mg bid，哌唑嗪 1 片 tid，硝苯地平缓释片（拜新同）30mg bid 口服降压治疗，血压控制在 160~180/100~110mmHg。出院后患者不规律服用降压药，血压控制不详，3 天前患者至我院门诊，测血压 210/150mmHg，当时患者无头晕、头痛、胸闷等其余不适，暂予拜新同 30mg q12h 口服降压治疗，现为进一步诊治收住入院。病程中偶有面色潮红，否认阵发性心悸、大汗，否认头晕、胸闷、胸痛、呼吸困难、肢体活动不利，否认腹泻、心慌手抖、易怒、多饮多食、消瘦，否认四肢乏力、麻木，否认尿中泡沫增多、双下肢水肿，否认夜间打鼾等。既往史：2002 年之前规律体检血压正常。个人史：18~19 岁（约 2000 年）开始吸烟，约 1 支/2~3 天，2004 年开始至今，约 7~8 支/天；饮酒近 20 年，1~2 次/月，每次约 250 克（半斤）白酒。家族史：舅舅 40 岁左右时发现"高血压"，体型肥胖，同时合并糖尿病；姥姥 60 岁时因"心脏大、心衰"去世（具体不详）；姥爷 80 岁时发现高血压，因"脑出血"去世。

检查

查体：BMI：23.45kg/m^2，四肢血压基本对称，左上肢：169/118mmHg，右上肢：175/127mmHg，左下肢：215/133mmHg，右下肢：208/143mmHg，eGFR：71.2ml/（min·1.73m^2）（CKD-EPI），视力粗测基本正常，甲状腺不肿，心界不大，心律齐，约 84 次/分，各瓣膜区未闻及杂音；双下肢不肿，双桡动脉、足背动脉对称，双侧颈动脉、锁骨下动脉、腹主动脉、肾动脉、髂动脉等未闻及血管杂音。

实验室检查：血常规、粪便常规、凝血均正常，感染四项（-）；24h 尿蛋白定量：0.70g/24h；肝肾脂全：K$^+$ 3.7mmol/L，Cr（E）95μmol/L，Alb 41g/L，TC 5.47mmol/L，LDL-C 3.14mmol/L，HDL-C 1.54mmol/L，ALT 15U/L；双肾超声：右肾长径 10.3cm，左肾长径 10.7cm。甲功、糖化均正常；24h 尿儿茶酚胺、血总皮质醇均正常。

醛固酮卧立位试验（表 1）：

表 1　醛固酮卧立位试验

项目	卧位	立位
醛固酮 ALD（ng/dl）	16.25（5.9~17.4）	20.43（6.5~29.6）
肾素 PRA［ng/（ml·h）］	0.50（0.05~2.79）	2.03（0.93~6.56）
血管紧张素 AT-Ⅱ（pg/ml）	58.04（16.2~64.2）	95.05（25.3~145.3）

心血管病危险因素：HbA1c 5%；HCY 12.0μmol/L。靶器官损害方面：心电图示窦性心律，左室高电压；尿白蛋白肌酐比（ACR）268mg/g Cr。眼科会诊：高血压视网膜病变（3级），建议积极控制血压。自身免疫方面：血沉、hs CRP、IL-6 均正常，ANCA、抗核抗体、抗磷脂抗体、狼疮抗凝物均（−），免疫球蛋白、补体均正常，TNF-α 8.8pg/ml（<8.1）。

影像学检查

ECHO：左室肥厚（左室后壁13mm，室间隔14mm），左室松弛功能减低。

肾动脉超声：双肾动脉主干近心段流速增高，叶间动脉加速时间延长，考虑肾动脉主干狭窄大于70%。

肾动态显像：卡托普利（开博通）介入试验阳性：①双肾血流灌注及功能稍差；②与基态肾血流功能显像比较：左肾肾小球滤过率明显下降，右肾肾小球滤过率稍下降，高峰明显后移，排泄延缓，左肾为著。

周围血管超声：腹主动脉、髂动脉、双下肢动脉、双上肢动脉、双侧颈动脉及椎动脉均未见明显异常。

肾动脉及主动脉CTA示：右侧锁骨下动脉近端偏心非钙化斑块，轻度狭窄；腹腔干起始处、双肾动脉起始处偏心非钙化斑块，其中腹腔干起始处、右肾动脉起始处管腔中度狭窄，左肾动脉起始处管腔重度狭窄（图1）；肠系膜上动脉近端管壁增厚，未见明显狭窄。

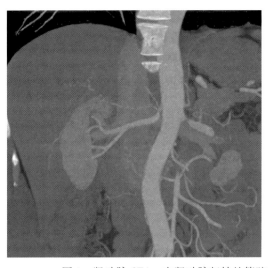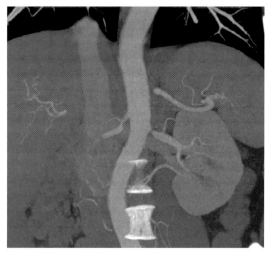

图1 肾动脉CTA：右肾动脉起始处管腔中度狭窄，左肾动脉起始处管腔重度狭窄

治疗经过

入院后为行内分泌相关检查，暂时予硝苯地平 30mg q12h，卡维地洛 12.5mg q12h，血压 140~150/80~90mmHg。发现双肾动脉狭窄后，为避免肾动脉长期严重狭窄导致缺血性肾病，进一步改善血压控制，行肾动脉介入治疗，术前予阿司匹林、氯吡格雷双联抗血小板及阿托伐他汀 20mg qd 粥样硬化二级预防。肾动脉造影见：左肾动脉狭窄 90%，右肾动脉狭窄 70%，于左肾动脉行支架置入术。术后患者血压明显下降，逐步减停全部降压药物后血压 110~128/70~85mmHg。复查 Cr 98μmol/L，ACR：93mg/g，肌酐较入院时明显下降，继续抗血小板及他汀二级预防治疗并出院。嘱患者出院后密切监测血压，2 周后复查肾功能及 ACR，如持续存在微量蛋白尿，或血压升高，建议加用 ACEI/ARB，定期随诊。

关于高血压的诊断与鉴别诊断

患者高血压诊断明确，虽然家族史方面舅舅及姥爷有高血压病史，但 30 岁前起病，无肥胖史，诊断上首先需排除继发性高血压。常见继发性高血压病因包括以下几类：

肾血管性高血压：肾动脉狭窄可导致高血压，但患者外院查肾动脉彩超仅见双肾动脉血流频谱呈低阻型，未见明确狭窄，复查我院肾动脉彩超示双肾动脉狭窄，行肾动脉 CTA 证实右肾动脉起始处管腔中度狭窄，左肾动脉起始处管腔重度狭窄。肾动脉狭窄诊断明确。诊断上首先考虑肾动脉狭窄继发高血压，但不排除患者在原发高血压基础上合并肾动脉狭窄，从而进一步使血压恶化。

肾实质性高血压：患者高血压起病，病程 4 年余，未规律诊治，血压控制不佳，已出现心脏、眼底、血管等多处靶器官损害，外院查尿蛋白（+），肌酐正常高值，需考虑长期高血压导致的肾脏损害可能性大，但仍需排除肾脏其他病变，如 IgA 肾病或其他慢性肾小球肾炎，可进一步予完善尿常规+沉渣、24 小时尿蛋白等进一步明确肾脏病变性质。

内分泌性高血压：原发性醛固酮增多症是内分泌性高血压最常见的原因之一，患者血钾正常，外院肾上腺 CT 未见明显异常，目前无相关支持证据，入院后可进一步查卧立位醛固酮试验、卡托普利（开博通）试验、24h 尿电解质等协助明确诊断。患者偶有面色潮红，但否认阵发性心悸、大汗、头痛等交感兴奋症状，约 90% 的嗜铬细胞瘤来源于肾上腺，但外院肾上腺 CT 未见异常，考虑目前此诊断证据不充分，可留取 24 小时尿儿茶酚胺及血 ACTH 等协助除外。患者无典型库欣综合征的症状及体征，考虑此病可能性不大，可进一步查血皮质醇以排除。甲状腺功能亢进也可导致高血压，但该患者无甲亢相关临床表现，且入院查甲功正常，暂不考虑该病。

睡眠呼吸暂停综合征：该病可引起高血压，但患者无相关临床表现，暂不考虑。

主动脉弓缩窄：该病可表现为血压升高，但患者四肢血压基本对称，不符合该病特点。

关于肾动脉狭窄的病因

动脉粥样硬化：结合患者男性、吸烟、超声提示粥样硬化斑块形成，首先考虑早发粥样硬化。但患者年龄较轻，无心血管病家族史，无糖尿病、高脂血症等传统心血管病危险因素，还应警惕是否合并非传统的心血管病危险因素。高血压是先于肾动脉狭窄出现还是肾动脉狭窄造成的，目前已难以完全明确。

血管炎：患者青年男性，双肾动脉狭窄，还应考虑系统性血管炎。从影像特点看，患者血管病变为大动脉开口病变，主要应考虑大动脉炎、贝赫切特综合征等累及大血管的血管炎。但患者无口腔、外阴溃疡，无贝赫切特综合征眼部受累或神经系统受累表现，临床不支持贝赫切特综合征。患者血管受累特点不符合中小血管炎表现。下一步可行血沉、CRP 等炎性指标，筛查 ANCA 等免疫指标，完善其他血管相关检查。

肌纤维发育不良：患者病变为开口病变，不符合肌纤维发育不良的影像特点，不支持此诊断。此外完善卡托普利（开博通）介入肾灌注显像，评价分肾功能及狭窄严重程度。

关于肾动脉狭窄继发高血压的治疗策略

对于严重肾动脉狭窄且存在药物控制不佳的顽固性高血压或肾功能快速进展的患者，需要考虑行肾动脉介入治疗，介入治疗一方面利于患者的血压控制，可减少患者的降压药物用量，同时可能有助于预防缺血性肾病及肾功能的迅速恶化。

本例患者治疗策略的思考

本例提示对于青年起病的高血压患者，特别是无肥胖且血压程度较高的患者，不应轻易诊断原发性高血压，应积极完善相关检查，排除继发高血压病因。对于肾动脉狭窄继发高血压患者，如肾动脉为重度狭窄且存在顽固高血压、肾功能迅速恶化等介入指征，在降压药物治疗的基础上，应行肾动脉介入解除狭窄，以期改善患者预后。

第六章　心脏瓣膜病

第一节　心脏淀粉样变

病例 42　主动脉瓣重度狭窄伴关闭不全、室性心动过速

> **视 点**
>
> 　　一例 63 岁男性患者，因活动耐力下降、超声心动图（ECHO）明确诊断瓣膜病，行主动脉瓣置换术后临床症状一度改善，但新发室性心律失常植入心律转复除颤器（ICD），胸腔积液及下肢水肿反复出现且较顽固，再度定位于心肌病，从组织学找到淀粉样变的病理学证据，从而确诊系统性淀粉样变心脏受累。

病历摘要

　　患者，男性，63 岁。因"气短、反复晕厥 1 年半，加重伴双下肢水肿 1 年"入院。患者于一年半前出现活动后气短，日常活动略受限，双下肢无明显水肿，尿量无减少。此间反复出现突发倒地，伴意识丧失，无四肢抽搐，可自行缓解，持续时间最长达 40 min。1 年前活动后气短呈进行性加重，逐渐出现夜间憋醒，坐起后可明显缓解，需高枕卧位，双下肢水肿。外院胸片示双侧少-中量胸腔积液，右侧为著，胸腔积液检查示"漏出液"，上述症状经利尿治疗后有所减轻。外院心电图：I 度房室传导阻滞（PR 228 ms），室内传导阻滞（QRS 140 ms）（图 1）。ECHO：主动脉瓣三叶，瓣叶及瓣环明显钙化，瓣叶增厚粘连，开放受限，主动脉瓣重度狭窄伴中-重度关闭不全，左心室舒张末径（LVDd）52 mm，左心室射血分数（LVEF）49%，室间隔（IVS）及左心室后壁厚度（LVPW）13~14 mm，左心房

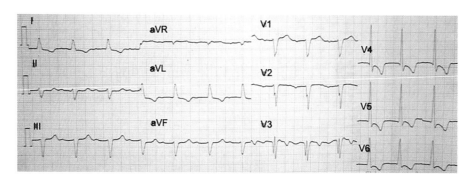

图 1　主动脉瓣置换术前心电图

（LA）前后径 47 mm。冠状动脉造影未见明显异常。于外院行主动脉瓣人工机械瓣置换术，术后诊断主动脉瓣重度狭窄。瓣膜病理：瓣叶增厚，交界粘连、钙化，慢性瓣膜炎。术后患者活动耐力及水肿情况有所减轻。长期口服华法林 1.5 mg/d，凝血酶原时间国际标准化比值（INR）维持在 1.8～2.2。同期反复出现 3 次晕厥，发作情况同前。外院就诊期间发现室性心动过速（心室率不详），可自行终止，行 ICD 植入，术后未监测到室性心动过速发作。主动脉瓣置换术后 2 个月左右患者活动后气短及水肿再次反复，进行性加重，且出现胸腹腔积液，予呋塞米利尿治疗后症状可减轻，呋塞米由 20 mg/d 逐渐增至 40～60 mg/d，但气短和水肿反复且加重，胸腔积液反复增多，曾于当地医院多次行胸腔积液引流，为进一步诊治入院。

既往史：否认高血压、糖尿病、血脂异常，无吸烟、饮酒史。否认心血管疾病家族史。

检查

入院查体：身高 167 cm、体质量 69 kg，血压 92/60 mm Hg。舌体略胖，颈静脉明显充盈。胸部右侧叩诊浊音，呼吸音明显减弱。心界向左下轻度扩大，心率 76 次/分，律齐，可闻及机械瓣音。腹部膨隆，肝脾肋下未触及，肝颈回流征阳性，移动性浊音阳性。双下肢重度对称性可凹性水肿，腰骶部轻度水肿。测肘静脉压 31 cmH$_2$O，6 分钟步行试验：行走距离 260 米。

实验室检查

血常规：白细胞 4.66×10^9/L，血红蛋白 139 g/L，血小板 124×10^9/L。尿常规：蛋白 0.3 g/L，24 h 尿蛋白定量 0.09 g，尿蛋白电泳：100% 白蛋白。血生化：丙氨酸转氨酶 16 U/L，总蛋白 66 g/L，白蛋白 37 g/L，肌酐 99 μmol/L，尿素氮 9.03 mmol/L，空腹血糖 5.7 mmol/L，血钙 2.39 mmol/L，血钾 4.0 mmol/L。甲状腺功能：游离三碘甲状腺原氨酸 1.78 ng/L（1.8～4.1 ng/L），游离甲状腺素 1.33 ng/dl（0.81～1.89 ng/dl），促甲状腺素

5.75 mIU/L（0.38~4.34 mIU/L）。脑钠肽（BNP）2734 ng/L；心肌酶：肌酸激酶（CK）103 U/L、肌酸激酶同工酶（CK-MB）2.9 μg/L、肌钙蛋白 I（cTnI）0.13~0.16 μg/L。胸腔积液常规及生化示漏出液。骨髓涂片为大致正常骨髓象，浆细胞比例 1%；骨髓活检：骨髓中造血组织与脂肪组织比例大致正常，可见散在浆细胞和巨核细胞；免疫组化未见明显异常。血清蛋白电泳正常；血 β_2 微球蛋白（MG）5~6 mg/L（0.7~1.8 mg/L）；血免疫固定电泳：各轻链型 M 蛋白及重链型 M 蛋白阴性；尿免疫固定电泳：M 蛋白阴性；血免疫球蛋白定量（IgA、IgG、IgM）正常；血、尿轻链定量及比例：存在单克隆 IgG 轻链 κ 异常，但大部分经尿液排出。

影像学检查

心电图：窦性心律，一度房室传导阻滞（PR 284 ms），室内传导阻滞（QRS 145 ms）。

24 h 动态心电图（Holter）示窦性心律，24 h 心搏总数 114985 次，心率 67~105 次/分，平均心率 80 次/分，25 次室性期前收缩，567 次房性期前收缩，1 阵房性心动过速，一度房室传导阻滞，室内传导阻滞。

心脏彩超：左室舒张末径（LVDd）54 mm，双房增大［LA 47 mm（前后径）×59 mm（上下径）×48 mm（左右径），RA 49 mm（上下径）×46 mm（左右径）］，左心室壁均匀增厚（IVS 13 mm、LVPW 14 mm），可见心肌点状回声，右心室游离壁厚 6 mm，下腔静脉增宽（21 mm），吸气变化率小于 50%。左室射血分数（LVEF）40%，限制性左心室舒张功能减低（E/A = 2.5），少量心包积液（图 2）。二尖瓣侧壁瓣环、间隔瓣环及三尖瓣瓣环组织多普勒（TDI）提示，瓣环最大运动速度均低于 8 cm/s，三尖瓣瓣环收缩期位移（TAPSE）降低，为 15 mm，主动脉瓣人工机械瓣瓣膜功能正常，中-重度三尖瓣关闭不全，

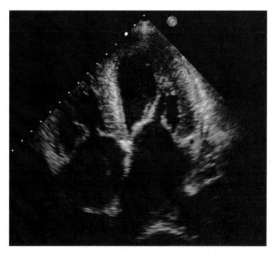

图 2　ECHO 示心室壁普遍增厚，心肌颗粒状回声，双房增大

三尖瓣反流速度 2.5 m/s。

超声：双肾大小正常，皮质回声增强，弥漫性病变，右肾多发囊肿，双肾动脉未见明显异常。

肾血流图及肾小球滤过率（GFR）：双肾灌注及功能较差，GFR：左 24.99 ml/min、右 28.64 ml/min。

病理：齿龈黏膜下可见淀粉样物质沉积，刚果红染色阳性，高锰酸钾化刚果红阳性；病理会诊心脏瓣膜标本未发现淀粉样物质沉积，刚果红染色阴性。

诊治思维

老年男性患者，出现活动后气短——夜间阵发性呼吸困难——高枕卧位等逐渐进展的左心功能不全表现，同时有水肿、胸腔积液等右心功能不全表现，因此表现为全心衰竭。心功能不全伴晕厥需考虑以下原因：

瓣膜病：可见于主动脉瓣严重狭窄，瓣膜严重狭窄引起心肌缺血或收缩功能降低或严重心律失常等，导致心排出量下降及颅内供血不足引起晕厥。右心功能不全可继发于左心衰竭或同时存在的右心瓣膜病变，ECHO 示主动脉瓣中-重度狭窄伴中-重度关闭不全，同时患者 LVEF 下降、晕厥，因此有瓣膜置换的适应证。患者行主动脉瓣置换术后症状一度减轻，曾考虑患者主要病因为主动脉瓣病变，严重的瓣膜病变似可解释患者的临床症状。但换瓣术后仍有晕厥，且监测到快速室性心律失常发作，确定此心律失常为晕厥原因，有行 ICD 置入的指征。

冠状动脉粥样硬化性心脏病：主要因缺血性心肌病或反复心肌梗死引起，常伴恶性室性心律失常，但患者的病史中无急性心肌梗死的表现，且冠状动脉造影除外了冠心病。

心肌病：各种类型心肌病包括肥厚型心肌病、扩张性心肌病、限制型心肌病均可引起前述表现，晚期心功能失代偿伴严重心律失常或肥厚型心肌病伴严重梗阻可引起晕厥。该患者 ECHO 以左室壁均匀性肥厚为主要表现，无扩张型心肌病的特点。在主动脉瓣置换术后，临床症状一度改善又反复出现全心衰竭，6 分钟步行距离明显降低和 BNP 的显著升高亦反映了严重心力衰竭，尽管利尿剂剂量不断增加，但仍有顽固的水潴留和肘静脉压明显升高。因此在 ECHO 示机械瓣瓣膜功能正常、主动脉瓣置换并未持续改善患者病情及 LVEF 进一步降低并出现心力衰竭症状加重的情况下，需进一步寻找原因。三尖瓣严重反流虽可影响体循环回流引起右心衰竭，但难以解释整个病情。瓣膜病后期虽可引起心肌病变，但出现室内传导阻滞和引起晕厥的恶性室性心律失常少见。患者术前左心室肥厚、室壁运动和 LVEF 的下降似可用主动脉瓣瓣膜明显狭窄和关闭不全来解释，但 ECHO 提示左右心室均增厚、左右心室收缩功能均降低以及心肌内颗粒状回声以及临床上顽固的全心衰竭不能以主动脉瓣病变解释，需考虑患者可能存在限制型心肌病，尤其是浸润性心肌病。

齿龈活检病理提示淀粉样变，因此结合患者的临床表现心肌病变原因考虑为淀粉样变导致的浸润性心肌病，这可以解释患者上述临床经过。结合患者血、尿轻链结果考虑存在原发性系统性淀粉样变的心肌受累。心脏淀粉样变可以累及瓣膜，以家族性淀粉样变最多，原发性或骨髓瘤伴发的淀粉样变瓣膜受累机会高于老年性淀粉样变。受累瓣膜以房室瓣多于半月瓣，大多数受累瓣膜在 ECHO 检查甚至是大体标本中可以显示为外观正常，但镜下结构可以看到淀粉样物质沉积。即使瓣膜受累表现为增厚、钙化，但瓣膜功能大部分得以保留，仅极少数患者因主动脉瓣明显狭窄而行瓣膜置换。患者主动脉瓣病理未提示淀粉样变，因此考虑瓣膜病变另有原因。患者瓣膜仅有主动脉瓣受累，二尖瓣结构正常，较难用风湿性心脏瓣膜病解释。从手术后病理看可能存在瓣膜退行性变。

治疗经过

限钠饮食、限制液体入量 1 L/d，予静脉呋塞米 40~60 mg/d 维持每日负平衡 200~300 ml/d，胸腔积液穿刺引流。建议针对轻链型淀粉样变予万科治疗。针对机械瓣维持华法林抗凝，国际标准化比值 1.8 左右。

心脏淀粉样变

淀粉样变是一个以器官或组织里的淀粉样物质沉积为特征的疾病，既可以某一个器官受累，也可以是系统性受累。心脏淀粉样变可以累及心脏的各个部位，导致心律失常、心力衰竭、直立性低血压等，甚至猝死。临床上淀粉样变分为轻链型（原发性或骨髓瘤伴发）、继发性（多继发于慢性炎症）、遗传性（家族性）、老年性、孤立心房受累型、透析相关性等。以轻链型最易出现心脏受累。

心脏淀粉样变可行有创和无创检查确定。心内膜下心肌活检是确诊的最有力证据。心电图的典型表现为低电压，但阳性率仅为 50% 左右。ECHO 的特征性表现为室壁均匀性增厚、心肌呈"颗粒样光点"回声。ECHO 提示左心室壁增厚而心电图示低电压对于心肌淀粉样变诊断的特异性可达 90% 以上。心脏磁共振成像可以通过钆的延迟强化辅助心脏淀粉样变的诊断，其分布可以为局灶或弥漫性，可以分布于心内膜下心肌，亦可呈透壁性全层分布。核素显像中目前比较有意义的是 ^{123}I-MIBG 的核素显影。[123]I-MIBG 储存在交感神经末梢里，当淀粉样物质沉积导致心肌交感神经末梢缺损时，MIBG 在心肌内减少，因此可以有助于早期发现心脏淀粉样病变，且可反映心肌受淀粉样物质的浸润程度。

心脏淀粉样变的治疗包括针对心脏及淀粉样变。心力衰竭的治疗包括严格限盐和利尿剂的使用，但应避免容量过低引起的低血压和低灌注后带来的肾功能恶化。心房扑动、心房颤动可予 β 受体阻断剂和胺碘酮控制心室率，同时抗凝治疗。胺碘酮可以减少室性心动过速的发作频率，对于无法控制的室性心动过速反复发作可行 ICD 置入。缓慢型心律失常有起搏指征的建议房室起搏。直立性低血压可以通过弹力袜和血管加压药（血管加压素、α 受体激动剂）改善。就系统性淀粉样变而言，仅轻链型淀粉样变治疗意义明确，高剂量的美法仑化疗后自体移植是最有效的治疗，亦可选择沙利度胺联合地塞米松的治疗。

心脏淀粉样变预后不良的因素包括：Echo 提示的室壁厚度大于 15 mm、左心室收缩功能减低、TAPSE、应变及应变率异常；N 末端脑钠肽前体（NT-proBNP）、肌钙蛋白 T 和肌钙蛋白 I 升高。

瓣膜病置换术后，人工瓣膜功能正常而出现以下表现的患者应考虑同时存在心肌病的可能：①不明原因的心力衰竭或左心室收缩功能降低；②房室传导阻滞、室性心动过速；③ECHO 显示心肌回声颗粒样增强，双心房增大，双心室肥厚，限制性舒张功能减低。对中老年患者，对其他原因不能解释的心肌肥厚伴心力衰竭需除外心肌淀粉样变。

参 考 文 献

1. Smith TJ, Kyle RA, Lie JT. Clinical significance of histopathologic patterns of cardiac amyloidosis. Mayo Clin Proc, 1984, 59：547-555.

2. Desai HV, Aronow WS, Peterson SJ, et al. Cardiac amyloidosis：approaches to diagnosis and management. Cardiol Rev, 2010, 18：1-11.

3. Meier-Ewert HK, Sanchorawala V, Berk JL, et al. Cardiac amyloidosis：evolving approach to diagnosis and management. Curr Treat Options Cardiovasc Med, 2011, 13：528-542.

4. Sharma N, Howlett J. Current state of cardiac amyloidosis. Curr Opin Cardiol. 2013, 28：242-248.

5. Mohty D, Damy T, Cosnay P, et al. Cardiac amyloidosis：updates in diagnosis and management. Arch Cardiovasc Dis, 2013, 106：528-540.

第二节　多发性大动脉炎

病例 43　主动脉瓣重度关闭不全

> **视　点**
>
> 　　本例患者是一位中年女性，以心力衰竭起病，心脏超声提示重度主动脉瓣关闭不全、主动脉根部扩张。辅助检查提示炎症指标显著升高及肠系膜上动脉狭窄，考虑为大动脉炎。大动脉炎可累及包括心瓣膜在内的多个心脏结构，糖皮质激素及免疫抑制剂是其治疗的基础。重度主动脉瓣关闭不全内科保守治疗预后不良，适时的外科手术干预是其治疗的关键，但大动脉炎所致的主动脉瓣关闭不全的手术时机需要综合考虑确定。

病历摘要

　　患者，女性，59 岁。主因活动后气短 1 月入院。1 个月前无明显诱因出现活动后气短，登 3 层楼即可出现，休息后缓解。近 1 个月来症状逐渐加重，出现夜间阵发性呼吸困难。无发热、皮疹、关节疼痛、头痛、腰痛、口腔及外阴溃疡。外院查血常规、肝肾功能正常；血沉（ESR）72mm/h，C 反应蛋白（CRP）18.1μg/ml，脑钠肽（BNP）2940pg/ml；心电图（图 1）提示一度房室传导阻滞；超声心动图（ECHO）提示左心增大（左房前后径 40mm，左室舒张末期内径 56mm），主动脉根部内径 33mm，左室射血分数（LVEF）45%，主动脉瓣中度关闭不全；冠脉造影正常。外院给予利尿治疗后症状有所缓解，患者自行停用利尿剂后症状再次加重来诊。患者既往体健，日常活动不受限，对含碘造影剂可疑过敏。

体格检查

　　心率 105 次/分，血压 105/62mmHg，双上肢血压相等，双侧桡动脉搏动对称，颈静脉无充盈，双肺呼吸音清，心界向左下增大，心律齐，主动脉瓣第二听诊区可闻及舒张早期高

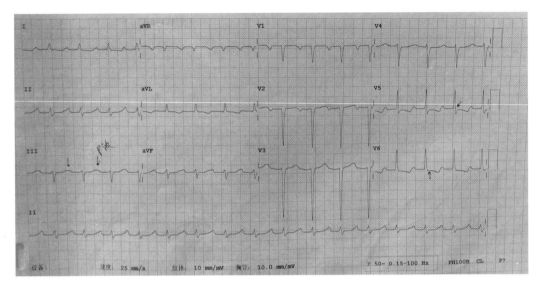

图 1　窦性心律，心率 96 次/分，PR 间期明显延长，胸前导联 R 波进展不良，V₅、V₆ 导联 ST 段压低，T 波双向

调递减型杂音，向心尖部传导，双下肢不肿，毛细血管搏动征（+），水冲脉、股动脉枪击音、股动脉双重杂音、De Musset 征（-）。

实验室检查

血常规、尿常规、大便常规及大便潜血、肝肾功能均正常；ESR 76mm/h，超敏 C 反应蛋白（hsCRP）38.92mg/L，N 末端脑钠肽前体（NT-proBNP）6343pg/ml，BNP 1025pg/ml；抗核抗体谱（ANA）、抗可提取性核抗原（ENA）抗体、抗中性粒细胞胞浆抗体（ANCA）、人白细胞抗原 B27（HLA-B27）、类风湿因子（RF）均阴性；血清蛋白电泳、血清免疫固定电泳、补体正常；梅毒快速反应素试验阴性。

辅助检查

复查 Echo：左心增大（左房前后径 44mm，左室舒张末期内径 60mm），主动脉根部扩张（内径 49mm），LVEF 46%，主动脉瓣增厚，瓣尖挛缩，瓣叶闭合不拢，重度主动脉瓣关闭不全，主动脉瓣反流束高度占左室流出道宽度比例为 75%，左室后壁少量心包积液（**图 2~图 4**）；血管超声评估：双侧颈动脉、锁骨下动脉、肱动脉未见异常；腹主动脉、腹腔干、肝动脉、脾动脉、双肾动脉、双侧股动脉未见异常；无造影剂磁共振血管重建（MRA）提示肠系膜上动脉近段重度狭窄。

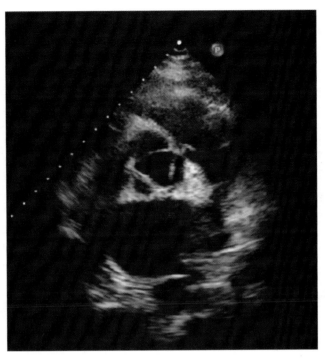

图 2　胸骨旁左室短轴切面主动脉瓣平面（收缩期），可见主动脉瓣 3 个瓣瓣叶增厚

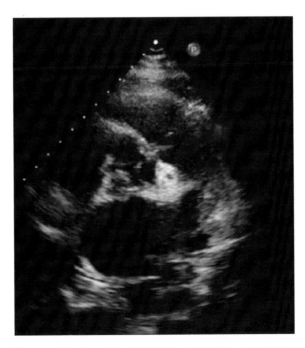

图 3　胸骨旁左室短轴切面主动脉瓣平面（舒张期），可见瓣叶闭合不拢

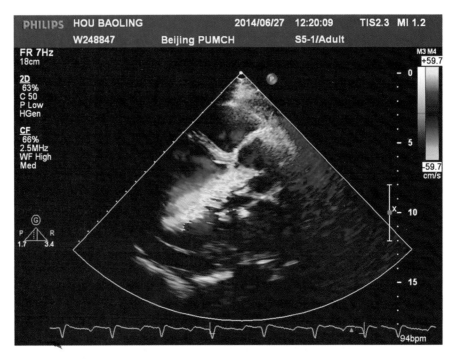

图4　胸骨旁左室长轴切面彩色超声多普勒

诊治经过

结合炎症指标明显升高，存在肠系膜上动脉狭窄，主动脉根部明显扩张，左心室扩大，收缩功能降低。我院免疫科会诊考虑符合大动脉炎，并累及心肌，给予泼尼松 60mg 每日一次，环磷酰胺 2 片/日，并给予利尿、血管紧张素转化酶抑制剂（ACEI）扩张外周血管治疗。治疗 2 周后复查 ESR 5mm/h，hsCRP 3.39mg/L，心电图示 PR 间期较前明显缩短（**图 5**）。

但患者心功能逐渐恶化，出现静息状态下气短，不能平卧，伴恶心、呕吐，口唇发绀，四肢末端冰冷，尿量明显减少。复查 NT-proBNP 显著升高至 33885pg/ml，血肌酐（SCr）从正常上升至 181μmol/L，丙氨酸氨基转移酶（ALT）从正常升高到 509U/L，总胆红素（TBil）从正常升高到 30.9μmol/L。监测患者体重、出入量、血压、心率较加用激素及免疫抑制剂前无明显波动。复查 ECHO：左心增大（左房前后径 39mm，左室舒张末期内径 61mm），主动脉根部扩张（内径 44mm），LVEF 52%，主动脉瓣增厚，瓣尖挛缩，瓣叶闭合不拢，重度主动脉瓣关闭不全，测量主动脉瓣反流束高度占左室流出道宽度比例增加（75%~90%），考虑主动脉瓣反流较前加重（图 6）。予持续静脉泵入硝普钠扩张外周血管以减轻症状，考虑到肝功能异常，将泼尼松 60mg，每日一次，调整为甲基泼尼松龙 48mg，每日一次，并停用环磷酰胺。

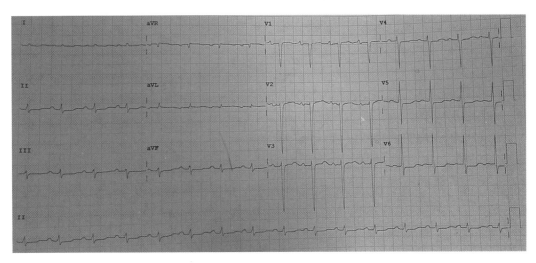

图 5 与图 1 相比，PR 间期明显缩短

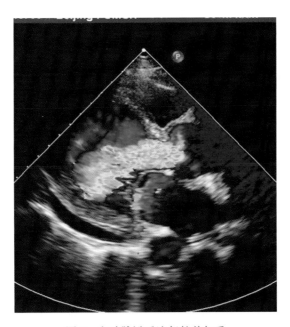

图 6 主动脉瓣反流似较前加重

考虑到主动瓣反流加重导致患者心功能恶化，遂转心外科行主动脉瓣人工机械瓣置换术，术中见主动脉壁增厚，未见扩张；主动脉瓣瓣叶增厚，对合欠佳。术后病理：（主动脉

瓣膜）瓣膜组织，伴纤维胶原增生、玻璃样变性及灶性黏液变性；（主动脉血管壁）显慢性炎，纤维组织增生，伴玻璃样变。

术后患者症状明显缓解，心功能 II 级（NYHA），NT-proBNP，肝肾功能恢复正常。复查 Echo：主动脉根部扩张消失，内径 28mm，左室明显缩小，舒张末期内径 50mm，LVEF 55%。患者门诊随访，继续甲基泼尼松龙治疗，规律减量，并重新加用环磷酰胺。

关于主动脉瓣关闭不全病因的鉴别诊断

从病因角度考虑，可引起主动脉瓣关闭不全（反流）的原因很多，根据解剖及病理生理机制，其可分为两大类。第一类是主动脉根部瓣环扩张导致相对性主动脉瓣关闭不全，常见病因包括高血压及年龄相关的退行性变、马方综合征、梅毒主动脉瓣环累及、强直性脊柱炎、大动脉炎、巨细胞动脉炎、贝赫切特综合征、银屑病、溃疡性结肠炎等；第二类是主动脉瓣本身病变，常见病因包括退行性变、黏液样变性、先天性主动脉瓣二叶瓣畸形、风湿性心脏病、感染性心内膜炎、梅毒主动脉瓣累及、强直性脊柱炎、类风湿关节炎及外伤/手术损伤等。

从病程进展速度角度，主动脉瓣关闭不全又可以分为急性和慢性两类。急性主动脉瓣关闭不全常见病因包括感染性心内膜炎导致的瓣膜直接破坏、升主动脉夹层导致的主动脉瓣瓣环扩张、主动脉瓣介入手术造成的医源性损害等；而主动脉瓣二叶瓣畸形、瓣膜钙化退变则常常引起慢性主动脉瓣关闭不全。

发达国家的主动脉瓣关闭不全的最常见原因是主动脉瓣二叶瓣畸形、瓣膜钙化退变；而在许多发展中国家，风湿性心瓣膜病仍然是主动脉瓣反流的主要原因。

本例患者心脏超声同时提示主动脉根部扩张、主动脉瓣增厚、瓣尖挛缩，提示上述两个反流机制同时存在。患者查全身系统性炎症指标（血沉、超敏 C 反应蛋白）明显升高，因此鉴别诊断集中于炎症性疾病，其他感染性、先天性、退行性、风湿性病因可能性很小。结合患者存在主动脉根部扩张、肠系膜上动脉近段重度狭窄，因此诊断考虑原发性系统性血管炎可能性大。

根据 2012 年修订的国际 Chapel Hill 分类共识，原发性系统性血管炎可根据累及血管的大小进行分类。累及大动脉的血管炎包括大动脉炎、巨细胞动脉炎，累及中动脉的包括川崎病、结节性多动脉炎，而累及小血管的则包括 ANCA 相关性小血管炎（显微镜下多血管炎、肉芽肿性多血管炎、嗜酸性粒细胞性肉芽肿性多血管炎）和免疫复合物小血管炎（冷球蛋白血管炎、IgA 血管炎、抗 C1q 血管炎等）两大类。不同的血管炎有各自不同的临床特征和诊断标准。根据免疫科会诊意见，本例患者考虑大动脉可能性最大。经过激素和免疫抑制剂治疗，患者主动脉根部扩张明显缩小，亦支持了血管炎的诊断，外科术后大体及镜下病理均符合血管炎症的表现。

关于大动脉炎心脏累及的思考

大动脉炎可以累及心脏多个结构，包括心包、主动脉根部、心肌、心瓣膜及心脏传导系统。有学者回顾性分析了 153 例（67% 为女性）进行主动脉瓣换瓣手术的连续病例，其中 10%（16 例）由系统性血管炎导致，其中大动脉炎有 9 例，另外 7 例为贝赫切特综合征。另外有病例报道大动脉炎导致高度房室传导阻滞及完全性左束支传导阻滞，经激素治疗后传导阻滞明显缓解。本例患者经过激素和免疫抑制剂治疗，心电图 PR 间期明显缩短。文献报道大动脉炎可累及心肌，此例患者激素治疗前 Echo 提示 LVEF 45%~46%，激素治疗后及换瓣术后复查 LVEF 在 52%~55% 之间，本例 LVEF 波动是否和大动脉炎心肌直接累及相关，抑或因为主动脉瓣反流所致，目前尚未明确。

关于大动脉炎致主动脉瓣重度关闭不全的治疗

重度主动脉瓣关闭不全，导致心功能恶化的患者，假如不进行手术处理，预后不佳。有学者对 246 例重度主动脉瓣关闭不全的患者（心功能分级 NYHA Ⅲ 或 Ⅳ 级患者占 24%，基线血压 149±25/65±16mmHg，基线 LVEF 53±12%，基线左室舒张末期内径 66±8mm，主动脉根部扩张 46 例，占 18.7%）平均随访 7±3 年发现，对于有症状的患者，年死亡率高达 9.4%，对于心功能 Ⅲ 或 Ⅳ 级患者，年死亡率更高达 24%。2014 年 AHA/ACC 瓣膜性心脏病管理指南指出，对于有症状的重度主动脉瓣关闭不全，无论左室收缩功能如何，均有主动脉瓣换瓣指征（Ⅰ 类推荐，B 级证据）。因此，对于本例患者，尽管经过积极内科药物治疗，症状一度改善，但仍有反流加重，积极的心外科干预需要的。

对于炎症导致的主动脉瓣关闭不全的手术时机通常需要炎症充分控制之后进行，若炎症控制不佳，容易出现人工瓣膜撕脱、缝线处假瘤、换瓣后主动脉根部扩张持续。本例激素及免疫抑制剂应用近 1 个月后，ESR、hsCRP 恢复正常，主动脉根部扩张消失，考虑炎症控制良好，具备手术条件。有学者对 90 例大动脉炎患者致主动脉瓣关闭不全接受外科手术的患者进行回顾性分析，术中对 69 例患者进行了主动脉壁病理分析，评估其炎症程度，其中 10 例仍存在活动性炎症；63 例患者接受主动脉瓣置换，其余 27 例患者接受了换瓣及升主动脉置换，两组的住院死亡率分别为 4.8% 和 7.4%，15 年总体生存率为 76.1%，两组瓣膜脱落的比例分别为 11.1% 和 3.7%，单因素分析活动性炎症是瓣膜撕脱的危险因素。另外一项研究纳入了 15 例血管炎导致主动脉瓣关闭不全进行外科手术换瓣或换瓣及主动脉根部置换的患者，其中 11 例为大动脉患者（其余 4 例分别为贝赫切特综合征或巨细胞动脉炎患者），平均随访 70.8 个月，仅 2 例贝赫切特综合征患者死亡，无重复手术的患者。国内学者的随访数据显示，20 例大动脉炎致主动脉瓣关闭不全患者，平均随访 24.14±21.12 个月，术后发生瓣周漏或瓣撕脱 7 例，再次手术 7 例，其中 3 例因再次瓣周漏第 3 次手术，死亡 4 例，远期死亡率为 20%。

本例患者治疗策略的思考

本例患者以典型心衰症状起病，超声心动图提示进行性加重的重度主动脉瓣关闭不全，心衰病因明确。结合患者全身炎症指标显著升高、大中动脉受累的特点，在免疫科的协助下，诊断大动脉炎心脏受累基本明确。

对于主动脉瓣关闭不全引起的心力衰竭，内科治疗对症治疗原则包括降低容量负荷、扩张外周血管以减少反流。可应用的药物包括利尿剂、血管紧张素转化酶抑制剂和扩张外周血管的药物，例如硝酸甘油、硝普钠等。β 受体阻断剂可能会减慢心率，增加心脏舒张期时程，加重返流，应用为相对禁忌。在对因治疗方面，大动脉炎患者炎症活动期应给予足量激素和免疫抑制剂。

对于有症状的重度主动脉瓣反流，单纯内科药物治疗预后不良。对于本例患者，即使炎症受到控制（包括 ESC、hsCRP 恢复正常、PR 间期缩短、主动脉根部回缩等），但局部瓣膜病变仍有进展的可能，因此外科介入是关键。在炎症充分控制后进行主动脉瓣联合升主动脉置换是改善本例患者预后的关键手段。

第三节　人工瓣膜血栓形成

病例 44　二尖瓣人工机械瓣置换术后突发喘憋

视　点

一例中老年女性，风湿性心脏病二尖瓣狭窄人工机械瓣置换术后 9 年，因脑出血停用华法林 1 个月，无诱因突发呼吸困难、心衰，病情迅速进展，顽固低氧血症、心源性休克、多脏器衰竭，急性肾功能不全、高血钾、发热、白细胞升高、ALT 升高，最后经心脏彩超明确是急性二尖瓣人工机械瓣血栓形成，由于延误诊断，患者不治身亡。本例提示：对于人工瓣膜术后患者，突发心脏情况仍然要首先考虑机械瓣膜相关并发症，应尽早行胸部 X 线透视及心脏彩超检查，早期诊断、尽早治疗改善预后；其次，抗凝治疗要遵循指南规范进行，INR 应平稳控制，避免波动过大增加出血和血栓形成的发生率。

病历摘要

患者，女性，62 岁，因"喘憋 3 天，进行性加重伴少尿 1 天"于 2011 年 5 月 7 日入 ICU 病房。患者 2011 年 5 月 4 日无明显诱因突发头晕、恶心、呕吐，继之出现喘憋，不能平卧，活动后加重，无胸痛，咯血，无腹痛、腹泻及发热，就诊于当地医院，查心脏超声无明显异常，给予阿托伐他汀、氯吡格雷、硝酸异山梨酯片、低分子肝素注射等治疗，症状进行性加重，开始尿量减少，500~600ml/天。5 月 6 日至北京某医院就诊：超声心动图示二尖瓣位机械瓣置换术后，机械瓣功能正常；血常规：白细胞 $12.61×10^9/L$，中性粒 77.3%，血红蛋白 123g/L，血小板 $292×10^9/L$。血生化：ALT 20U/L，血糖 14.37mmol/L，血钾 4.16mmol/L，血钠 136mmol/L，尿素氮 5.19mmol/L，肌酐 85.4μmol/L，肌酸激酶 697IU/L，肌酸激酶同工酶（CK-MB）21ng/ml，肌钙蛋白 I <0.05ng/ml。凝血：PT13.8S，国际标准化比值 INR 1.05，APTT 35.2S，纤维蛋白 Fbg 3.78g/L。D-二聚体 3.62μg/ml。血气分析：pH7.426，$PaCO_2$ 34.4mmHg，PaO_2 59mmHg，HCO_3^- 22.1mmol/L，BE1.5mmol/L，SO_2

91.4%。ECG：快速心房颤动，心室率 126 次/分。5 月 7 日凌晨，患者转往另一医院，查血糖 22.0 mmol/L，血钾 6.6mmol/L，血钠 134mmol/L，尿素氮 10.2mmol/L，肌酐 192μmol/L，肌酸激酶 487IU/L，CK-MB8ng/ml，肌钙蛋白Ⅰ为 0.08ng/ml，脑钠肽（BNP）653pg/ml，D-二聚体：0.83mg/L（正常范围）。血气分析（吸氧 10L/分）：pH 7.37，$PaCO_2$ 29mmHg，PaO_2 70mmHg，HCO_3^- 26.8mmol/L，BE8.5mmol/L，SO_2 93%。血管彩色超声：肠系膜上动静脉未见异常，胸片：双下肺可疑渗出，左侧少量胸腔积液。考虑急性肾衰、心衰，给予抗感染、利尿、降糖、降血钾等治疗，症状无缓解。7 日下午转来我院急诊，病情紧急，入 ICU 病房。患者发病以来无意识障碍，无发热，精神饮食差，尿量减少，无大便，体重无明显变化。**既往史：**风湿性心脏病史 10 多年，2002 年行二尖瓣机械瓣置换术，术后规律服用华法林，INR 情况不详。糖尿病史 2 年，口服二甲双胍治疗。2011 年 2 月 28 日曾行冠脉 CTA 检查：冠脉未见明确异常。1 月前出现命名性失语，头颅 CT 诊断右顶叶脑出血，住当地医院治疗，停用华法林。10 年前绝经。个人史、家族史无殊。

入院查体

T 38.5℃，血压 100/70mmHg［多巴胺 20μg/（min·kg）］，脉搏 113 次/分，呼吸 40 次/分，储氧面罩吸氧 10L/min，SO_2 91%。神清，端坐位，喘息貌，查体无法配合，口唇发绀，双肺呼吸音粗，可闻及双肺中等量湿啰音，散在分布，左侧为主。心率 130 次/分，心房纤颤，腹软，肝脾无法触诊，双下肢水肿。

实验室检查：化验血 ALT 50U/L，肌酐 248μmol/L，血钾 5.0mmol/L，血钠 132mmol/L，尿素氮 1.98mmol/L，血糖 30mmol/L，N 末端脑钠肽前体（NT-proBNP）22427pg/ml，D-二聚体 259μg/L（正常范围），血气分析：pH7.16，$PaCO_2$ 22mmHg，PaO_2 68mmHg，HCO_3^- 7.8mmol/L，BE20.9mmol/L，乳酸 11.9mmol/L，SO_2 94%。血管彩超：双侧股浅、腘静脉未见明显血栓。超声：脂肪肝，双侧胸腔积液（少量）。

诊治经过

患者入 ICU 后继续多巴胺 10~20μg/（min·kg）升压，纠正酸中毒、利尿、降糖等治疗。由于 BIPAP 呼吸机不能维持血氧，行气管插管，呼吸机辅助呼吸，PS 模式，参数：PS 16cmH₂O，PEEP 8cmH₂O，FiO_2 80%，血氧饱和度可达 95%以上，肺部啰音明显减少，发绀减轻。行右颈内静脉及右股动脉穿刺置管术后血流动力学监测（PiCCO）显示：心输出量（CO）2.97 升/分，血管外肺水指数（EVLWI）18.6，中心静脉压（CVP）17mmHg，符合心源性休克，血压最低 65/47mmHg，多巴胺加量至 22.2μg/（kg·min），并加用去甲肾上腺素 0.944~1.1μg/（kg·min）静脉泵入，动脉压可维持在 100~110/45~50mmHg。体温最高 40.4℃，给予冰毯物理降温，亚胺培南西司他丁、替考拉宁抗炎，送检血培养。给予肝素持续静脉泵入抗凝治疗，监测 APTT 保持在 40～60ms。患者来院后一直无尿，5 月 8 日凌晨经左股静脉穿刺置管术后开始床旁血滤，持续 8 小时超滤 1000ml 后双肺湿啰音消失，双下肢水肿较前减轻，但肝功能等继续恶化进展，5 月 8 日 8am 化验：血常规：白细胞 17.53× 10^9/L，血红蛋白 102g/L，血小板 144×10^9/L。血生化：ALT 4626U/L，白蛋白 ALB 27g/L，总胆红素 31.3μmol/L，直接胆红素 12.5μmol/L，尿素氮 15mmol/L，肌酐 309μmol/L，血钾 3.7mmol/L，血钠 144mmol/L。肌酸激酶 805U/L，肌钙蛋白 18.94μg/L。凝血：PT 33.5S，APTT 63S，Fbg1.98g/L。高度怀疑急性二尖瓣功能障碍导致休克，再次复查床旁心脏超声，发现二尖瓣人工机械瓣左室面中低回声团块影，质地均匀，大小 22mm×14mm（图 1），二尖瓣前向血流纤细，血流束宽度约 4mm（图 2），最大血流速度 3.5m/s，符合二尖瓣重度狭窄（梗阻）。虽病情诊断明确，但患者多脏器衰竭，起病已超过 96 小时，脑出血后存在溶栓禁忌，家属放弃治疗自动出院数小时后患者死亡。

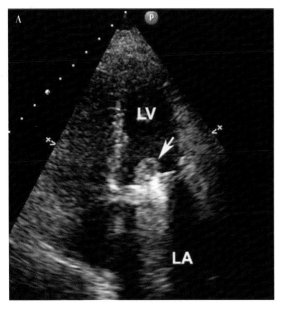

图 1　心尖四腔心切面可见二尖瓣机械瓣

注：左室面中等强度回声圆形声影（箭头所指）

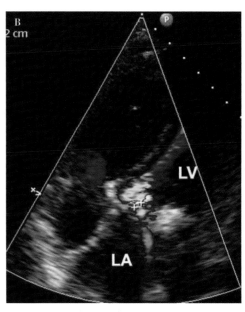

图 2　可见舒张期二尖瓣前向血流呈一狭窄纤细的血流束，血流束直径仅 4mm

分析：患者老年女性，风湿性心脏病二尖瓣人工机械瓣置换术后，因脑出血停用华法林 1 个月，INR1.05，突发呼吸困难，心衰，病情迅速进展，顽固低氧血症、心源性休克、并出现少尿、高血钾、急性肾功能不全、高血糖、发热、白细胞升高、ALT 开始升高，病因考虑①二尖瓣人工机械瓣功能异常：机械瓣在抗凝不足情况下血栓形成，造成瓣膜重度狭窄，二尖瓣前向血流减少致低血压、心源性休克，同时肺静脉压急速升高导致肺水肿。但多个医院数次心脏超声均未发现瓣膜功能异常，还需进行相关检查以明确诊断。②急性大面积肺栓塞：患者老年女性，糖尿病2年，脑出血虽然没有引起肢体偏瘫卧床，但风湿性心脏病瓣膜病、慢性房颤也是肺栓塞的危险因素，因此突然起病的呼吸困难、背痛、低氧血症、休克需要考虑肺栓塞可能。但患者双肺较多湿啰音，无颈静脉怒张等右心负荷增加的体征，外院心脏超声无肺动脉压升高表现，下肢血管彩超无深静脉血栓证据，多次化验D-二聚体无明显升高，因此不支持急性大块肺栓塞。③急性感染性心内膜炎（IE）。患者存在人工机械瓣、急性心衰、白细胞升高，需考虑急性IE可能，IE引起急性心衰时应该存在瓣膜破坏、严重瓣膜关闭不全的征象，但患者超声心动图及听诊无证据，此外起病后3天才开始轻度发热也不支持IE。可进一步行血培养。④其他心肺急症：如主动脉夹层、急性心肌炎、心包压塞、急性心肌梗死、急性出血性坏死性胰腺炎等也可出现病情迅速恶化、低氧血症、休克或急性肾衰等，但患者无高血压病史，数月前冠状动脉CT显示冠状动脉正常，肌钙蛋白I正常，数家医院各项辅助检查及心脏超声检查基本可除外上述疾病。血糖高达 $20 \sim 30 mmol/L$，可能与应激状态相关，患者起病前期无酸中毒，意识清楚，可以除外糖尿病酮症酸中毒和高渗昏迷。

关于人工瓣膜血栓形成

国外文献报道：人工瓣膜血栓形成（prosthetic valve thrombosis，PVT）的发生率每年$0.03\% \sim 5.7\%$，尤其容易出现在抗凝不充分情况下，由于二尖瓣和主动脉瓣人工瓣置换数量远多于三尖瓣，临床上左心PVT血栓形成更常见，$0.3\% \sim 8\%$/年，但因右心血流速度远低于左心，故三尖瓣PVT血栓形成可高达20%。

PVT血栓形成的机制有①抗凝不足或中断；②心房纤颤：心房无规律性收缩活动，容易并发心房内及瓣环和缝环区的血栓；③患者自身凝血状态的改变（如妊娠期发生率最高）；④巨大心房内血液淤滞。

PVT血栓形成临床表现：多为急性发生，少数为慢性，表现为①急性心力衰竭或心源性休克，如体力活动受限，呼吸困难，不能平卧，发绀，肺部明显增多的湿啰音，低氧血症，低血压，休克，急性组织灌注不足导致酸中毒、多脏器衰竭；②血栓脱落出现栓塞症状（脑、肢体、周围脏器）；③体循环淤血表现。

体格检查：听诊能发现机械瓣金属音消失或变钝。

辅助检查：X线透视下可观察到瓣膜程度不同的碟片开启受限。经胸心脏超声尤其经食管超声心动图（TEE）可观察到机械瓣瓣膜活动受限或活动明显消失、机械瓣上异常低回声团状，或不规则的絮状/或索条状回声随心脏活动，以及心房内附壁血栓；彩色血流显像及频谱多普勒可观察到人工瓣狭窄征象，包括血流束纤细、血流速度明显增快及瓣口有效面积下降等。超声心动图尚可排除晚发性心脏机械瓣功能障碍的其他病因，如瓣环松动或碟片脱落等。但经胸超声心动图由于受胸壁、肺气的干扰，尤其机械瓣强反射的干扰，有时难以观察到血栓尤其是心房面血栓情况，而 TEE 探头位置贴近左房后壁，声束不受肺、胸骨及肋骨的阻挡检查可获得清晰满意的图像，对二尖瓣位人工机械瓣异常的诊断具有很高价值。本例患者在起病后辗转多家医院，都未提及听诊时心音情况，也未进行透视检查，多次心脏超声未能尽早发现血栓，与医务人员对人工瓣膜急性血栓形成缺乏认识有关。

　　PVT 血栓形成的治疗：PVT 血栓形成是瓣膜置换术后的严重并发症之一，其病死率极高，若未能迅速纠正血流动力学障碍，常短期内死亡，因此，一旦诊断，应尽早溶栓或手术治疗。近年来推荐首选溶栓治疗，尤其血栓形成早期溶栓效果更好，适应证有：血栓小于 $0.8cm^2$，不能手术的患者，NYHA Ⅳ级。溶栓治疗的成功率 73%～90%，死亡率 5%～10%。溶栓药物：链激酶 \ 尿激酶 \ rtPA 均有许多成功报告，使用方法与心肌梗死类似，溶栓后也要肝素化及后续抗凝治疗，溶栓治疗的并发症：①栓塞：左心为主，脑梗 \ 脑出血 \ 心梗 \ 周围血管栓塞均可发生，发生率 6%～19%；②溶栓相关的出血如脑出血、消化道出血等，发生率 2%～8%；③溶栓后 PVT 再次血栓形成，发生率 11%～28% 不等。手术治疗：对于血栓较大、溶栓未通、慢性血栓形成已经机化的，溶栓治疗效果不佳，亦应考虑尽早手术治疗。再次瓣膜置换，不主张清除血栓，死亡率 4.7%～40%。两种方法的比较最近也有详细总结。

本例患者治疗策略的思考

　　该患者发生急性 PVT 血栓形成与脑出血后长时间停用华法林相关，患者最初发生脑出血时的 INR 情况不详，也不能除外 INR 过高造成的自发性脑出血，而脑出血后停用华法林 1 个月时间过长，发生 PVT 血栓形成。对于人工瓣膜置换术后口服抗凝药物相关性脑出血的治疗方案，欧洲卒中委员会、欧洲神经病协会、欧洲神经病协会联合会共同制定的欧洲脑出血治疗指南指出：对于口服抗凝药物相关性脑出血的患者，应紧急将 INR 控制在正常范围，没有口服抗凝药物的有机械瓣的高危患者，两周内栓塞的危险为 0.2%～0.4%，危险相对较低。考虑其是否和何时恢复抗凝治疗时，要考虑脑出血是否已经被完全控制、评估血栓形成的危险性和脑出血的病理生理特点，对高危血栓栓塞并考虑重启华法林治疗的患者，建议应在首次脑出血发生后的 7～10 天实施（Ⅱb 级推荐，B 级证据），很多专家建议在脑出血后 7～14 天即可考虑重新开始抗凝治疗。对照指南建议，停药 1 月显然时间过长。

　　本例提示急性 PVT 进展快，可致严重心力衰竭、心源性休克，及早诊断和及早治疗是挽救生命的关键，对于 PVT 患者的抗凝治疗要密切监测 INR，减少出血并发症。对合并脑出血的患者应根据患者出血吸收情况选择合适时机尽早恢复抗凝。

参 考 文 献

1. Dürrleman N, Pellerin M, Bouchard D, et al. Prosthetic valve thrombosis: twenty-year experience at the

Montreal Heart Institute. J Thorac Cardiovasc Surg, 2004, 127：1388-1392.

2. Roudaut R, Lafitte S, Roudaut M, et al. Fibrinolysis of mechanical prosthetic valve thrombosis: a single-center study of 127 cases. J Am Coll Cardiol, 2003, 41：653-658.

3. Karthikeyan G, Senguttuvan NB, Joseph J, et al. Urgent surgery compared with fibrinolytic therapy for the treatment of left-sided prosthetic heart valve thrombosis: a systematic review and meta-analysis of observational studies. Eur Heart J, 2013, 34：1557-1566.

第四节　Q 热感染性心内膜炎

病例 45　反复发热、血培养阴性、心衰、心律失常

视　点

　　本例系 54 岁男性患者，以反复发热、喘憋、突发意识障碍为主要表现，根据其症状、体征及超声心动图改变诊断为感染性心内膜炎，但多次血培养均为阴性。患者心内膜炎最终明确由 Q 热立克次体感染所致，联用米诺环素加羟氯喹治疗。后因心衰 2 次行瓣膜置换术，术后出现由羟氯喹引起的阿-斯综合征，故停用该药。随访过程一直无发热，可正常活动。本例提示：对于多次血培养阴性的心内膜炎，应考虑到特殊病原体感染，尤其是 Q 热感染性心内膜炎。另外，当出现心脏损害时，应考虑到药物引起的心脏毒性作用，及早停药可使心脏受累逆转。

病历摘要

　　患者，男，54 岁。出租车司机。因"间断发热近 2 年，加重 1 周"于 2012 年 5 月 2 日首次入院。患者于 2010 年 3 月起间断发热，体温最高 38℃，无寒战，但觉双膝关节酸痛、乏力，爬 3 层楼时气短、胸闷。自行服用"抗感冒"药、退热药等，未诊治。2010 年 6 月患者突发左半身活动不利、言语不清、双侧口角流涎，伴发热，体温 38～39℃，诊为"脑梗"，予"静脉抗生素"及"激素"治疗，当日言语、活动好转，10 天后体温降至正常。2010 年 7 月出现夜间发作性胸闷，活动后气短加重，仅可爬楼 3 层。外院查体情况不详。查血常规：白细胞 $7.31×10^9/L$、中性粒细胞 $3.96×10^9/L$；肝肾功正常；血培养 2 次结果为阴性；类风湿因子（RF）：1320 IU/ml、抗核抗体（ANA）阴性。超声心动图示"先天性主动脉瓣发育不良，主动脉瓣二叶式瓣，主动脉瓣狭窄伴轻度关闭不全，主动脉瓣赘生物形成，左心轻度增大，心功能正常"，诊断"感染性心内膜炎"。2010 年 7 月 23 日在当地医院行主动脉瓣病灶清除、主动脉瓣生物瓣置换术，术中见"主动脉瓣二叶式瓣，主动脉瓣叶赘生物，主动脉瓣增厚、质硬，狭窄伴关闭不全"，术后体温正常，未服抗生素。据述未行

切除主动脉瓣组织培养。

2011 年 5 月再次出现发热，体温 38℃，服阿奇霉素 1 次，2 天后体温降至正常。2011 年 12 月出现发热、寒战，体温最高 38.9℃，伴近期记忆损害及言语不利、口角流涎、双膝酸痛。查血常规正常；5 次血培养均为阴性；超声心动图示"主动脉瓣位生物瓣瓣架表面赘生物形成"。相继予泰能、青霉素交替治疗，仍有低热，疗程 37 天后超声心动图示"赘生物消失"。停用抗生素 1 周后再次发热伴寒战，体温最高 38.6℃，超声心动图又见"主动脉瓣赘生物"。2012 年 3 月右眼颞侧一过性偏盲，高热，体温最高 39℃，伴寒战，我院门诊予口服氟康唑 1.5g qd、米诺环素 50mg bid，5 天后体温正常，总疗程 8 周。停药 1 周后再次高热，体温最高 39.4℃，于 2012 年 5 月收入院。病程中一般情况好，无皮下结节、皮疹及淤斑、腹痛、腰痛等。

否认疫区、畜牧接触史，家族史无特殊。

检查

查体：体温 37.8~39℃，呼吸 22 次/分，脉搏 100 次/分，血压 103/64mmHg；全身皮肤黏膜未见 Janeway 损害、osler 结节等异常；浅表淋巴结无肿大；胸部见手术瘢痕，双肺未及啰音；心界无扩大，心律齐，心尖部闻及 3/6 级收缩期杂音，主动脉瓣第 1、2 听诊区可及 3/6 级收缩期杂音及舒张期叹气样杂音，三尖瓣听诊区闻及 3/6 级收缩期杂音；腹部、四肢无异常；视野右眼颞侧象限盲、左眼鼻侧象限盲，眼底检查未见 Roth 斑。

实验室检查：血常规无异常，血肌酐轻度增高，肝、肾功大致正常，RF 轻度增高（15.3 IU/ml），血沉增快，高敏 C 反应蛋白增高，结核抗体弱阳性；发热入院 48 小时内抽取 8 次血培养全阴性；血清真菌 D-葡萄糖（G 试验）阴性，鹦鹉热衣原体抗体、布氏杆菌凝集试验、嗜肺军团菌抗体、肺炎支原体抗体、隐球菌抗原均为阴性，Q 热 I 相 IgG 抗体效价 1∶3200 倍稀释阳性，II 相 IgG 抗体效价 1∶800 倍稀释阳性。

影像学检查

心电图（ECG）：正常。

经胸超声心动图：主动脉瓣人工生物瓣置换术后，主动脉瓣可见瓣周漏。

经食管超声心动图（TEE）：主动脉瓣瓣周漏，各瓣膜未见赘生物。

治疗经过

2012 年 5 月我院住院期间根据 Q 热血清学检测，诊断为慢性 Q 热，亚急性感染性心内膜炎。予米诺环素 100mg bid+羟氯喹 200mg tid 治疗，体温正常 2 周后出院。一般情况良好，活动不受限。

2012 年 10 月患者开始出现日常活动后胸闷、气短，症状逐渐加重，平地慢走 50 米即有上述症状。2013 年 5 月（随访第 13 个月）平地行走 100 米觉喘憋，查 Q 热立克次体抗体：Ⅰ相 IgG 1：3200 稀释阳性，Ⅱ相 IgG 抗体效价 1：200 倍稀释阳性。超声心动图示"重度主动脉瓣瓣周漏，主动脉瓣中重度狭窄，各瓣膜未见赘生物"。2013 年 5 月 13 日再次入院行"主动脉瓣再次置换术"，术中见"瓣叶尚柔软，人工瓣缝合环在相当于原左冠窦处与主动脉壁脱离 1/3 圆周，瓣环多处慢性炎性肉芽组织，成功植入机械瓣"。术后病理诊断为主动脉瓣人工瓣膜，纤维组织增生，较多炎细胞浸润，伴黏液变性。血清 Q 热Ⅰ相 IgG 抗体效价 1：800 倍稀释阳性。

2013 年 5 月 23 日患者无明显诱因出现意识丧失，ECG 提示Ⅲ度房室传导阻滞，尖端扭转室速，电除颤成功转复，放置人工心脏起搏器。6 月 8 日夜 11 时于睡眠中惊醒，伴头晕、大汗、一过性意识丧失，约 1 分钟后自行缓解，仍有恶心及头晕。头颅 CT 未见新发出血或梗死灶。9 日 16：20 患者再次发作意识丧失，心电监护见尖端扭转室速，QT 间期延长至 500~550ms（图 1），测血 K^+ 3.7mmol/L，经电除颤后恢复起搏心律，予静脉补钾、补镁治疗，血钾维持在 4.5~5.0mmol/L，并停用羟氯喹，改米诺环素、左氧氟沙星和磺胺治疗，未再发生室性心律失常，QT 间期为 0.44s。超声心动图测左室射血分数（LVEF）40%，加用美托洛尔缓释片、贝那普利（洛汀新）及螺内酯等抗心衰治疗。患者无发热，可室内平地行走，于 2013 年 7 月出院。

关于感染性心内膜炎的鉴别诊断

患者起病以反复发热为特点，伴全身非特异性症状，如关节酸痛、乏力、胸闷和气短等，缺乏特异的感染及部位提示。其发热症状持续时间长，且不伴血象升高，故不支持常见细菌、自限性病毒感染相关的发热。这种超过 3 周的未明原因发热（fever of unknown origin，FUO）病因多样，需考虑以下疾病。

自身免疫性疾病：患者除 RF 轻度增高外，并无其他证据支持自身免疫性疾病。

甲状腺功能亢进：患者无心动过速、焦躁易怒、食欲亢进、排便增加等高代谢症候群表现，无眼征，甲状腺无肿大，结合甲状腺功能检查可除外甲状腺功能亢进。

恶性肿瘤：患者除发热及全身非特异症状外，并无其他表现，虽长期患病，但一般状况良好，不支持恶性肿瘤的诊断。

创伤以及药物源性发热：患者无创伤史，未服用特殊药物，发热与药物使用时间上不一致，故创伤及药物源性发热诊断不成立。

结核杆菌感染：患者无明确的结核接触史，无咳嗽、咳痰、消瘦、夜间盗汗等表现，查结核抗体弱阳性之特异性不高，不支持结核诊断。

感染性心内膜炎：该患者除反复发热外，还突出表现为体力活动受限等心功能不全症状，以及突发体循环栓塞，使其初步诊断指向心脏瓣膜感染，可能有赘生物脱落形成栓子导致脑血管栓塞。对于反复不明原因发热的患者，仔细检查指（趾）、眼底和进行心脏听诊，可能会有提示诊断的重要线索。指南推荐在有发热和栓塞的任何患者均应考虑感染性心内膜炎（IE）的可能。该患者血培养为阴性并不能排除 IE 的可能，因在临床中除了由于采血的时机或操作及输送标本的过程不当以外，一些感染的特殊状况，如苛养菌感染、感染灶局限或隐匿，以及多次使用抗生素等，均可导致血培养阴性。2006 年 1 月至 2012 年 6 月北京协和医院确诊的 398 例 IE 患者中，血培养阴性的患者占 14%，而国内其他报道阴性比例可达30% 以上，所以我国血培养阴性的 IE 患者并不少见。从该患者的反复发热和栓塞表现，临床诊断首先怀疑感染性心内膜炎。

超声心动图在 IE 的诊断中起关键作用，其主要诊断依据为赘生物、脓肿、假动脉瘤或心内瘘、瓣膜穿孔或动脉瘤及人工瓣膜新发部分裂隙。该患者 2010 年外院超声心动图提示主动脉瓣二叶式瓣及赘生物形成，根据修订的 Duke 标准，其表现符合一条主要标准，即主动脉瓣赘生物形成，以及四条次要标准，即主动脉瓣二叶瓣、发热、免疫反应以及动脉栓塞，所以感染性心内膜炎诊断成立。

人工瓣膜心内膜炎

患者瓣膜置换术后 10 个月再次发热，症状反复。由于感染病原不确定，经验性试用多种抗菌药物效果不佳，呈现出"用药-体温正常-停药-再次发热"交替往复的现象，且病程中疑有多次脑血管栓塞事件，超声心动图也提示瓣膜赘生物反复出现，入院时（术后近 2年）合并瓣周漏，所以考虑人工瓣膜感染复发，诊断为人工瓣膜心内膜炎（PVE）。从发生时间来看，该患者超过瓣膜置换后 2 个月，属晚发 PVE。不同于早发 PVE（术后 2 个月内）多是由于手术中直接污染或术后血行播散导致；晚发 PVE 的特征类似于自体瓣膜心内膜炎，其炎症特点有：除金葡菌等毒力强的细菌以外，多数病原体侵袭力较弱，瓣周脓肿少，瓣叶受累多，这是因为血小板-纤维蛋白沉积易导致生物瓣退化。该患者病程迁延，超声心动图示生物瓣裂隙及瓣周漏，也符合晚发 PVE 的特点。

关于血培养阴性心内膜炎及 Q 热感染性心内膜炎

文献报道晚发感染性人工瓣膜心内膜炎的病原体以金黄色葡萄球菌和凝固酶阴性葡萄球菌较为多见（合并比例近一半），但也有相当比例患者血培养为阴性（10%～13%）。本例患者多次血培养全阴性的原因考虑是其感染的特殊性，如苛养菌感染以及病程中多次使用抗生素。指南推荐在心内膜炎血培养阴性的患者，需考虑到特殊病原体感染，并及时行血清学检查。一项欧洲多中心研究纳入了 759 例血培养阴性的心内膜炎患者，对其进行血清学和分子生物学检查，476 例患者鉴定出病原体，而其中血清学检测出 Q 热立克次体感染所占比例最

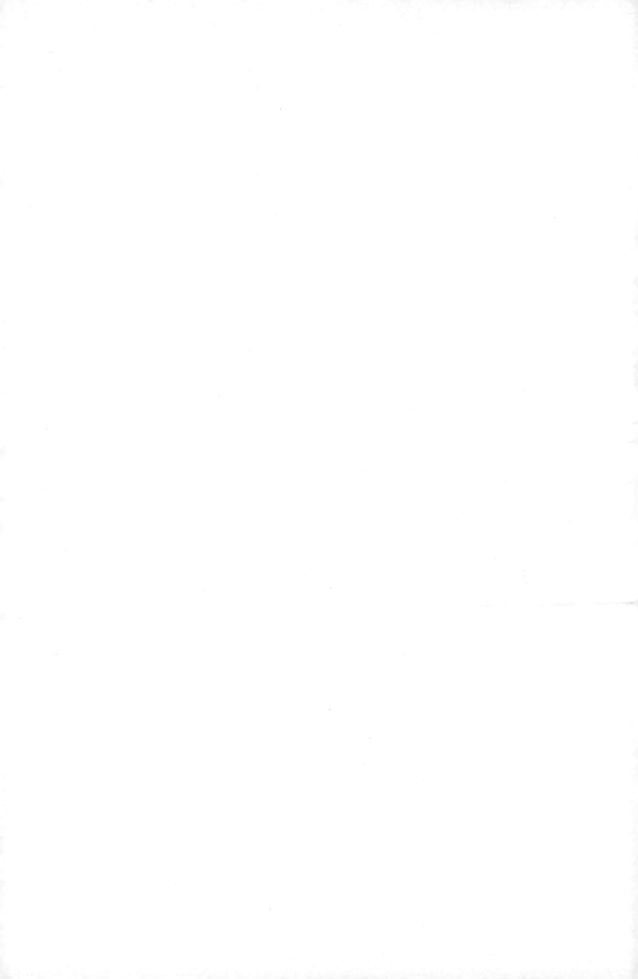

高（48%）。故修订版指南明确指出：对于疑有感染性心内膜炎的患者，在血培养阴性的情况下，应考虑系统的 Q 热立克次体等病原体的血清学检查。该患者查 Q 热 I 相 IgG 抗体效价 1∶3200 倍稀释阳性，符合 Q 热感染性心内膜炎的诊断标准，即免疫荧光法测定 Q 热的 I 相 IgG≥1∶800。I 相 IgG≥1∶800 诊断慢性 Q 热的阳性预测值为 98%，而 I 相 IgG≥1∶1600 阳性预测值达 100%。

Q 热病原体为贝氏柯克斯体，属自然疫源性疾病，是世界范围分布最广的人畜共患病之一。在所有立克次体中，Q 热是唯一除蜱媒传播外，还可通过气溶胶方式使人及动物感染的病原体。Q 热感染可呈急性或慢性病程。急性 Q 热以全身中毒症状如高热、剧烈头痛、恶心呕吐、腹泻等为主要表现，可合并有肺炎、心肌炎及中枢神经系统并发症。而慢性 Q 热则主要表现为心内膜炎（占所有报道病例的 60%~70%）。Q 热心内膜炎的高危因素包括：血培养阴性、瓣膜基础病变、发热（伴或不伴白细胞升高）、免疫缺陷、瓣周漏和多系统受累等；还可表现出炎症反应不突出、赘生物小或缺失等有别于常见病原体心内膜炎的特点，尤其可能造成超声心动图诊断的漏诊。

在我国，临床对于 Q 热心内膜炎的诊断和认识严重不足。而其诊断率低，原因可能在于：对于不典型病原体感染，临床缺乏系统性的诊断和鉴别诊断规范、流程；相关检验的技术手段也有限。一些患者在血培养之前就反反复复经验性广谱抗生素治疗，使得相当一部分患者的诊断变得更为复杂；而 Q 热不属于 39 种我国规定必须上报的传染性疾病，仅有非常有限的研究机构可行血清学检测，所以临床医生对 Q 热的诊断认识和重视程度均较低。未经治疗的 Q 热心内膜炎死亡率估计高达 25%~60%，后果严重。

一旦诊断了 Q 热心内膜炎，治疗上常选用四环素类抗生素如多西环素，联合应用羟氯喹或利福平或环丙沙星。在北京协和医院的 Q 热心内膜炎诊治中，应用米诺环素或多西环素均取得良好效果，其中最长随访时间 4 年 5 个月未复发且抗体滴度达到治愈标准。目前国内外指南均推荐联合应用多西环素加羟氯喹，疗程至少 18 个月，I 相 IgG 效价<1∶200 视为治疗成功。但目前抗体滴度是否能被用作该病是否活动的检测手段还有待定论。本例患者联合应用米诺环素加羟氯喹，应用羟氯喹治疗 Q 热 IE 的原因是其可碱化病原体寄居的吞噬溶酶体的酸性环境，从而有效维持米诺环素的抗菌活性。

关于心力衰竭的思考

患者主动脉瓣人工生物瓣置换术后 2 年，于 2012 年 10 月突发心衰。心力衰竭（HF）是 IE 患者进行换瓣术的指征之一。指南推荐心脏瓣膜病伴慢性心衰 NYHA II 级以上、心脏瓣膜病伴急性心衰以及重度主动脉瓣病变伴晕厥或心绞痛，均需手术置换或修补瓣膜，可提高长期生存率。在 IE 的所有并发症中，HF 的严重程度是预后不良的最关键的预测因素。对于该患者，不做手术预示着心衰恶化及永久性心室功能受损的风险。除非急诊手术，应在人工瓣膜或其他心脏血管内外源性材料置入术前至少 2 周将潜在的感染灶清除，且应在其围术期预防性应用抗菌药物。同时，也有证据表明，即使感染活动，相比于新置入瓣膜再感染的发生率，未控制 HF 的死亡率更高，后果也更为严重，因此 IE 并 HF 患者行手术治疗应相对积极。

患者于 2012~2013 年再次出现心衰症状，超声心动图提示主动脉瓣瓣周漏，心功能Ⅲ级，抗体滴度 1∶3200，显著增高，提示感染持续存在，瓣膜功能的严重受损导致心功能进行性恶化。虽然患者处于活动期 IE（标准抗感染治疗周期未完成），且为二次手术，手术难度和风险将大大提高，但此时积极抗感染治疗效果不佳，予利尿等内科治疗已难以控制心功能的恶化，且患者已发生多次栓塞，故考虑行再次换瓣手术。

关于阿-斯综合征

患者术后出现阿-斯综合征，可能的原因有：心衰加重、低钾血症、心肌损伤以及药物副作用等等。心衰患者由于心脏重塑及神经-内分泌活化，可致心律失常发生率增加或心律失常病情的加重，但该患者术后一般状况良好，左室射血分数尚正常，临床心功能Ⅱ级，没有心衰恶化的证据。发生阿-斯综合征时，心电监测提示Ⅲ度 AVB 和尖端扭转性室速，在安装起搏器后，仍有尖端扭转性室速发生。故我们在积极维持正常血钾浓度、补充血镁，调整起搏心率 70 次/分，寻找引起心肌损伤、药物副作用及可能导致 QTc 延长的原因。

关于羟氯喹引起的心脏毒性作用

羟氯喹最初作为一种较低毒性的氯喹替代药用于疟疾的治疗，目前主要作为抗风湿治疗药物，以及治疗少见的病原体如立克次体感染。其副作用主要有视网膜损伤、神经系统病变、骨骼肌毒性和心脏毒性等。羟氯喹虽能破坏病原寄居的溶酶体环境以抑制病原体，但同时也导致溶酶体酶活性下降，易引起代谢物质在心肌细胞和传导细胞中的蓄积。羟氯喹的心脏毒性在病例报道中并不少见，一方面涉及传导系统，如束支阻滞、Ⅲ度房室传导阻滞、Q-T 间期延长及尖端扭转性室速等。另一方面则表现为限制性心肌病，如左室不同程度肥大，收缩功能减低伴心室扩张等。

长期用药和每日高剂量用药（累积剂量>2000g）可使其出现心脏毒性的可能性大为增加。但仍需考虑个体因素，本例患者存在心脏基础病变，且行心脏二次手术，其羟氯喹累积用量为 219g 便出现严重心肌毒性反应。药物引起的心肌病变常被低估，当未能觉察而持续用药则可能导致严重后果，如出现顽固性心衰、恶性心律失常甚至死亡；若能早期停药，心脏受累往往是可逆的，患者则可预后良好。对于羟氯喹不耐受者，可选氟喹诺酮或利福平替代，建议此种情况应在完成双药治疗后服用多西环素终生，否则复发率高。

该患者因长期使用羟氯喹，在没有明确心衰的加重、其他心肌损伤的因素存在的情况下，出现严重心律失常，临床上需要考虑药物的心脏损害，故停用羟氯喹，长期使用米诺环素。2016 年 5 月随诊，患者无不适，平地活动不受限，可以爬 5 层楼，体温一直正常，复查超声心动图示人工机械瓣功能正常，心脏大小正常，LVEF 60%。

本例患者诊治策略的思考

对于反复未明原因发热，应考虑感染性心内膜炎的可能。多次血培养阴性并不能排除心内膜炎，而应考虑到特殊感染，尤其当存在瓣膜基础病变、发热（伴或不伴白细胞升高）、免疫缺陷、瓣周漏和多系统受累情况时，需常规进行 Q 热血清学方面检查。心衰的加重是 IE 患者预后不良的最关键的预测因素，也是其进行瓣膜置换术的指征之一，IE 并 HF 患者行手术治疗的时机应综合考虑。患者术后出现阿-斯综合征，除常规考虑心衰加重、低钾、心肌损伤以外，还应考虑药物副作用。在治疗感染性疾病中，除本例提及的羟氯喹以外，多种抗生素有心脏毒性作用，可使 Q-T 间期延长，如氯喹、奎尼丁等抗疟药、唑类抗真菌药、氟喹诺酮类、大环内酯类抗生素等等，在临床应用时需特别关注，出现症状时及早停药，以免发生严重后果。

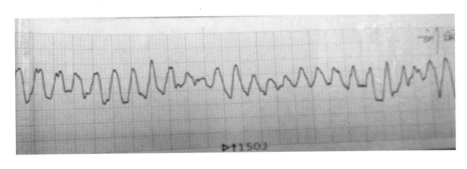

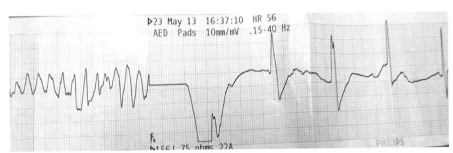

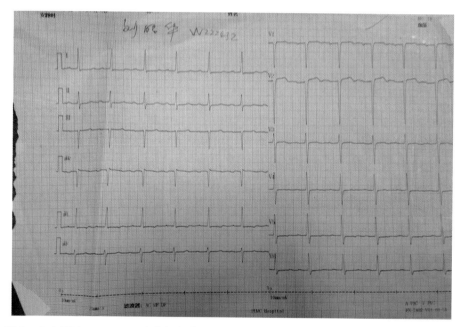

图1 心电图示 2013-6-8 日发作短暂意识丧失，伴恶心、大汗、心悸，1 分钟后自行缓解。QT
间期延长至 500~550ms

参 考 文 献

1. Gilbert Habib, Patrizio Lancellotti, Manuel J. Antunes, et al. 2015 ESC Guidelines for the management of infec-
   tive endocarditis. [J]. European Heart Journal Nov, 2015, 36 (44) 3075-3128.

2. 中华医学会心血管病学分会, 中华心血管病杂志编辑委员会. 中国心力衰竭诊断和治疗指南 2014 [J].
   中华心血管病杂志, 2014, 42 (2)：98-122.

3. Arnold S. Bayer, Ann F. Bolger, Kathryn A. Taubert, et al. Diagnosis and Management of Infective
   Endocarditis and Its Complications. Circulation. [J]. 1998, 98：2936-2948.

4. Pierre-Edouard Fournier, Franck Thuny, Herve Richet, et al. Comprehensive Diagnostic Strategy for Blood Cul-
   ture-Negative Endocarditis：A Prospective Study of 819 New Cases. [J]. Blood Culture-Negative Endocarditis,
   2010, 51：131-140.

5. 俞树荣. 中国 Q 热研究进展 [J]. 中华流行病学杂志, 2000, 21 (6)：456-459.

6. 中华医学会心血管病学分会, 中华心血管病杂志编辑委员会. 成人感染性心内膜炎预防、诊断和治疗专
   家共识. 中华心血管病杂志. 2014, (10), 806-816.

第七章　心　脏　占　位

第一节　急性髓系白血病，心脏粒细胞肉瘤

病例 46　全心衰，心外膜心肌大动脉弥漫浸润性病变

视　点

　　本例为一名66岁的男性患者，以逐渐加重的咳嗽、胸闷和呼吸困难为主要表现，临床表现符合慢性心力衰竭（全心衰）。其突出的影像学特点为心脏和大血管周围明显的软组织浸润、心肌受累造成心脏收缩和舒张功能减低。进一步行钆延迟显像心脏MRI以及PET/CT成像提示软组织位于心外膜和大血管旁，具有高SUV值，同步进行的骨髓活检提示患者为急性髓系白血病（AML-M2型），心外膜活检提示粒细胞肉瘤（髓系肉瘤）。患者接受了2程的化疗达到骨髓完全缓解，心脏和大血管周围粒细胞肉瘤部分缓解，通过治疗延长了其生存期。

病历摘要

　　患者，男，66岁，商人。因反复咳嗽、胸闷伴呼吸困难2个月入院。2个月前出现咳嗽、胸闷，活动后加重，安静坐位减轻，渐进展为夜间阵发呼吸困难和双下肢水肿，尿量减少。就诊当地医院，心电图可见Ⅰ、Ⅱ、aVL、$V_2 \sim V_6$导联T波倒置，血常规、肝肾功能及电解质基本正常。先后转诊多家省级医院，查脑钠肽（BNP）259 pg/ml；超声心动图提示双心房增大，左室舒张末内径（LVEDd）48 mm，左室射血分数（LVEF）49%，中等量心包积液。肺功能基本正常，胸部CT可见双肺散在斑片状及索条状高密度影，肺动脉CTA正

常；PET/CT 可见心脏及大血管周围包膜增厚，局部放射性摄取轻度增高，考虑炎性。予以抗感染、扩支气管等治疗近 1 月，效果欠佳，患者呼吸困难症状进一步加重，遂转诊我院。入院前查肿瘤标志物 CEA、NSE、Cyfra211 均阴性；PPD 试验阴性，TB-SPOT 52；ANA 18 项＋ANCA 均阴性；甲功正常；N 末端脑钠肽前体（NT-proBNP）2202 pg/ml，BNP 319 ng/L，肘静脉压 22 cmH$_2$O。发病以来睡眠较差，体重无明显变化。

既往：诊断慢性支气管炎 20 年，未规范诊治；发现高血压 10 余年，BPmax 150/95 mmHg，曾使用硝苯地平降压，1 年前因血压低未再服用。否认到过疫区，否认明确毒物接触史，否认烟酒嗜好。

检查

查体：体温 36.9 ℃，血压 110/65 mmHg，心率 76 次/分。口唇略发绀，颈静脉怒张，肝颈静脉回流征（+）。心脏相对浊音界增大，心律齐，各瓣膜听诊区未闻及杂音。腹软，肝肋下 2 cm、脾不大。双下肢轻度可凹性水肿。

实验室检查：血常规：WBC 3.15×10^9/L，Neu 33.4%，LY 54.9%，Mon 9.8%，Hb 128 g/L，PLT 91×10^9/L；尿常规正常，电解质正常，血肌酐 85 μmol/L，ALT 18 U/L。肌酸激酶及肌钙蛋白正常。三酰甘油 1.05 mmol/L，总胆固醇 3.39 mmol/L，低密度脂蛋白胆固醇 1.84 mmol/L。免疫球蛋白以及免疫固定电泳正常，复查 NT-proBNP 2894 pg/ml。IgG 亚类（含 IgG4）水平正常。

影像学检查

心电图（图 1）：Ⅰ、Ⅱ、aVL、V2~6 导联 T 波倒置，无动态变化。

超声心动图（图 2）：左室及双房轻度增大，左室舒张末内径 59 mm，左室收缩末内径 44 mm，LVEF 50%（单平面），室间隔运动减低，右室壁基部、房室沟、右房侧壁及顶部大量软组织增厚僵硬，考虑心外膜下心肌受累性病变，中等量心包积液。经二尖瓣血流多普勒和二尖瓣环组织多普勒检查计算 E/E′＝18.4，提示限制性舒张功能减低（图 3）。

钆增强心脏磁共振（CMR，图 4）：常规心脏磁共振序列无法区分心肌与浸润软组织，但是延迟的钆增强心肌磁共振显像可以明显地区别出心肌组织和心肌外软组织。心肌组织相对较薄，左右心室收缩功能减低，中等量心包积液及胸腔积液。

重建的 PET/CT 显像（图 5）：^{18}F 氟代脱氧葡萄糖（FDG）PET/CT 检查提示：心脏及大动脉周围可见高 FDG 摄取的软组织，其代谢活性明显升高，但分布及代谢活性升高程度不均一。软组织的即刻 SUV 最大值为 4.7，2 小时延迟显像 SUV 最大值为 6.5。

骨髓活检（图 6）：患者入院后考虑血液系统疾病累及心外膜，同时出现外周血 WBC 水平进行性升高至 31.46×10^9/L，出现未染色大细胞（60%）。骨髓活检提示：骨髓增生明显

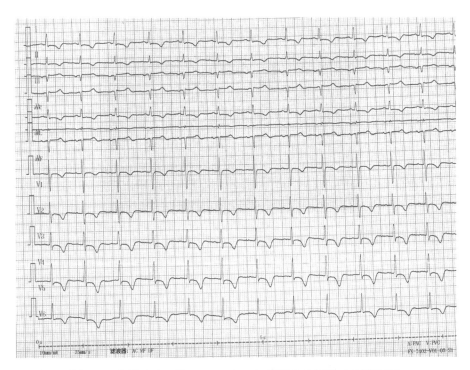

图 1　心电图示 I 、II 、aVL、$V_2 \sim V_6$ 导联 T 波倒置（呈持续性）

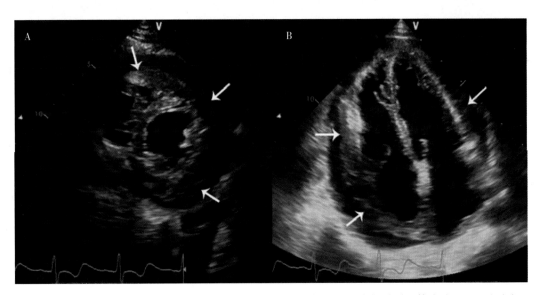

图 2　超声心动图：整体心脏在脏层心包下存在大量软组织不均匀增厚（箭头处）。A. 左室短轴切面；B. 心尖四腔心切面

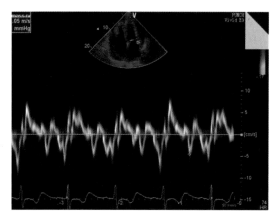

图 3　超声心动图提示经二尖瓣血流 E 峰流速为 0.92m/s，组织多普勒 E′为 0.05m/s，因此计算的 E/E′=18.4

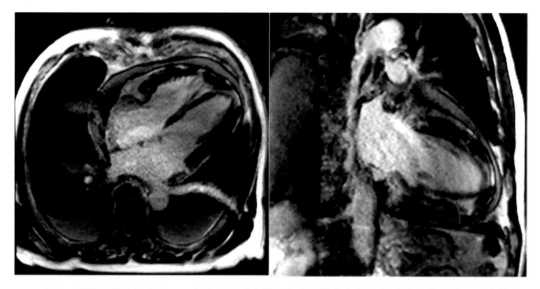

图 4　延迟钆增强的心脏 MRI 显像示正常心肌组织与浸润软组织之间清晰的分界线（红色箭头处）。A. 四腔心；B. 左室两腔心

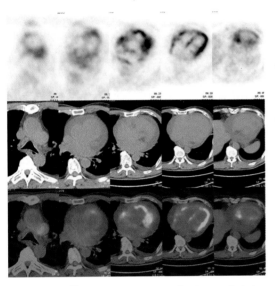

图 5　^{18}F-FDG-PET/CT 检查提示：心脏及大动脉周围可见 FDG 高摄取的软组织，其代谢活性明显升高，分布及代谢活性升高程度不均一

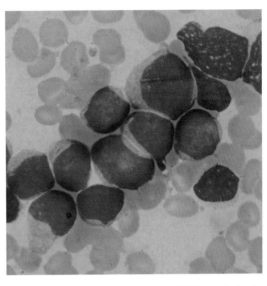

图 6　骨髓涂片示增生的原始粒细胞中可见 Auer's 小体

活跃，粒系增生以原始细胞增生为主，占 70%，可见 Auer's 小体，POX 染色 5%。免疫组化结果：CD15（+），CD20（散在+），CD235a（+），CD3（散在+），CD79a（散在+），MPO（+），UCHL-1（散在+）。符合急性髓系白血病（AML-M2）诊断。

心外膜活检（图 7）：患者入院后接受了开胸心外膜软组织活检：术中可见心包中约 300 ml 血性心包积液，心脏表面可见黄白色质地坚韧组织，弥漫覆盖心脏、腔静脉及大动脉，与心肌界限不清，心脏运动受限。

心外膜软组织病理（图 8）：（心包）纤维脂肪组织，一侧见小片状恶性肿瘤组织；（右心室表面、心耳）小细胞性恶性肿瘤，结合免疫组化，符合髓系肉瘤。免疫组化：阳性：MPO，Vimentin；部分阳性：CD34。

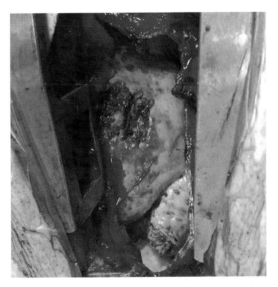

图 7　心外膜活检：可见心脏表面的黄白色软组织，与心肌界限不清

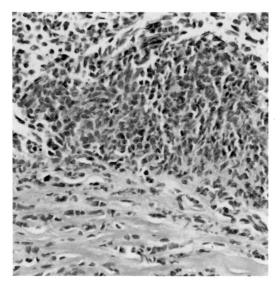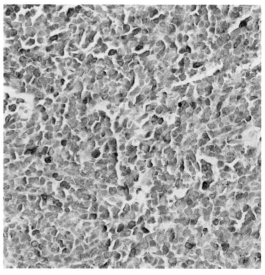

图 8　心外膜病理：纤维组织中见小细胞性恶性肿瘤浸润，瘤细胞胞质少、核不规则、分裂象易见；髓过氧化物酶（MPO）染色阳性

治疗经过

入院后予以利尿剂减少水负荷，同时加用小剂量 ACEI/ARB、β 受体阻断剂以及螺内酯抗心衰治疗，经明确诊断为急性髓系白血病（AML-M2）及髓系肉瘤（Myeloid sarcoma）后，转入血液科病房进行整体化疗评估。由于患者年龄较大，心功能不全，白血病化疗药物对心脏本身有毒副作用，因此存在治疗矛盾和极大风险。经由全院内科大查房以及与患者本人及家属充分交流沟通，患者接受了全身化疗并最终耐受了长达 50 余日的严重骨髓抑制和感染期，6 个月和 9 个月随访时复查超声心动图、心脏磁共振以及 PET/CT 均提示心脏外髓系肉瘤基本消失，仅有部分残留，心脏功能明显改善，LVEF 恢复至 64%。1 年后患者 AML 复发，治疗无效于确诊 13 个月后去世。

关于心外膜及大血管周围占位性病变的鉴别诊断

患者的临床表现为典型的慢性充血性心力衰竭，影像学检查明确提示心外膜和大血管周围占位性病变，其鉴别诊断应考虑以下几个方面。

血液系统恶性肿瘤：包括淋巴瘤和粒细胞肉瘤以及 Erdheim-Chester Disease（ECD）。淋巴瘤为血液系统实体瘤，常见临床表现为发热、淋巴结肿大、肝脾肿大，可以侵犯多器官，包括皮肤软组织和心包、血管周围软组织。粒细胞肉瘤（或称为髓系肉瘤、绿色瘤）为髓系白血病的异常肿瘤白细胞在局部组织浸润造成的改变，常见于中枢神经系统或眼眶，心脏粒细胞肉瘤较为罕见，国际文献仅有个案报道，在急性髓系白血病患者中患病率<1%。值得注意的是粒细胞肉瘤可以早于白血病出现，亦可与白血病同时或在其之后发生。Erdheim-Chester Disease 是一种罕见的非朗格罕斯组织细胞增生症，由富含脂质的组织细胞浸润各器官造成多系统受累。约 75% 的 ECD 患者有心血管系统受累，表现为心包浸润、心肌肥厚、心房肿物及主动脉旁浸润；96% 的患者有骨骼系统受累，典型表现为长骨（股骨、胫骨、腓骨等）近骨骺区域对称性硬化性骨病，其他表现还包括中枢神经系统受累。结合我院 3 例 ECD 患者的心脏受累情况，本患者临床初步诊断考虑 ECD，但是患者没有骨骼受累为不支持点。以上血液系统疾病造成心脏和大血管受累的疾病，诊断和鉴别诊断主要靠组织病理。

IgG4 相关性疾病：是由 IgG4 相关的淋巴细胞增生导致的多器官浸润受累性疾病。该疾病在 2010 年才正式得到确认命名。临床表现为多器官的肿大似肿瘤表现，自身免疫性胰腺炎，间质性肾炎以及腹膜后纤维化。外周血中可以检测到显著升高的血清 IgG4。该患者无其他器官受累表现，外周血 IgG4 正常，基本可以排除。

结核等特殊感染：慢性结核性心包炎可以造成心包显著增厚，也可以造成继发性血管炎（如多发性大动脉炎）。患者没有既往结核病史，胸部影像学未提示陈旧结核病灶，血沉不快，TB-SPOT 无显著升高，在临床上不支持结核感染。另一方面，影像学检查结果不是典型的结核性心包炎表现，患者的心脏受累部位为心外膜和脏层心包之间而非脏层心包与壁层心包之间，而且大血管受累部位为大血管周围而非大血管壁本身，因此这种浸润性改变的特点不支持结核。

医学影像学的进展对本例患者临床诊断的指导意义

新型医学影像技术在本例患者的诊断过程中具有重要的指导意义。超声心动图虽可明确显示存在心肌的组织浸润，但在区别正常心肌组织和心外膜软组织时，因两者回声相似而无法鉴别。常规心脏磁共振亦因心肌与肿瘤组织的信号相似而无法鉴别。但钆延迟显像技术却可以成功地将两者区分开，同时明确显示肿瘤组织位于心肌和脏层心包之间。此外，我们还应用了共振显像中的细胞外容积（ECV）mapping 和 T_1 mapping 技术，进一步将肿瘤组织区分为外带和内带。其中，外带 ECV 值高而且钆延迟显像显著，提示外带细胞数量少而纤维成分多；内带则 ECV 值低而钆延迟增强不显著，提示内带细胞数量多而纤维成分少。

PET/CT 技术在发现肿瘤方面具有重要的提示意义，但在某些情况下对肿瘤和活跃炎症的鉴别存在一定困难。因此 PET/CT 的应用需要同临床情况相结合。累及心脏和大血管周围组织的疾病并不多，多数是恶性肿瘤，其他少见情况往往可以通过临床情况来确定或排除，所以一旦考虑恶性肿瘤，组织病理检查需要尽早进行。

诊断思路的整体解析

患者是以慢性充血性心力衰竭收入心内科,临床表现既有活动后气短和夜间阵发呼吸困难的左心衰,又有双下肢水肿的右心衰;初步的影像学检查已经提示了心脏和大血管周围存在软组织浸润性改变,但病变的位置和影像学特点不符合结核性心包炎的表现,而是高度提示某种血液系统恶性肿瘤对心外膜和血管周围的侵犯。因此,入院以后诊断思路的两条主线是:①组织病理是诊断和鉴别诊断的金标准,因此需要尽快改善患者的一般情况,使其可以耐受心外膜活检手术;②围绕血液系统肿瘤进行一系列检查,寻找相关证据,尤其是骨髓学检查。值得注意的是,患者此时的外周血 WBC 水平并不高,但是血常规报告已经提示存在未染色大细胞。

虽然骨髓检查提示 AML-M2,但是否能够就此肯定心脏和大血管周围的浸润性占位就是粒细胞肉瘤?在获得组织病理学证据之前,只能根据"一元论"的原则高度怀疑这种可能性,而确诊粒细胞肉瘤只能依靠病理活检。

粒细胞肉瘤累及心脏和大血管的文献复习和单中心经验

2001 年,WHO 肿瘤病理分类提出粒细胞肉瘤(即髓系肉瘤)的概念,分为孤立性(非白血病性)和白血病髓外浸润(白血病性)。粒细胞肉瘤累及心脏和大血管的病例在全世界极为少见,目前共见 20 余篇个案报道,共 25 例患者,其中中位发病年龄为 35 岁(7~72岁),男性为主(21 例,84%)。心脏和大血管受累可以早于、同步于或晚于 AML,受累部位以右心房最多见,其他依次为上腔静脉、肺静脉、室间隔、心包和心室。常见的临床表现为:胸痛、乏力、呼吸困难、上腔静脉阻塞综合征、心律失常、心力衰竭、心脏骤停。

在我院为确诊粒细胞肉瘤累及心脏和大血管的病例共 3 例(含本例患者),均为男性,均以心包或纵隔内大血管旁占位为主要表现。其中 1 例为 42 岁男性,因反复干咳、进行性呼吸困难、咯血、端坐呼吸及轻度胸痛就诊,胸片可见右侧胸腔积液及肺部占位,CT 可见纵隔肿物侵及心肌,包括右心房、降主动脉、右侧肺静脉,PET/CT 可见局部 FDG 摄取增多,SUV 值增高,行心肌活检,免疫组化可见 CD45,CD34,MPO 阳性,诊断为粒细胞肉瘤。组织病理诊断是确诊粒细胞肉瘤的金标准,三例患者均接受了病理活检。粒细胞肉瘤累及心脏和大血管的患者预后不佳,多数在 2 年内死亡,但我院 1 例 32 岁男性患者在接受了两次诱导缓解性化疗后,目前仍长期生存。

本例患者治疗策略的思考

患者存在慢性充血性心力衰竭的情况,因此针对心力衰竭的治疗贯穿于治疗的全过程。

一方面通过利尿减少患者的水钠负荷；另一方面逐渐增加 ACEI/ARB 和 β 受体阻断剂的剂量，抑制患者的心肌重构。

但是患者心力衰竭的原因是心脏外恶性肿瘤的浸润，因此原发病的治疗至关重要。由于全世界的相关疾病仅为个案报道，因此治疗方案的选择无任何循证医学证据的支持，只能通过学习相关文献和我院以往的治疗经验，综合考虑患者的全面情况，为患者制定个体化的治疗方案。

本例患者的治疗难点在于：①患者存在心力衰竭，一般情况较差，本身属于化疗的高危患者，而且患者的心功能是否能够耐受化疗过程中的液体水化也是导致治疗难度增加的重要原因，尤其是肿瘤细胞开始大量坏死产生毒素时；②患者刚刚接受了开胸心外膜活检，立即化疗有可能影响伤口愈合，一般建议至少在手术一个月以后再进行化疗；③常用的白血病化疗药物为蒽环类抗肿瘤药，如阿霉素、表柔比星、米托蒽醌以及柔红霉素，其经典的副作用就是心脏损害和心力衰竭；④患者的肿瘤细胞从心外膜一直浸润侵犯至心肌组织中，化疗造成肿瘤细胞死亡，是否会导致心肌穿孔、破裂？⑤患者为中老年男性，骨髓自身的造血能力下降，而且已经丧失了骨髓移植的机会，能否耐受化疗造成的严重骨髓抑制？但是如果不治疗，急性白血病将在数周之内造成患者死亡。本例患者的治疗提请了血液、心脏专科查房以及内科大查房，在与患者及家属进行了非常充分的沟通交流以及风险告知之后，治疗小组制定了缜密的方案，避免蒽环类抗肿瘤药，一边水化一边利尿，在骨髓抑制期出现感染性休克时积极进行抗感染治疗。最终患者接受了 2 程的化疗并且达到骨髓完全缓解、心脏和大血管周围部分缓解，生存期达到 13 个月。

参 考 文 献

1. Bakst RL, Tallman MS, Douer D, et al. How I treat extramedullary acute myeloid leukemia. Blood, 2011, 118：3785-3793.

2. Liu PI, Ishimaru T, McGregor DH, et al. Autopsy study of granulocytic sarcoma（chloroma）in patients with myelogenous leukemia, hiroshima-nagasaki 1949-1969. Cancer, 1973, 31：948-955.

3. Makis W, Hickeson M, Derbekyan V. Myeloid sarcoma presenting as an anterior mediastinal mass invading the pericardium：Serial imaging with F-18 FDG PET/CT. Clin nucl med, 2010, 35：706-709.

4. Haroche J, Cluzel P, Toledano D, et al. Images in cardiovascular medicine. Cardiac involvement in Erdheim-Chester disease：magnetic resonance and computed tomographic scan imaging in a monocentric series of 37 patients. Circulation, 2009, 119：e597-598

第二节 肺癌心脏转移

病例 47 ST 段抬高、肺占位、心肌占位

视 点

本例为一 28 岁男性患者，因发热、咳嗽就诊，外院胸片及 CT 提示右肺占位，ECG 示胸导 ST 段持续抬高及病理性 Q 波，无动态演变，心肌酶阴性，冠脉 CTA 提示前降支中段肌桥，心脏彩超及心脏 MRI 提示心脏占位性病变，PET/CT 提示肺部以及心脏可见局部代谢增高影，考虑恶性病变可能性大，经皮肺穿刺活检病理提示为肺鳞癌，综合考虑患者肺癌心脏转移可能性大，遂转呼吸科行化疗。本例提示，对于心电图 ST 段持续性抬高的病例，除了常见原因外，还有心脏肿瘤的少见病因，尽早行相关检查尽早明确诊断并治疗，尽可能使患者获益。

病历摘要

患者，男，28 岁，农民。40 天前无明显诱因出现咳嗽、咳白痰，偶有少许血丝，伴低热，体温最高 37.5℃，无明显呼吸困难、胸痛、盗汗等。就诊外院查心电图提示 aVL、$V_2 \sim V_6$ 导联 ST 段抬高，$V_1 \sim V_3$ 导联 R 波进展不良，$V_5 \sim V_6$ 病理性 Q 波；心肌酶（-）；冠脉 CTA：LAD 中段心肌桥；胸部 CT：右肺上叶可见肿块，长径 8cm；予抗感染治疗效果欠佳，为进一步评估入院。自发病以来，患者一般情况好，体重较前下降 5kg。吸烟史 8 年，平均 10 支/天，余既往史、个人史、婚育及家族史无特殊。

检查

查体：T 37.5℃，R 12 次/分，BP 120/80mmHg，SpO_2 98%，右肺呼吸音稍低，未闻及干湿啰音，心界不大，心率 80 次/分，心律齐，未闻病理性杂音及心包摩擦音，腹软、无压痛，双下肢无水肿。

实验室检查：血常规：WBC 8.44×10⁹/L，NEUT# 5.69×10⁹/L，HGB 124g/L，PLT 251×10⁹/L；尿常规：PRO TRACE；粪便常规+潜血（-）；肝肾功：Alb 33g/L，ALT 10U/L，TBil 10.9μmol/L，DBil 3.2μmol/L，Cr（E）78μmol/L，K⁺ 3.7mmol/L，LD 213U/L；心肌酶：CK 62U/L，CKMB-mass 0.4μg/L，cTnI 0.216μg/L，NT-proBNP 842pg/ml；凝血：PT 13.5s，APTT 43.2s，INR 1.20，D-Dimer 0.67mg/L FEU；ESR 83mm/h，hsCRP 57.25mg/L；SPE、血 IFE、尿 IFE 均（-）；血培养及痰培养（-）；T-SPOT-AB：00FC/10S6MC。

影像学检查

多次心电图均提示 V1~V3 R 波进展不良，Ⅰ、aVL、V₄ Q 波形成，Ⅰ、aVL、V₁~V₅ ST 段抬高，Ⅱ、Ⅲ、aVF ST 段压低。

超声心动图：LVEF 76%，室间隔中下段及左室前壁心肌回声增强，室壁增厚，运动明显减低，考虑心肌受累、心肌占位，少量心包积液；心肌 MRI 提示室间隔、心尖及左室侧壁占位性病变。胸部增强 CT：右肺上叶占位，恶性可能性大，合并阻塞性炎症改变，右肺上叶多发支气管黏液栓，右侧腋间胸膜增厚，纵隔多发淋巴结，部分肿大，心包积液，双侧胸膜增厚；PET/CT：肺部以及心脏可见局部代谢增高影，考虑恶性病变可能性大。

治疗经过

患者入院后仍有间断发热，Tmax 38.5℃，伴轻度畏寒、咳嗽、咳少许白痰，无咯血、胸痛、呼吸困难，对症治疗后症状可逐渐缓解。行 CT 引导下肺部活检，活检病理：肺部纤维组织中可见异型细胞，免疫组化结果显示：ae1/ae3（+），alk-d5f3（肺癌）（-），alk-d5f3（阴性对照）（-），ck7（+），p40（+），p63（+），ttf-1（-），结合免疫组化病变符合鳞癌。经多科会诊及专业组查房，综合考虑患者肺癌心脏转移可能性大，分期为Ⅲb 或Ⅳ期，暂无手术条件，可考虑同步放化疗或化疗，患者遂转当地呼吸科治疗。

关于心电图 ST 段抬高的鉴别诊断

心电图 ST 段和 T 波异常或者 Q 波的形成提示心肌缺血，但是，心肌缺血或梗死患者的 ECG 也可能正常或者改变并不具有特异性，心电图典型心梗表现的患者也可能是非梗死性心肌缺血或非缺血性疾病等其他疾病所致。引起 ST 段抬高心电图表现的疾病较多，需要动态观察心电图变化，并结合患者病史、心肌酶学等其他检查结果，进行进一步的鉴别诊断。

急性心肌梗死

2012 年 ESC/ACCF/AHA/WHF 对于 ST 段抬高的定义是两相邻导联 J 点新发的 ST 段抬高并达到以下标准：除 V₂~V₃ 导联外的其他所有导联 ST 段抬高标准为 ≥0.1mV；V₂~V₃ 导

联使用下列标准：在 <40 岁男性中 ≥0.25mV，在 ≥40 岁男性中 ≥0.2mV，或女性 ≥0.15mV。

ST 段抬高型心肌梗死的心电图表现为 ST 段抬高（或超急性 T 波），随后为 T 波倒置，往往伴随病理性 Q 波的衍变。其中典型改变是 ST 段弓背向上型（圆顶型）抬高，与 T 波连续形成单向曲线。ST 段抬高特征性地局限于与梗死的局部血管区域相一致的导联的解剖性分组。室壁瘤

心肌梗死后 Q 波和 ST 段抬高持续数周或更长时间，与严重的潜在的室壁运动障碍（无运动或运动障碍）强烈相关，提示室壁瘤形成，心电图无动态演变。

冠状动脉血管痉挛：可逆性透壁性心肌缺血（例如由心外膜冠状动脉痉挛引起）可能会造成一过性 ST 段抬高，也被称为变异型心绞痛。根据此类非梗死性缺血的严重程度和持续时间，ST 段抬高可能在几分钟内完全缓解，也可能随后出现持续数小时甚至数天的 T 波倒置。

应激性心肌病：Takotsubo 心肌病，也被称为急性应激性心肌病，其特点是左心室心尖部和中部可逆的室壁运动异常。多发生于绝经后女性，临床表现为胸痛、ST 段抬高和心肌酶升高，与经典的心肌梗死相似。常见的诱因多为严重的情感或生理应激，通常不伴明显的心外膜心肌病变。其可能的病理生理机制尚不明确，但可能与弥漫性冠状动脉痉挛或神经源性心肌损害有关。

急性心包炎：急性心包炎的胸痛常发病突然，吸气或咳嗽时加重，患者取坐位且身体前倾时疼痛强度减轻，查体有时可以发现心包摩擦音。急性心包炎可伴心脏肌钙蛋白 I 等提示心肌损伤的血清生物标志物升高，超声心动图检查通常可以是正常的或者伴有心包积液。急性心包炎的心电图特点是广泛导联 ST 段抬高（通常为弓背向下型）、伴 aVR 和 V1 导联的 ST 段镜像性压低，T 波倒置，QRS 波低电压，无异常 Q 波，无动态演变，常伴窦性心动过速。心电图改变的持续时间也取决于其病因及相关的心肌损伤程度，其 ST 段抬高很少超过 5mm。

早期复极综合征：早期复极的特征是 J 点处的 ST 段抬高，其形态保持正常。早期复极的 ST 段抬高最常见于前壁和侧壁胸导联（$V_3 \sim V_6$），但其他导联也可出现，可能存在 ST 段镜像压低，但限于 aVR 导联。常见于一些健康人，尤其是年轻男性，属正常变异的 ST 段抬高（2~3mm）。没有动态演变，心率较快时不明显，但心率较慢时更明显，与迷走神经张力变化有关。

其他引起 ST 段抬高的原因包括：Brugada 综合征（$V_1 \sim V_3$ ST 段呈下斜型或马鞍型抬高），部分肺栓塞可以引起 $V_1 \sim V_2$ 的 ST 段抬高，高钾血症，高钙血症，低体温，心脏外伤和直流电复律后。

除前述原因外，罕见者为部分心脏肿瘤也可以引起心电图 ST 段抬高。本例患者的 ST 段持续抬高就是由心脏肿瘤引起的。

关于心脏肿瘤的鉴别思路

原发恶性心脏肿瘤的发生率很低，尸检发现率约为 0.01%～0.1%，恶性肿瘤转移累及心脏相对常见，普通人群的尸检发现率为 0.7%～3.5%，恶性肿瘤患者中的发生率可以高达 9.1%。

原发心脏肿瘤包括：黏液瘤，心脏乳头状弹力纤维瘤，横纹肌瘤，纤维瘤，畸胎瘤，错构瘤，脂肪瘤等良性肿瘤，心脏副节瘤可以是良性或者是恶性的。15% 的原发心脏肿瘤是恶性的，其中最常见的是心脏肉瘤，其他恶性心脏肿瘤包括淋巴瘤、浆细胞瘤、滑膜肉瘤和脂肪肉瘤等。

恶性肿瘤心脏转移比原发心脏肿瘤常见，其中恶性黑色素瘤最易累及心脏，其他可能引起心脏受累的恶性肿瘤包括肺癌、乳腺癌、肉瘤、食道癌、肝癌、肾癌、甲状腺癌、白血病等。

心脏肿瘤可以没有任何症状仅常规检查发现，也可以表现一系列症状，其症状通常取决于肿瘤在心脏中所处的位置而和其组织类型无关。个别心脏肿瘤可以直接侵犯心肌从而引起心电图 ST 段抬高等异常表现。明确诊断可以通过心脏彩超、心脏 MRI 和 CT 检查。因为其临床表现可以模拟其他多种疾病，因此诊断的关键在于能够想到心脏肿瘤的可能性从而行相关的检查以尽早确诊。

本例患者治疗策略的思考

本例为一位年轻的男性患者，以发热、咳嗽起病，常规 ECG 发现 ST 段持续抬高，心肌酶正常，胸片提示肺占位，外院曾疑诊心肌缺血，行冠脉 CTA 仅发现心肌桥，我院心脏彩超及 MRI 等证实为心脏肿瘤，综合考虑诊断为肺癌心肌转移，类似情况文献报道极少，虽然罕见，本例依然提示我们，当遇到不能用常见情况解释的心电图 ST 段改变时，要考虑到是否存在少见的心脏肿瘤的可能性，尽早行心脏超声、心肌 MRI 或 CT 等检查，明确病变性质，才能及时给予合适的治疗方案。

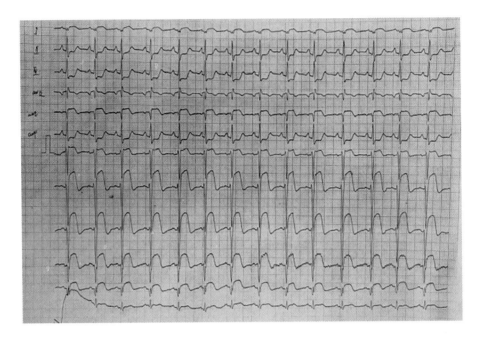

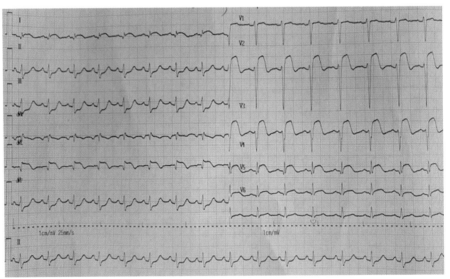

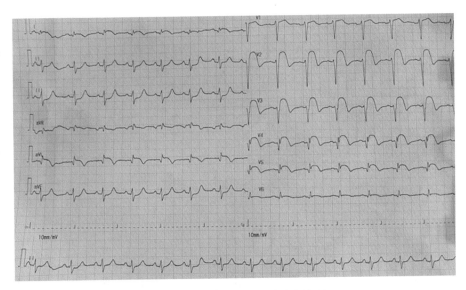

图 1　心电图提示 ST-T 无动态演变

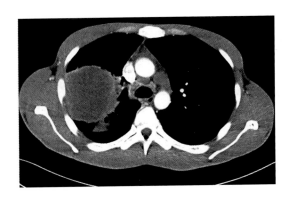

图 2　胸部 CT 提示右肺占位

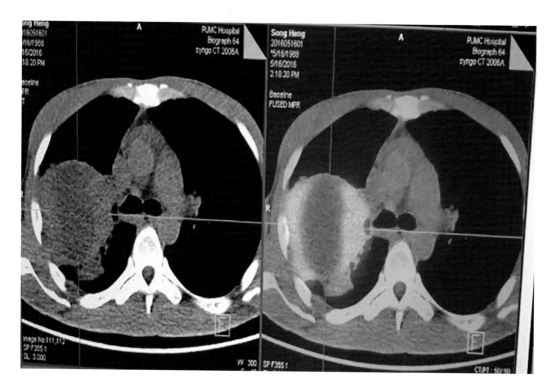

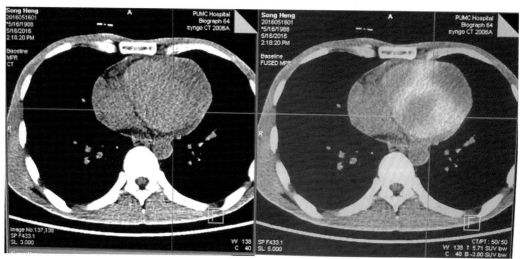

图 3　PET/CT 提示右肺和心脏局部代谢增高影

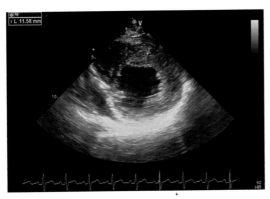
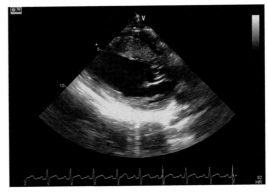

图 4　心脏超声提示室间隔占位性病变

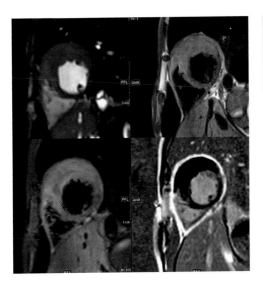
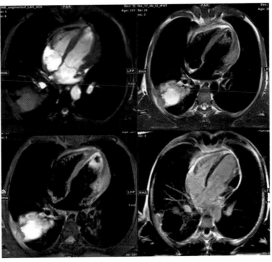

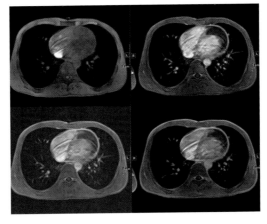

图 5　心肌 MRI 提示室间隔、心尖及左室侧壁占位性病变

参 考 文 献

1. Kim JH, Jung JY, Park Yl, et al. Non-small cell lung cancer initially presenting with intracardiac metastasis. Korean J Intern Med, 2005, 20：86.

2. Simpson L, Kumar SK, Okuno SH, et al. Malignant primary cardiac tumors：review of a single institution experience. Cancer, 2008, 112：2440.

3. Oliveira GH, Al-Kindi SG, Hoimes C, et al. Characteristics and Survival of Malignant Cardiac Tumors：A 40-Year Analysis of>500 Patients. Circulation, 2015, 132：2395.

4. Sosinska-Mielcarek K, Senkus-Konefka E, Jassem J, et al. Cardiac involvement at presentation of non-small-cell lung cancer. J Clin Oncol, 2008, 26：1010.

第八章　其　　他

第一节　Abernethy 综合征

病例 48　低氧血症、杵状指、全心大、门静脉异常

> **视　点**
>
> 　　本例患者突出表现为活动后气短及双下肢水肿，但气短的特征并不符合心力衰竭的表现，气短与水肿的加重和缓解也并不平行。严重的低氧血症与肺外分流的证据提示存在肝肺综合征。尽管肝脏形态学改变符合肝硬化的表现，但肝脏活检结果却不支持肝硬化。心脏显著扩大，但心脏功能正常，经肺动脉导管测量心输出量确诊为高动力循环所致。门脉重建影像提示门静脉及其肝内分支未见显像，符合 Abernethy 综合征的诊断。

病历摘要

　　患者，男，39 岁。因"双下肢水肿 3 年，活动后气短 1 年余"于 2014 年 5 月入院。2011 年 7 月，患者无诱因出现双下肢轻度对称可凹性水肿，当地医院查血常规：血小板 78×10^9/L，余正常；查肝肾功能、血浆白蛋白、凝血功能均"正常"。此后间断复查肝功能，胆红素升高（总胆红素/直接胆红素 59.8/15.3μmol/L），血浆白蛋白下降（24.8g/L），凝血功能异常 PT 16.2s，APTT 47.6s。2012 年 12 月外院查腹部 CT：肝硬化并门脉高压，门静脉主干及其分支纤细，并管腔内血栓，周围海绵样变；超声心动图：左室射血分数 63%，全心增大。2013 年 2 月，出现活动后气短，爬 4 层楼后出现，坐位较重，平卧位减轻，双

下肢水肿同前。2014 年 1 月活动后气短逐渐加重，爬 1~2 层楼、平地行走数百米即感气短，双下肢水肿加重，当地医院间断静脉输注白蛋白、利尿后水肿可明显缓解，但活动后气短仍进行性加重。为进一步诊治收入我院。起病以来患者饮食正常，睡眠不佳，每日一次黄色软便，尿量不少（每日 1500ml 以上），体重下降约 5kg。既往史：1992 年（18 岁）自述外院触诊示"肝大、脾大"，但未行肝脾影像学及血液学检查。1999 年因外伤导致脾破裂，行脾切除术，术后病理不详，术中曾输血。2006 年左右开始出现杵状指。2011 年起每年体检，肝功能、胆红素、血浆白蛋白及血小板均正常。个人史：吸烟 10 年，20 支/天，戒烟 3 年。饮酒 20 年，每月 3 次，每次 1 斤白酒，戒酒 3 年（平均 18g/d）。否认慢性肝病家族史。否认心肌病家族史，否认猝死、晕厥家族史。

体格检查

血压 117/80mmHg，心率 80 次/分，体温 37.0℃，呼吸频率 20 次/分，SpO_2 85%（呼吸空气）。平卧体位，颈静脉无怒张。面色晦暗，慢性肝病面容；口唇发绀；全身皮肤黏膜及巩膜轻度黄染；面部、颈部、前胸可见数个蜘蛛痣（图 1）；手指、足趾呈杵状指（图 2）；双肺未闻及明显干湿啰音；心律齐，各瓣膜听诊区未闻及杂音，肝不大，移动性浊音阴性，双下肢轻度可凹性水肿。

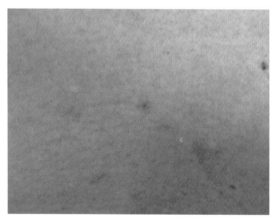

图 1　蜘蛛痣

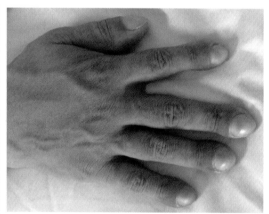

图 2　杵状指

实验室检查

血常规：WBC $5.02×10^9$/L，Hb 150g/L，PLT $85×10^9$/L；尿常规、大便常规+潜血：正常；肝功能血浆白蛋白 29~33g/L，TBil 49.7~68.0μmol/L，DBil 10.2~26.3μmol/L；血肌

酐及电解质正常；凝血：PT 14.6s，APTT 52.6s；血气分析（呼吸空气）：PO_2 38.8mmHg，PCO_2 32.6mmHg，SpO_2 72.0%；卧立位血气（呼吸空气）：卧位 PO_2 49mmHg，立位 PO_2 35mmHg。BNP 74ng/L，NT-proBNP 157 pg/ml。炎症指标：ESR 7mm/h；hsCRP 5.69mg/L；感染相关：HBsAg、乙肝病毒 DNA、HCV、HDV、HEV 抗体、EB 病毒 DNA、巨细胞病毒 DNA 均为正常/阴性；自身免疫相关：抗核抗体（ANA）、抗心磷脂抗体（Acl）、狼疮抗凝物、抗可提取核抗原（ENA）抗体、抗中性粒细胞胞浆抗体（ANCA）、抗 $β_2$-GP1 抗体、自身免疫性肝炎相关抗体、血沉、超敏 C 反应蛋白、血清蛋白电泳、血清免疫固定电泳、血清免疫球蛋白定量、补体均为正常/阴性；肿瘤标志物：AFP、CEA、CA 系列均正常；代谢相关：甲功、血清铁、铜蓝蛋白均正常。

辅助检查

心电图提示左室肥厚（图 3）。**心脏超声**：全心增大，左室舒张末内径 75mm，右室横径 45mm，左房前后径 55mm，右房 57×55mm，主肺动脉增宽 29mm，下腔静脉 13mm，室间隔 8mm，左室后壁 7mm，室壁运动未见异常，LVEF 60%（Teich 法），E/A 1.1，三尖瓣环收缩期位移（TAPSE）35mm，；二、三尖瓣轻度关闭不全，三尖瓣反流速度 2.0m/s；左室顺应性减低；房间隔小缺损可能性大（左向右分流，分流束宽度 3mm）。**心脏 MRI**：全心扩大，收缩功能正常，室间隔基底部可见心脏中膜延迟强化，二尖瓣少量反流。**肺部高分辨 CT**：双肺间质病变；左肺尖肺大疱；心影增大（图 4）。**肝胆胰脾肾超声**：肝回声增粗欠均；双肾实质回声稍增强；双肾囊肿；下腔静脉、肝静脉超声：肝内迂曲较细血管，肝硬化所致门脉纤细不除外。**肺首次通过显像**：双肺多发片状灌注减低，肺外（脑、肾）分流 39%，考虑存在肺右向左分流，可符合肝肺综合征。**对比增强超声心动图**：自外周静脉注入含气泡的氯化钠盐水，可见气泡由右心进入左心（共经过 5 个心动周期），提示肺内分流。**肺动脉造影**：支气管动脉造影未见明显异常；肺动脉造影示肺小动脉分支增宽，肺静脉提前显影，肺动-静脉显影时间明显缩短，肺静脉主干增宽，提示肺内动-静脉分流。**腹部 CT+门脉重建**：肠系膜静脉经侧支静脉汇入左肾静脉；门静脉及其肝内分支、脾静脉未见显示；下腔静脉及其分支、双肾静脉增粗，胃左静脉迂曲增粗，经胃周迂曲血管团，与左肾静脉相通；食管下段、胃周、腹腔多发迂曲血管影；肝形态不规则，考虑肝硬化；肝内、双肾多发囊肿；胆囊及脾脏未见明确显示（图 5）。**间接门静脉造影**：门静脉及分支未见显示，下腔静脉明显增宽，胃底静脉明显曲张，符合门脉高压症。**肝穿病理**：（肝组织）小条肝组织，大部分区域肝索排列拥挤，肝细胞肿胀，可见点状坏死，肝细胞胆汁淤积，汇管区淋巴细胞浸润。**右心漂浮导管测量**：心排出量（CO）20L/min，体循环阻力 4WU，肺血管阻力 0.3WU，肺动脉压力 18/8（14）mmHg，肺毛细血管楔压 8mmHg，右房压力 0~1mmHg，血压 115/72（80）mmHg，上腔静脉 PaO_2 47.6mmHg，右心室 PaO_2 52.6mmHg。符合高动力循环的表现。

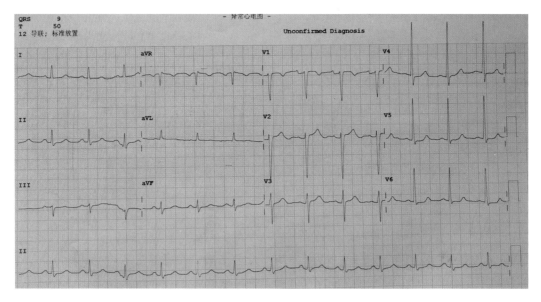

图 3　心电图提示左心室肥厚

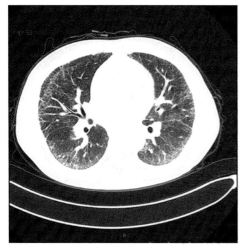

图 4　胸部高分辨 CT 可见肺大疱，心影增大

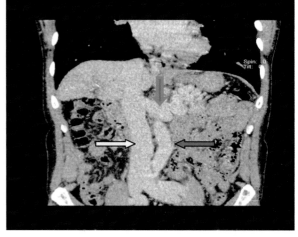

图 5　CT 可见多发性囊肿（红箭：左肾静脉；蓝箭：肠系膜静脉；黄箭：下腔静脉）

气短与低氧血症的鉴别诊断

患者突出表现为气短，血气分析提示严重低氧血症，因此首先需要进行气短与低氧血症的鉴别诊断。气短的原因首先需要考虑心力衰竭与肺部病变，肺高压也是常见引起气短的原因。患者气短的特点有二，其一是平卧减轻，坐位加重，正好与心衰引起的气短特征相反；其二是当双下肢水肿明显缓解后，气短仍进行性加重，此特点也与心衰不符。在结合患者查BNP、NT-proBNP正常，心力衰竭可以排除。超声心动图亦无肺高压提示，因此肺部病变导致的气短可能性大。

造成低氧血症通常有五大机制，包括环境低氧（如空气稀薄地区）、心内分流（例如先天性心脏病）、肺通气功能异常（例如气道梗阻）、肺弥散功能异常（例如弥漫性肺间质病）以及肺通气血流失衡（例如肝肺综合征），当然不同机制可以合并存在。通过血气分析、心脏超声、肺部CT，前四种机制基本排除，结合患者气短"平卧减轻，坐位加重"这一特征性的表现，高度怀疑存在肝肺综合征导致的肺通气血流失衡。根据肝肺综合征的诊断标准，当存在肝脏疾病（门脉高压伴或不伴有肝硬化）时，呼吸空气条件下氧分压<80mmHg或肺泡动脉氧分压梯度≥15mmHg，而且有肺内分流证据（包括对比增强超声心动图左心显影或核素肺灌注扫描脑吸收>6%），本例患者同时符合此3条诊断标准，因此肝肺综合征诊断明确。肺部CT双侧胸膜下血管影明显增粗，增多，部分融合成网格状、片状影，也符合肝肺综合征的影像学改变。

肝硬化的鉴别诊断

患者多次肝脏影像学提示肝脏形态不规则（图6），回声增粗，符合肝硬化的肝脏形态学表现，实验室检查提示低蛋白血症、胆红素双相升高、凝血功能异常等，以及门脉系统影像学提示门脉高压，均符合典型的肝硬化的表现。肝硬化的原因通常包括病毒性（例如肝炎病毒及其他嗜肝病毒）、酒精性、非酒精性脂肪性肝病、化学毒物/药物、心源性、胆汁淤积性、遗传代谢性疾病（例如血色病、Wilson's病）、自身免疫性肝病、血吸虫病及隐源性肝硬化等。本例患者进行了上述病因的实验室筛查，并且完善了肝穿刺活检。肝穿刺活检病理是诊断或排除肝硬化的金标准。本例患者活检提示肝索排列拥挤，肝细胞肿胀，可见点状坏死，肝细胞胆汁淤积，汇管区淋巴细胞浸润，并不支持肝硬化。因此，肝硬化可除外。

本例患者心脏超声及磁共振均提示全心显著增大，首先需要警惕心肌病的可能性。但常用的评估心脏左右室功能的指标包括（因篇幅限制具体数值未列举）：LVEF、二/三尖瓣前向血流E/A比值、二/三尖瓣前向血流E峰速度、二/三尖瓣前向血流A峰速度、二/三尖瓣E峰下降时间、左/右室等容舒张时间、三尖瓣环右室壁E'峰速度、二尖瓣环左室壁E'峰速度、三尖瓣环右室侧壁E/E'、二尖瓣环左室侧壁E/E'、三尖瓣环右室壁A'峰速度、二尖瓣

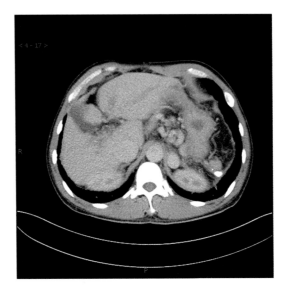

图 7　全心增大的可能原因

环左室壁 A'峰速度、三尖瓣环侧壁 S'峰速度、二尖瓣环侧壁 S'峰速度均未见异常，说明心脏除了增大以外，功能尚未出现显著异常。根据 2008 年 ESC 心肌病的定义，本例不能诊断扩张型、肥厚型、限制型、致心律失常右室心肌病、左室致密化不全及 Tako Tsubo 等任何一种心肌病。结合前述的肝肺综合征，考虑心脏增大和长期持续存在的高动力循环有关。其他引起高动力循环的病理生理情况包括妊娠、甲状腺功能亢进、严重贫血、动静脉瘘、严重心内分流、维生素 B 缺乏等，本例无相应提示。

右心导管测量心输出量明显增加、肺血管及体循环阻力显著下降，符合典型的高排低阻高动力循环的表现，支持临床的判断。有学者总结了 79 例肝硬化患者，其中 12 例存在肝肺综合征，与无肝肺综合征的患者相比，其左室更大 [（53.4±8.0）mm vs（48.1±5.8）mm，$P=0.008$]、左室射血分数更高（60% vs 57%，$P=0.03$）。此外，有学者发现肝硬化且合并肺内分流者，比不合并肺内分流者，心输出量 [（5.68±0.83）L/min vs（4.75±0.76）L/min，$P<0.01$] 及左房 [（45.8±0.54）mm vs（38.7±0.6）mm，$P<0.01$] 均更大，也为本例患者的心脏结构改变提供了证据支持。有学者对 15 例肝硬化接受肝移植患者随访 6~12 个月评估发现，LVEF（73%±5% vs 67%±5%，$P=0.0007$）、心脏指数 [（3.5±0.7）L/（min·m^2）vs（2.9±0.5）L/（min·m^2），$P<0.001$]、左室内径 [（49±6）mm vs（47±5）mm，$P=0.03$]、左房内径 [（44±6）mm vs（41±5）mm，$P=0.04$] 均有恢复，提示肝移植后，相应的血流动力学改变及心脏结构改变是可逆的。

临床思维

无论是低氧血症所致的气短抑或全心增大，均和门脉病变所致的门体分流，令扩血管因子（例如一氧化氮、内毒素、内源性大麻素等）在肝脏的灭活减少，内脏血管床扩张，体循环阻力下降，引起肺内分流和高动力循环心脏负荷增加相关。

由于患者 CT 门脉重建未见门脉肝内分支显示，因此需要警惕 Abernethy 综合征的可能。1793 年，英国伦敦的一名外科医生 John Abernethy 首先描述此类先天性门脉系统与腔静脉系统分流的畸形。门脉可缺如或部分缺如，脾静脉、肠系膜静脉直接汇入下腔静脉，肝脏仅通过侧支供血，可造成肝功能异常、脾功能亢进、门脉高压、肝肺综合征、左心室扩大。可合并肝脏肿瘤，也可合并其他畸形，包括心脏、脾脏、胆道系统、生殖系统畸形。本病分为两型，Ⅰ 型为端-侧分流，门脉完全阙如，女性多见，又分为Ⅰa 型，即脾静脉和肠系膜静脉不汇合，Ⅰb 型即脾静脉和肠系膜静脉汇合；Ⅱ 型为侧-侧分流型，门脉部分缺如，脾静脉通过侧支分流与下腔静脉沟通。对于 Abernethy 综合征造成肝功能异常和门脉高压的患者，Ⅱ 型患者可考虑将门脉和下腔静脉的侧支分流结扎或栓塞，而对于Ⅰ 型患者，只能通过肝脏移植，移植后肝肺综合征及左室扩大均可缓解。

患者曾经接受脾切除手术，需要警惕脾静脉血栓机化再通导致的门脉海绵样变，但是患者肝内门脉未见显示，在脾切除手术前已经有脾大的表现，因此更倾向于先天性的病变。但本例 Abernethy 综合征的确诊需要肝脏移植后的病理检查。

诊治与随访

住院期间给予患者吸氧后气短症状明显好转，SpO$_2$% 92%（鼻导管 5L/min）。建议患者进行肝移植，患者未同意。2014 年 9 月随诊，患者病情平稳。2016 年 7 月 15 日电话随访，日常活动轻度气短，双下肢轻度可凹性水肿，2016 年 7 月 13 日查血常规 WBC 3.82×10^9/L，Hb 153g/L，PLT 61×10^9/L；肝功能：ALB 28.4g/L，ALT 22U/L，AST 44U/L，TBIL 83.7μmol/L，DBIL 28.5μmol/L；凝血功能：PT 17.2 秒，APTT 58.7 秒；心脏超声：左房 40mm，左室 63mm，右室横径 30mm，右房横径 38mm，LVEF 63%，E/A<1。

第二节　肺静脉狭窄

病例 49　射频消融术后呼吸困难、肺高压

> ### 视　点
>
> 　　本例为一 43 岁的男性患者，以活动后气短 2 个月，加重 2 周为表现入院，根据超声心动图诊断为肺高压，结合既往房颤消融病史并排除其他常见肺高压病因，考虑肺静脉狭窄不除外，行左房及肺静脉 CTV 进一步确诊。在房颤射频消融术 3~12 个月内出现呼吸困难、肺栓塞相关表现或不明原因肺高压时应警惕肺静脉狭窄，尽早完善左房 CTV 明确诊断。

病历摘要

　　患者，男性，43 岁，因"活动后气短 2 个月，加重 2 周"于 2015 年 5 月 16 日入院。2015 年 6 月初，患者出现活动后气短，平地步行 1000 米或上 2 层楼即感气短出现，伴咳嗽，咯少量白色泡沫痰，未诊治。2015 年 7 月中旬气短及咳嗽症状逐渐加重，平地步行 200 米或上 1 层楼即喘憋，以干咳为主，间断咯少量白色泡沫痰，夜间可平卧，无夜间憋醒，无胸痛、心悸、双下肢水肿；无发热、咯血，就诊于我院门诊，查血气分析（自然状态）：pH 7.43，PCO_2 39.4mmHg，PO_2 65.3mmHg，$CHCO_3^-$（P）c 24.6mmol/L，cLac 1.6mmol/L；血常规：WBC 8.14×10^9/L，NEUT% 80.7%，Hb 156g/L，PLT 289×10^9/L；肝肾功：ALT 14U/L，Cr（E）79μmol/L；感染 4 项：阴性；凝血：PT 12.1s，APTT 31.1s，Fbg 4.16g/L，D-Dimer 1.12mg/L FEU；ECG：电轴右偏，Ⅱ、Ⅲ、aVF、V_1~V_3 导联 T 波倒置；心肌酶：CK 48U/L，CKMB-mass 0.6μg/L，cTnI 0.084μg/L，Myo 28μg/L；NT-proBNP 340pg/ml。超声心动（2015-7-21）：右心扩大（RA 49mm×52mm，RV 43mm×30mm），右室肥厚（室壁厚度 6mm），三尖瓣轻度关闭不全，重度肺高压（PSAP 75mmHg），LVEF 76%。为进一步诊治入院。

　　既往：诊断胃食管反流病 15 年，间断口服奥美拉唑，近期无反酸、胃灼热。发现血脂

升高 10 年，目前口服立普妥降脂，血脂控制可。查体发现高血压 7 年，血压最高 180/120mmHg，目前口服氯沙坦、苯磺酸氟氯地平、比索洛尔，血压控制可。诊为 2 型糖尿病 5 年，目前口服西格列汀、二甲双胍，血糖控制可。2 年前（2013 年）出现阵发性房颤，2015 年 2 月初于外院就诊，行超声心动图：主肺动脉轻度增宽（33mm），行双侧肺静脉大环线性消融术，过程顺利，术后为窦性心律。术后口服达比加群 110mg bid 及普罗帕酮 3 个月（2015-5 停药）。消融术后未再发生心悸不适，每月均复查 Holter，均未为窦性心律，未见房颤复发。吸烟 20 年，20 支/天，已戒 4 年。饮酒 15 年，500g/d 白酒，已戒半年。无长期服药史。无心血管病家族史。

检查

查体：T36℃，P 78bpm，Bp116/85mmHg，SpO$_2$ 92%（@3L/min）。颈静脉无怒张，肝颈静脉回流征（−）；双肺呼吸音清；心律齐，P2 亢进，未及心脏杂音；肝脾肋下未触及，移浊（−）；四肢无水肿。

实验室检查：血常规、尿常规+沉渣、便常规+OB 未见异常；肝肾功能正常；血脂：胆固醇 3.05 mmol/L，三酰甘油 1.83mmol/L，高密度脂蛋白胆固醇 1.03 mmol/L，低密度脂蛋白胆固醇 1.79 mmol/L；HbA1c 5.4%；甲状腺功能（−）；腹部超声未见异常；NT-proBNP 83pg/ml，BNP 23ng/L；6 分钟步行距离 450 米；肺功能：FEV1 % 70.2%，FEV1 %/FVC % 71.23%，DLCO% 59.7%。

影像学检查：肺通气/灌注显像：左肺几乎无血流灌注，通气功能正常，考虑非血栓因素所致的肺动脉狭窄或先天血管变异可能，肺栓塞尚不能除外，建议 CTPA；肺动脉高压。CTPA：左上叶尖段、左下叶内、前、外段肺动脉可见多发充盈缺损，肺栓塞可能；左肺多发结节影；双肺多发淡片索影；纵隔内多发淋巴结；心影饱满；双侧胸膜增厚；左侧胸腔内少量积液。双下肢深静脉彩超未见血栓。经食管超声心动图：右心增大；左右心房、左心耳内未见明确血栓回声，房、室间隔未见分流，各瓣膜未见赘生物，三尖瓣见少量反流束。炎症指标：查 ESR 1mm/h，hsCRP 6.06mg/L，ACE < 12U/L。自身免疫病方面：ANA、ANCA、RA、APL（−）；颈、椎动脉彩超：左侧颈总动脉分叉处动脉粥样硬化斑块形成，锁骨下动脉彩超：双侧锁骨下动脉未见明显异常。易栓症方面：易栓 4 项（−）。慢性感染方面：TB-SPOT. TB：（−）。肿瘤方面：肿瘤指标除 NSE 24.6ng/ml，余（−）；胸部 CT 平扫：双肺多发斑片结节影，定期随诊；双肺下叶胸膜下索条磨玻璃影；纵隔多发淋巴结，部分增大；肺动脉高压；双侧胸腔少许积液；双侧胸膜局限性增厚；甲状腺及颈部淋巴结超声：未见明显异常；泌尿系超声：前列腺增大伴钙化。行左房 CTV，结果示左上肺静脉及左下肺静脉闭塞可能性大。

治疗经过

加用华法林 3mg qd 口服抗凝，同时重叠伊诺肝素 6000IU 皮下注射 Q12h，INR 达到 2 以上后停用低分子肝素，继续华法林抗凝，维持 INR 2~3。向患者及家属解释诊断，建议患者行肺静脉造影及介入治疗，患者出院前往外院行肺静脉支架置入术。

关于肺高压的鉴别诊断

患者中年男性，主要表现为活动后气短并进行性加重，病程 2 个月，查体：SpO₂ 92%（@ 吸氧 2L/min），颈静脉怒张，双肺听诊清，心界不大，P2 亢进，双下肢不肿。既往高血压、糖尿病、高脂血症、阵发房颤消融术后、胃食管反流病，长期吸烟饮酒史。超声心动示重度肺高压。结合患者上述临床表现及超声心动图结果，考虑肺高压诊断较明确。

肺高压的分类及病因方面，根据 2013 年 Nice 标准，肺高压可分为五大类：①肺动脉高压；②左心疾病相关性肺高压；③肺部疾病/低氧相关性肺高压；④慢性血栓栓塞性肺高压；⑤其他原因所致肺高压。其中第 1 类肺动脉高压的诊断标准除了右心漂浮导管证实肺动脉压力≥25mmHg 之外，还需满足肺毛细血管楔压≤15mmHg 及肺动脉阻力>30 mmHg，并依据病因又分为特发性、遗传性、药物/毒物相关性、疾病相关性（如先天性心脏病、结缔组织病、艾滋病、门脉高压、血吸虫病等）及肺静脉闭塞性疾病和或肺毛细血管扩张症等。

本例患者的超声心动图结果不支持左心疾病相关肺高压，也无明确分流性先天性心脏病证据。患者既往无明确肺部疾病病史，肺部听诊未及杂音，可行肺部 CT 及肺功能进一步排除肺部疾病相关肺高压。患者 3 个月之前外院超声心动肺动脉压力正常，短期内新发肺高压，结合患者既往房颤，CHAS2D2-VASc 评分 2 分，应警惕肺血栓栓塞引起肺高压，应行 CTPA 及 V/Q 显像进一步明确诊断。患者青年男性，临床上无自身免疫病相关全身表现，可筛查炎症及免疫指标、血管超声等进一步排除结缔组织病及血管炎。患者房颤消融术后出现肺高压，还应警惕消融术后并发症——肺静脉狭窄，但近年来随着消融术式的改良，此类并发症已属少见，可行左房及肺静脉 CTV 进一步明确。患者无肝硬化、肝脾大等临床表现，不支持门脉高压相关肺高压，可进一步行腹部超声除外。患者无药物、毒物接触史、HIV（-），不支持上述因素引起的肺高压，患者无血液病相关临床表现，查体肝脾不大，血常规未见异常，目前无血液病证据，暂不考虑。此外入院后可进一步完善检查排除等其他少见疾病相关肺高压。如经完善相关检查，排除上述已知病因引起的肺高压及家族性肺动脉高压，方可考虑诊断特发性肺动脉高压。此外入院后可行 6 分钟步行距离及脑钠肽等指标进一步对肺高压的功能分级进行评估。

肺栓塞的原因

原发肺动脉血栓形成：肺静脉狭窄本身即可引起肺动脉高压，可继发肺血栓栓塞。此外，累及肺动脉的血管炎可于肺动脉原位形成血栓。

心房血栓脱落患者：虽有阵发房颤病史，CHA2DS2-VASc 评分为 2 分，但经消融治疗后多次 Holter 未见房颤复发，且消融术后曾抗凝治疗 3 个月。此外文献报道，房颤患者右房血栓的发生率显著低于左房血栓，右房血栓脱落致肺栓塞的风险较低。而患者亦无分流性疾病，无反常栓塞证据，因而发生心房血栓脱落造成肺栓塞的风险较低。

下肢深静脉血栓脱落：患者青年男性，无近期下肢制动史，本例 TEE 及下肢深静脉均未见血栓，虽然存在血栓脱落造成检查结果假阴性的可能，但此种可能性较低。

易栓高凝倾向：肿瘤、慢性炎症、自身免疫病、易栓症及其他出凝血疾病等均可导致高凝倾向，形成血栓，但患者病史及实验室检查均未发现高凝易栓疾病，目前无相关证据。

关于成人肺静脉狭窄

成人肺静脉狭窄主要继发于房颤消融术后。本例患者消融术前超声心动图未见明确异常，消融术后 4 个月出现活动后气短、肺高压，结合 CTV 结果，考虑房颤消融术后并发肺静脉狭窄的诊断较明确。患者 V/Q 显像结果与 CTV 的左上、下肺静脉闭塞程度亦相匹配。肺静脉狭窄可继发肺静脉血栓形成，因而可出现血栓脱落造成肺栓塞（肺静脉血栓脱落造成肺栓塞？）。肺静脉狭窄本身即可引起肺动脉高压，继发肺血栓栓塞后可进一步加重肺高压。心房颤动射频消融术后肺静脉狭窄的临床表现常不典型，多于消融术后 3~12 个月起病，可表现为进行性呼吸困难（83%）、咳嗽（39%）、咯血（13%）及胸痛（26%）等，上述症状的严重程度往往与受累静脉血管数目及血管狭窄程度呈正相关。由于肺静脉狭窄发生隐匿，症状不典型，往往为临床医生忽视甚至误诊。部分患者病情可迅速进展，严重者可导致肺静脉闭塞或危及生命。肺静脉狭窄的发生风险与房颤消融部位有关。早期采用肺静脉内点状消融，术后肺静脉狭窄的发生率高达 4%~42%，而近年来随着房颤术式改为肺静脉前庭消融后，该并发症的发生率已明显降低（1%~8%）。此外，肺静脉狭窄的发生还与消融能量过大、放电时间过长及消融肺静脉直径过小等因素有关。近年来开展了房颤冷冻消融技术，据报道术后肺静脉狭窄的发生率为 0~3.6%，随着该技术的进一步成熟，或可进一步降低肺静脉狭窄的发生风险。

关于肺静脉狭窄的治疗策略

对于有症状或严重肺静脉狭窄（狭窄 ≥75%），除持续抗凝预防肺静脉血栓形成之外，通常需要进行介入治疗以缓解狭窄。早期诊断并积极有效治疗心房颤动射频消融术后肺静脉狭窄有重要意义。随着肺静脉狭窄病程的进展，一方面加重患者肺淤血和心力衰竭（临床心衰表现），并导致进展性肺高压造成预后不良；另一方面，部分病例在病程后期可出现肺静脉闭塞，肺-腔静脉广泛侧支开放，使介入治疗极为困难，预后不佳。对于肺静脉的介入治疗，早期主要为球囊扩张治疗，术后虽患者的症状可即刻解除，但随访过程中再狭窄的发生率很高。近年开展了支架置入术治疗肺静脉狭窄，但术后再狭窄的发生率仍在 23%～57%。研究表明，大直径支架可降低支架内再狭窄的发生率，植入直径 ≥10 mm 的支架可降低再狭窄的发生率。此外，介入时机也与再狭窄的发生风险相关，病程越长则支架置入后再狭窄的发生率越高。本例患者房颤消融术后并发严重肺静脉狭窄，应尽早行介入治疗，以期改善预后。

本例患者诊治策略的思考

本例提示，对于房颤射频消融术 3~12 个月内出现呼吸困难、肺栓塞相关表现或不明原因肺高压时应警惕肺静脉狭窄，尽早完善左房 CTV 明确诊断。对房颤消融患者应加强术后随访，及早识别及处理这一严重并发症，以期改善患者预后。

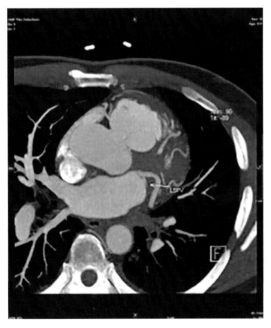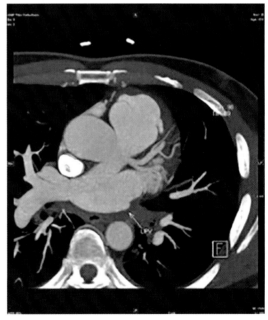

图 1　左房增强 CT

注：左上肺静脉（LSPV）及左下肺静脉（LIPV）闭塞（箭头）

参 考 文 献

Simonneau G, Gatzoulis MA, Adatia I, et al. Updated clinical classification of pulmonary hypertension. J Am Coll Cardiol, 2013, 62 (25 Suppl)：34-41.

第三节　抗栓治疗后弥漫性肺泡出血

病例50　介入术后、肺部浸润性病变

> ### 视 点
>
> 　　本例为一71岁的女性患者，因反复胸痛发作收入CCU病房，根据心电图和心肌酶的动态改变诊断为急性非ST段抬高心肌梗死，冠脉造影提示左主干+三支病变，建议冠状动脉旁路移植（CABG）治疗，给予常规的抗凝和抗血小板治疗，无咯血。入院第四天患者于静息状态再发心前区疼痛，呼吸困难，指氧迅速下降SpO$_2$100%→90%（NC 5L/min），急查血常规见Hb进行性下降，由入院112降至83g/L，胸片及胸部CT提示左肺为主的浸润性病变，考虑左心功能不全合并抗栓相关弥漫性肺泡出血不除外，停用除阿司匹林外的抗栓药物，输血，给予糖皮质激素，患者憋气好转，血氧和Hb稳定，复查胸部CT双肺浸润性病变减轻。患者仍频繁发作心绞痛，外科拒绝行CABG，在严密监测Hb和胸部CT情况下，逐渐恢复波立维应用，并于入院后1月行LM+LAD支架置入，术中应用比伐卢定抗凝，术后患者心绞痛明显缓解，可室内活动，Hb93G/L，胸部CT提示浸润性病变较前减轻，糖皮质激素规律减量中。本例提示，抗栓治疗中出现喘憋加重，血氧下降，肺部提示浸润性病变，合并短期内无其他原因可解释Hb下降，尤其合并咯血时，应警惕弥漫性肺泡出血可能，低体重和合并心功能不全的患者为好发人群。鉴别诊断包括肺水肿和肺部感染。对于合并肺泡出血和冠状动脉严重病变的患者，在规律治疗肺泡出血和密切监测Hb、血氧和胸部CT的基础上，谨慎调整抗栓药物为进一步介入治疗创造条件是可行的

病历摘要

　　患者，女，71岁。因间断胸痛1月余，加重4日入院。患者自2014年2月底间断出现活动或饱餐后心前区闷痛，向左上臂放射，持续10~30min不等，休息后可缓解，每日发作

数次。4 月 10 日患者休息时再次发作类似症状，入我院急诊，考虑冠心病，急性冠状动脉综合征收入病房。既往史：2007 年有双下肢水肿，外院考虑为"肾炎"，曾服用激素治疗（具体不详）。2009 年因股骨头坏死（考虑激素相关）在外院行"双侧股骨头置换术"。否认高血压、糖尿病、高脂血症，否认烟酒嗜好。

检查

查体：BP：138/75mmHg，HR：63 次/分，Weight：48kg，BMI：17.97kg/m^2，CCr：61.3ml/min；体型消瘦，双肺无啰音，心界不大，律齐，无杂音，腹软，肝、脾不大，双下肢不肿。

实验室检查：血常规：WBC 5.94×10^9/L，Hb 112g/L，PLT 187×10^9/L。尿常规及沉渣未见异常。肝肾功能：Alb 33g/L，ALT 23U/L，AST 45U/L，K$^+$ 4.1mmol/L，LD 209U/L，Urea 5.08mmol/L，Cr（E）66μmol/L。血脂：TCHO 3.78mmol/L，TG 0.56mmol/L，HDL-C 1.34mmol/L，LDL-C 2.14mmol/L。凝血功能未见异常。心肌酶：CK 210U/L，CK-MB 20.8μg/L，cTnI 6.294μg/L，BNP 605 pg/ml。

影像学检查

心电图：入院后频繁发作胸痛，发作心电图见广泛导联导联 ST 段压低和 T 波倒置（图 1）。心绞痛缓解时心电图 ST-T 改变改善（图 2）。

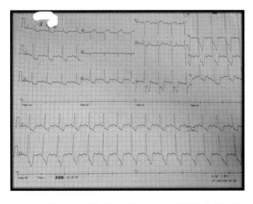
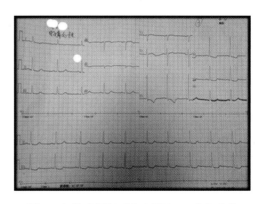

图 1　心绞痛发作时心电图见广泛导联导联 ST 段压低和 T 波倒置

图 2　心绞痛缓解时心电图 ST-T 改变改善

超声心动图：主动脉瓣退行性改变，左室舒张功能减低，未见室壁运动异常，

LVEF 60%。

急诊冠状动脉造影：左主干+三支病变：冠状动脉内见弥漫斑块，左主干：末端狭窄 95%，局部可见溃疡影；左前降支：开口局限狭窄 95%，近中段，狭窄最重处达 60%，TIMI 血流Ⅲ级；左回旋支：开口至近段弥漫狭窄，最重 90%，远段发出 OM3 后次全闭塞，TIMI 血流Ⅰ级；OM1、OM2 纤细，OM3 散在斑块，无明显狭窄，TIMI 血流Ⅲ级；右冠状动脉：全程弥漫病变，狭窄最重 95%，TIMI 血流Ⅲ级；右冠状动脉向左回旋支远段发出侧支循环。

治疗经过

入院诊断：冠状动脉粥样硬化性心脏病，急性非 ST 段抬高型心肌梗死，心功能Ⅰ级（Killip 分级）。入院后给予拜阿司匹林 100mg qd，氯吡格雷 75mg qd，依诺肝素 6000U q12h 以及硝酸甘油扩张冠状动脉及其他冠心病治疗。静脉泵入硝酸甘油过程中患者仍频繁发作心绞痛，可平卧，无皮肤、黏膜改变，无咯血、呕血、黑便。请心外科会诊拟 CABG 治疗。患者在入院第四天静息状态再发心前区疼痛，喘憋明显，指氧迅速下降 SpO$_2$ 100%→90%（NC 5L/min），给予储氧面罩吸氧后 SpO$_2$ 100%。心电图提示广泛 ST-T 改变，急查血常规见 Hb 进行性下降，最低 83g/L，凝血：APTT 34.4s，余未见异常便：大便常规：黄色成形便，便 OB(+)×2，胸片及胸部 CT 提示左肺为主的浸润性病变（图 3，图 4）。加强扩冠、泵入艾司

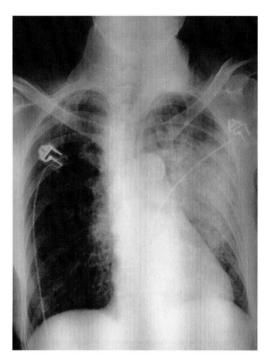

图 3　胸片提示左肺为主浸润性病变

洛尔控制心室律和利尿治疗后，患者胸痛缓解，喘憋减轻，心电图改善，但肺部浸润性病变改善不明显，结合血常规结果考虑弥漫性肺泡出血不除外，因病重未行支气管镜检查，筛查免疫学指标未见明显异常，考虑肺泡出血和抗栓治疗（主要是低分子肝素）相关，停用除阿司匹林外的抗栓药物，给予输血等支持治疗，按照呼吸科会诊意见加用予糖皮质激素治疗，患者喘憋好转，血氧和 Hb 稳定，复查胸部 CT 浸润性病变减轻（图 5）。患者仍频繁发作心绞痛，外科拒绝行 CABG，取得患者和家属理解后，逐渐恢复波立维应用，同时监测 Hb 和胸部 CT 变化，并于入院后 1 月行 LM+LAD 支架置入，术中改用比伐卢定抗凝。术后患者心绞痛明显缓解，可室内活动，Hb 93g/L，胸部 CT 提示浸润性病变较前减轻，糖皮质激素规律减量中，出院随诊。2 月后复查免疫学指标阴性，Hb 120g/L，胸部 CT 提示浸润性病变明显改善吸收。

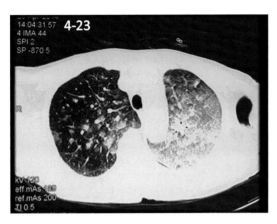

图 4　胸部 CT 提示左肺为主浸润性病变

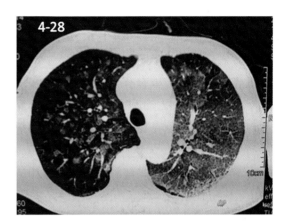

图 5　停用除阿司匹林外所有抗栓药物，糖皮质激素治疗 5 天后胸部 CT 提示浸润性病变减轻

关于急性冠脉综合征合并急性呼吸困难、肺部浸润性病变的鉴别诊断

患者为老年女性，急性非 ST 段抬高型心肌梗死诊断明确。给予常规药物治疗后仍频繁发作心绞痛，并出现急性呼吸困难、CT 提示以左肺为主肺部浸润性病变，需考虑以下疾病：

急性肺水肿：患者冠状动脉病变重，心绞痛发作时见广泛的 ST-T 变化，入院检查 BNP 升高，出现呼吸困难首先考虑缺血诱发急性肺水肿。给予扩冠、控制心室率和利尿后患者胸痛缓解、心电图改善，喘憋有一定程度缓解，考虑该患者存在左心功能不全。但该患者在利尿治疗后肺部病影像学改善不明显，单用心功能不全不能完全解释。

急性肺部感染：老年女性，消瘦，卧床，抵抗力低，肺部出现浸润性病变不能除外感染。但该患者体温正常，无明显咯黄痰，血常规无明显感染提示，痰的病原学检查阴性。

急性肺泡出血：患者低体重，有左心功能不全基础，既往有"肾炎"病史，入院后给予常规抗栓治疗，有不明原因血红蛋白短期下降，肺部出现浸润性病变应警惕肺泡出血的可能。但该患者病程中无咯血为不支持点。

关于肺泡出血的思考

弥漫性肺泡出血（diffuse alveolar hemorrhage，DAH）的特征是血液流入肺泡腔，可见于多种疾病，从组织学来讲主要有三种类型：肺毛细血管炎、弥漫性肺泡损伤和温和性肺出血，温和性肺泡出血指出血进入肺泡腔不伴肺泡结构的炎症或破坏，主要原因包括左心室舒张末期压力升高、凝血障碍和抗凝治疗。

DAH 起病大多为突发性（少于 7 日），有歧义，指代不明。咳嗽、咯血、发热和呼吸困难是常见的初始症状。但是，高达 33% 的患者就诊时可能并无咯血。在这种情况下，诊断主要依靠新发肺泡浸润（可以表现为局限性或弥漫性）、血红蛋白水平逐渐降低以及连续支气管肺泡灌（bronchoalveolar lavage，BAL）时灌洗液血性成分逐渐增加则支持该诊断。

该患者急性心肌梗死 4 日内发病，主要表现为呼吸困难、血红蛋白水平下降和肺部新发浸润性病变，进一步明确诊断需要行支气管镜支气管肺泡灌洗检查，但患者抗栓治疗中，频繁发作心绞痛，该检查有一定的风险。多科会诊后认为肺泡出血诊断成立，如能除外患者存在自身免疫性疾病，肺泡出血的病因考虑左心功能不全基础上抗栓药物相关。

患者进行多项目免疫学检查：抗核抗体 19 项，抗中性粒细胞抗体 3 项，抗肾小球基底膜抗体均为阴性。

急性冠状动脉综合征治疗期间会应用多种抗栓药物，抗栓药物相关的肺泡出血，国内外（散在）均有个案报道，尤其是合并应用血小板 GPⅡbⅢa 受体拮抗剂时多见，文献报道血小板 GPⅡbⅢa 受体拮抗剂相关 DAH 死亡率 29% 到 50%。主要危险因素包括女性、急性心肌梗死、低体重、高龄、介入治疗时间长、基础肺部疾病（COPD）、肺高压、肺毛细血管楔压（PAWP）高。该患者危险因素为包括高龄女性、急性心肌梗死合并左心功能不全，应用多种抗栓药物。

抗栓相关 DAH 的治疗主要包括停用相关药物，呼吸支持，必要时输血和血小板治疗，可以短期应用糖皮质激素。

该患者停用除阿司匹林外的抗栓药物，给予输血等支持治疗，按照呼吸科会诊意见加用予糖皮质激素治疗，患者喘憋好转，血氧和 Hb 稳定，复查胸部 CT 浸润性病变减轻。

关于进一步抗栓治疗的选择

患者肺部病变稳定，但仍频繁发作心绞痛，心外科拒绝行 CABG。进一步的介入治疗需要双重抗血小板，术中需要抗凝，如何选择。在取得患者和家属充分理解后，在监测胸部 CT 和 Hb 基础上，逐渐恢复氯吡格雷应用，并于入院后 1 月行 LM+LAD 支架置入，术中改用出血风险相对较小的比伐卢定抗凝。术后患者心绞痛明显缓解，出院随诊，糖皮质激素规律减量，2 月后复查免疫学指标阴性，Hb 120g/L，胸部 CT 提示浸润性病变明显改善。

本例患者诊治策略的思考

急性冠状动脉综合征合并肺泡出血病死率较高，除疾病本身凶险外，对该疾病缺乏足够认识，容易误诊为单纯的肺水肿或肺部感染也是重要原因。该病例提示我们，对于存在危险因素的患者，抗栓治疗中，如果短期内出现不能用肺水肿解释的肺部浸润性病变，同时伴有血红蛋白的下降，应警惕 DAH。及时停用抗栓药物，加用糖皮质激素治疗可以缓解病情，在此基础上，谨慎调整抗栓药物为进一步介入治疗创造条件也是可行的。

参 考 文 献

1. Bansal, S, Khan, R, Cicenia, J. et al. Alveolar hemorrhage associated with administration of glycoprotein Ⅱ A/Ⅲ B inhibitor eptifibatide. Crit Care Med, 2006, 34：A165.

2. Ikeda M1, Tanaka H, Sadamatsu K. Diffuse alveolar hemorrhage as a complication of dual antiplatelet therapy for acute coronary syndrome. Cardiovasc Revasc Med, 2011, Nov-Dec, 12（6）：407-11.

3. Guo J1, Xu M, Xi Y. Tirofiban-induced diffuse alveolar hemorrhage：after primary angioplasty. Tex Heart Inst J, 2012, 39（1）：99-103.

第四节　肥大细胞增生症

病例51　反复发作皮肤潮红、低血压、晕厥

视 点

本例为一58岁男性患者，因反复发作皮肤潮红、低血压、晕厥收治于心内科。积极筛查晕厥常见因素包括体位性低血压、心源性、神经反射性因素后未能明确病因，转而从晕厥的伴随症状皮肤潮红和低血压角度出发，鉴别一系列病因后逐渐锁定到肥大细胞相关疾病。根据发作时典型临床表现、发作期血清类胰蛋白酶水平明显升高，骨髓活检诊断考虑肥大细胞活化综合征和惰性系统性肥大细胞增生症。本例提示对合并皮肤潮红等肥大细胞介质释放症状的晕厥患者，需警惕肥大细胞活化综合征或肥大细胞增生症可能，可应用骨髓或组织病理检查、肥大细胞特殊及免疫组化染色、基因检测、血清类胰蛋白酶测定明确诊断，减少误诊及漏诊。

病历摘要

患者，男，58岁。因发作性皮肤潮红、低血压、晕厥12年入院。12年前开始无诱因反复出现发作性颜面部、前胸皮肤潮红，伴球结膜充血、鼻塞，伴胸闷、上腹部不适，否认胸痛、心悸、呼吸困难，否认头晕、黑蒙，否认皮疹等，严重时可出现一过性意识丧失，发作时外院测血压收缩压最低20~30mmHg，查心电图示窦性心动过速，未见ST-T改变。予以多巴胺、去甲肾上腺素等血管活性药物后血压可逐渐恢复至120/80mmHg左右，意识恢复，皮肤潮红及球结膜充血好转，数小时至2天后可减停血管活性药物，症状缓解，血压稳定在120~130/80~90mmHg。上述症状每年发作1~4次不等，性质基本同前，程度时轻时重，在活动、静息、睡眠、立位或卧位状态下均曾出现，与季节、昼夜、地域、饮食无明显相关性，反复就诊多家医院，完善24小时动态心电图和血压监测、心脏超声、心肌核素显像、冠脉造影未见异常，直立倾斜试验1次阳性、1次可疑阳性；甲状腺功能、24小时尿儿茶酚胺、自身抗体筛查、胸腹盆增强CT、生长抑素受体显像、脑电图、TCD未见异常。入院后曾有1次上述症状发作，

先出现皮肤潮红、球结膜充血，约 30 分钟后血压逐渐降低至最低 72/43mmHg，全过程患者神志清楚，无腹泻、皮疹、呼吸困难等，嘱其平卧位，血压逐渐自行回升至 120/70mmHg，皮肤潮红症状缓解，恢复后不能完全回忆起发作过程，计算能力减低。既往史：高血压病史，最高 160/110mmHg，口服吲达帕胺 2.5mg qd、美托洛尔 25mg q12h 治疗，血压控制于 130/90mmHg 左右，无明显波动。个人史：无明确药物及食物过敏史。家族史无殊。

检查

查体：卧立位血压无明显变化，右侧腹壁及腰部可见散在斑点状色素沉着，心肺腹查体无殊，双下肢不肿。

实验室检查：入院后症状发作全过程心电监护示窦性心律，发作时查动脉血气正常；血常规：WBC $13.53×10^9/L$，Neut $11.22×10^9/L$，Hb、PLT 正常；肝肾功能：K^+ 3.3mmol/L；动态监测心肌酶×3 次（−）。

炎症及免疫指标：补体：C3 0.604g/L↓，C4 正常；抗核抗体 19 项：抗 Ro 52 抗体弱阳性，余（−）；抗可溶性核抗原抗体（−）。

肿瘤筛查：肿瘤标志物、血清蛋白电泳及免疫固定电泳（−）。

变态反应筛查：总 IgE 90KU/L（0~60）。血清类胰蛋白酶：（发作时）81.6ng/ml，（发作 9 天后）36.3 ng/ml，（发作 16 天后）9.85 ng/ml（0~13.0）。吸入物/食物/真菌过敏原筛查、抗 C1q 抗体、C1 抑制物测定（−）。

心血管系统检查：心脏超声：升主动脉增宽（40mm）；主动脉瓣退行性变；左室松弛功能减低，LVEF 72%。颈部血管超声：左侧椎动脉管径细，未见明显狭窄或斑块。直立倾斜试验硝酸甘油诱发（+）。

血液系统检查：外周血涂片（发作时和发作间期）均（−）。骨髓涂片：（髂后/髂前/胸骨）增生活跃，偶见吞噬细胞；可见个别组织嗜碱细胞，比例占 0.5%，偶见成堆分布。骨髓活检病理：（髂后）巨核细胞可见，另见较多肥大细胞浸润；结合临床符合骨髓肥大细胞增生症。肥大细胞特殊染色：甲苯胺蓝染色散在阳性；免疫组化：CD117（肥大细胞++），CD15（粒系+），MPO（粒系+），CD20（散在+），CD3（−）。骨髓 cKIT/D816V、FIP1L1/PDGFRα 基因突变（−）。

内分泌检查：24 小时尿儿茶酚胺×3 次、降钙素、奥曲肽显像（−）。

消化系统检查：胃镜未见异常。结肠镜示结肠息肉，切除病理示炎性息肉。

影像学检查

甲状腺超声（−）。胸腹盆增强 CT 及 PET/CT：双肺上叶肺大疱，余未见异常。头颅 MRI+MRA 示右额叶、左侧脑室体旁散在小片状异常信号，考虑慢性缺血灶可能。

诊治经过

诊断考虑肥大细胞活化综合征、惰性系统性肥大细胞增生症、血管迷走神经兴奋性增高。治疗方面，患者发作时血压下降明显，可能导致重要脏器供血不足、致死性心律失常等，存在生命危险，建议可尝试激素治疗和/或针对肥大细胞介质释放症状的治疗，疗效监测方面因患者临床发作频率无规律性，可监测类胰蛋白酶水平侧面评估疗效。最终患者因顾虑激素副作用未接受激素及针对肥大细胞介质释放症状的治疗，购肾上腺素笔随身携带备用。

晕厥鉴别诊断

总结患者病例特点：中年男性，慢性病程。临床表现为发作性皮肤潮红、低血压、晕厥；发作时白细胞升高、低血钾，发作间期完全正常；无明确诱因，与饮食、气候、运动无关；无腹泻、皮疹、呼吸困难。患者晕厥/先兆晕厥特点如下：①与体位无关，平卧位、站立或坐位均有发生；②心率、心律始终正常；③血压显著下降；④意识丧失短暂，症状较轻时平卧后即可自行恢复；⑤发作后记忆减低、计算能力减低。

首先需除外癫痫、脑血管疾病所致短暂性脑缺血发作可能，本例患者在发作过程中有上腹部不适，发作过程中意识欠清，发作结束后对发作过程欠缺记忆，需要与颞叶癫痫复杂性发作相鉴别。但患者发作早期出现的前驱症状如皮肤潮红、结膜充血不是典型颞叶癫痫的常见先兆症状，而且每次发作均出现血压降低，和常见癫痫发作不符。另意识丧失并非每次发作均出现，明显与血压降低相关。病程中查脑电图未见明确异常放电，头颅MRI未见明确定位。故不符合症状性癫痫表现。短暂脑缺血发作方面：患者在脑血管方面危险因素较少，TCD与头颅MRA均未见异常血管狭窄，故脑血管疾病所致短暂性脑缺血发作可能性小。

因此考虑患者一过性意识丧失为晕厥，以晕厥为切入点进行分析，需鉴别以下疾病：

体位性低血压：是指由于体位改变导致晕厥，其加重因素有：老年、失血、药物如扩血管药物特别是降压药物、消化道病变如恶心、呕吐、腹泻等。该患者发作性症状在多种体位下均有发生，与体位变化无关，不支持体位性低血压。

心脏源性晕厥：包括梗阻性、缺血性、心律失常、肺源性及心包病变原因。该患者发作时及发作间期心电图、心脏超声、冠脉造影、肺CT、动脉血气均未见明显异常，不支持心源性晕厥。

神经反射性晕厥：多数有情景因素（如紧张、安静站立位）及前驱症状（如头晕、心悸、乏力），而后出现晕厥。可通过病史、查体、直立倾斜试验（Tilt testing）明确。该患者直立倾斜试验硝酸甘油诱发阳性，提示存在血管迷走神经兴奋性增高。但试验诱发出来的晕厥无潮红、球结膜充血、白细胞升高、血钾下降，不同于平素发生的晕厥。故血管迷走神经兴奋性增高难以解释疾病全貌。

至此，单纯从晕厥角度出发鉴别诊断似乎进入困境，难以寻找到可解释疾病全貌的病因。

皮肤潮红、低血压的鉴别诊断

患者每次症状发作均出现皮肤潮红、低血压，程度不同，仅程度严重时方才发生晕厥，故皮肤潮红、低血压为患者病情的基本特点，以此为线索进行分析，需鉴别以下原因。

外源性因素：包括饮食、药物、过敏因素等；反复询问病史未发现过敏原及诱因，症状发作与饮食、药物、接触物无明显相关性，无荨麻疹、风团等过敏相关皮肤表现，筛查过敏原均阴性，故无过敏确凿证据。IgE 虽升高但程度较轻，与临床表现程度不符。故基本不考虑此类外源性因素。

内源性因素：包括脓毒败血症、类癌综合征、内分泌肿瘤（嗜铬细胞瘤、甲状腺髓样癌、血管活性肠肽瘤）、特发性毛细血管渗漏综合征、肥大细胞增生症。具体诊断及鉴别诊断分析如下：

1）脓毒败血症：该患者发作时白细胞升高，以中性粒细胞升高为主，血压下降，需考虑脓毒败血症可能。不支持点包括：反复多次发作、无易感因素、体温正常、无其他脏器受累、血压下降呈一过性且有时可自行完全恢复。故不考虑脓毒败血症。

2）类癌综合征：类癌是指是一组发生于胃肠道和其他器官（偶可见于肺、胰腺）嗜银细胞的新生物。其分泌 5-羟色胺（血清素）、激肽类、组织胺等生物学活性因子，可引起血管运动障碍、胃肠症状、心脏和肺部病变等，称为类癌综合征。该患者胸腹盆 CT 未见病灶，胃肠镜未见异常，奥曲肽显像阴性，故类癌可能性小。

3）内分泌肿瘤：

嗜铬细胞瘤：患者持续性高血压，间断出现低血压，需考虑嗜铬细胞瘤可能。嗜铬细胞瘤起源于肾上腺髓质、交感神经节或其他部位的嗜铬组织，这种肿瘤可持续或间断地分泌儿茶酚胺，引起持续性或阵发性高血压。嗜铬细胞瘤患者有 3 种情况可出现低血压：①体位性低血压，30%持续性高血压的嗜铬细胞瘤患者可出现体位性低血压；②嗜铬细胞瘤分泌多巴胺，可舒张血管出现低血压；③嗜铬细胞瘤危象时，先有高血压再出现低血压，高血压及低血压反复交替。该患者与上述 3 种情况均不符。关于嗜铬细胞瘤的定性诊断：患者 24 小时尿儿茶酚胺阴性，不支持。定位诊断方面：胸腹盆增强 CT、奥曲肽显像及 PET/CT 均阴性，不支持，故嗜铬细胞瘤可除外。

甲状腺髓样癌：可分泌降钙素、5-羟色胺、前列腺素等物质，大部分患者临床上无症状，只有部分可出现腹泻，皮肤潮红及低血压相对非常少见，可合并低钙血症、降钙素明显升高。该患者降钙素水平正常，甲状腺超声、奥曲肽显像及 PET/CT 均未见异常，可除外甲状腺髓样癌。

血管活性肠肽瘤：主要为胰腺肿瘤，亦可出现面红、低血压，有特征性皮疹及水样泻。

该患者病程中仅在症状发作时有上腹部不适，无其他胃肠道症状，影像学未见胰腺占位，故不考虑血管活性肠肽瘤。

4）特发性毛细血管渗漏综合征：其特征是低血压、低白蛋白血症和血液浓缩。常有上呼吸道感染等诱因，初期表现为分布性休克症状如皮肤温暖、潮红等。该病需排除性诊断，该患者症状发作时无低白蛋白血症和明确血液浓缩证据，不支持。

5）肥大细胞增生症：患者发作时及发作间期查类胰蛋白酶显著升高，IgE 轻度升高，骨髓活检病理可见簇性甲苯胺蓝染色阳性细胞即肥大细胞。因肥大细胞活化后可分泌多种介质，包括组胺、白三烯、类胰蛋白酶等，可导致血管扩张、潮红、皮疹、血压下降及白细胞聚集及趋化，故可解释该患者发作时皮肤潮红、低血压等临床症状及发作时白细胞升高。查阅文献，哈佛大学分别于 1992 及 2011 年讨论过 2 个类似病例。1992 年讨论病例为 57 岁男性，因低血压、胸闷就诊，收缩压最低 80mmHg，发作时体温升高，37.7℃，发作时查白细胞 11.9×10⁹/L，血钾 3.6mmol/L，骨髓穿刺活检证实为系统性肥大细胞增生症[1]。2011 年讨论病例为 37 岁男性，以皮肤潮红、低血压就诊，收缩压最低 50mmHg，发作时体温升高，38.1℃，发作时白细胞（18~22）×10⁹/L，血钾 2.6mmol/L，补体 C3、C4 降低，骨髓穿刺活检证实为系统性肥大细胞增生症[2]。该患者与上述 2 个病例有诸多相似之处，考虑可能为类似的肥大细胞相关疾病。

肥大细胞相关疾病

肥大细胞活化综合征与肥大细胞增生症

肥大细胞起源于造血祖细胞，迁移至外周组织器官分化成熟形成，是过敏及其他炎症反应的效应细胞。受过敏原等刺激后肥大细胞活化，可释放多种介质，包括组胺、白三烯、类胰蛋白酶、趋化因子等，引起一系列症状统称为肥大细胞介质释放综合征，包括皮肤（潮红、瘙痒）、消化系统（阵发腹痛、腹泻、恶心、呕吐）、循环系统（心悸、胸闷、低血压）、神经系统（头痛、抽搐、晕厥）、其他（鼻塞、喉头水肿）等。

当肥大细胞活化满足：①出现肥大细胞介质释放所致临床症状（见上述）；②发作时血清类胰蛋白酶较基线值上升超过 20%或绝对值增加超过 2ng/ml；③抗炎症介质治疗（如组胺受体拮抗剂等）有效，此时可诊断为肥大细胞活化综合征（MCAS，mast cell activation syndrome）。据病因不同，MCAS 可进一步分为：①原发性 MCAS：存在单克隆性增生的肥大细胞；②继发性 MCAS：继发于 IgE 介导的变态反应、炎症反应等，不存在单克隆性增生的肥大细胞；③特发性 MCAS：无变态反应或炎症反应等继发因素，亦无单克隆性增生的肥大细胞。

当肥大细胞出现异常单克隆性增生时则称为肥大细胞增生症，1949 年由 Ellis 首次报道。2016 年 WHO 将肥大细胞增生症分为 3 大类，包括 CM、SM（首次出现标明全称）和肥大细胞肉瘤（MCS，mast cell sarcoma），其中 SM 进一步分为 5 个亚型：包括惰性 SM（ISM，indolent SM）、冒烟型 SM（SSM，smoldering SM）、SM 伴有造血系统肿瘤（SM-AHN，SM with an associated hematologic neoplasm）、侵袭性 SM（ASM，aggressive SM）和肥大细胞白血病（MCL，mast cell leukaemia）。其中，SM 的诊断需满足主要标准和 1 项次要标准，或满足 3 项次要标准（表 1），根据有无 B 型或 C 型表现（表 2）进一步确定 SM 亚型诊断（表 3）。

表 1　系统性肥大细胞增生症诊断标准

主要标准	次要标准
骨髓和（或）其他非皮肤组织切片中有多灶性致密的肥大细胞浸润（≥15个肥大细胞聚集）	①非皮肤组织切片或骨髓涂片中有>25%梭形或不典型肥大细胞浸润 ②骨髓、血液或其他非皮肤组织中检测到 KIT 基因 816 密码子突变 ③骨髓、血液或其他非皮肤组织中的肥大细胞除正常肥大细胞标志物外还表达 CD2 和/或 CD25 ④血清类胰蛋白酶持续升高超过 20ng/ml

表 2　系统性肥大细胞增生症的 B 型和 C 型表现

B 型表现	C 型表现
①骨髓中肥大细胞超过 30% 和（或）血清类胰蛋白酶水平>200ng/ml ②骨髓造血组织异常增生，但不满足任何肥大细胞系以外的造血系统肿瘤的诊断标准，血象大致正常 ③器官肿大：肝、脾、淋巴结增大，但无器官功能受损	①血细胞减少：中性粒细胞绝对值<1×10^9/L，Hb<100g/L，或 PLT<100×10^9/L，但无明显肥大细胞系以外的恶性血液病 ②肝脏肿大，伴肝功能异常、腹水和（或）门静脉高压 ③骨受累：有较大溶骨性病变和（或）病理性骨折 ④脾大伴脾功能亢进 ⑤胃肠道：由胃肠道肥大细胞浸润所致吸收不良伴体重下降

表 3　系统性肥大细胞增生症（SM）亚型分类

分　类	定　义
惰性 SM（ISM，indolent SM）	无 C 型表现，≤1 条 B 型表现，无肥大细胞系以外的其他血液系统肿瘤证据
冒烟型 SM（SSM，smoldering SM）	无 C 型表现，≥2 条 B 型表现，无肥大细胞系以外的其他血液系统肿瘤证据
SM 伴有造血系统肿瘤（SM-AHN，SM with an associated hematologic neoplasm）	合并肥大细胞系以外的其他血液系统肿瘤
侵袭性 SM（ASM，aggressive SM）	≥1 条 C 型表现，无 MCL 证据
肥大细胞白血病（MCL，mast cell leukaemia）	骨髓活检示弥漫浸润的不典型或不成熟的肥大细胞；骨髓涂片中肥大细胞≥20%（典型 MCL 外周血白细胞中肥大细胞超过 10%）

SM：systemic mastocytosis，系统性肥大细胞增生症

　　MCAS 的诊断标准侧重于"功能"，均是围绕肥大细胞活化后释放的介质，包括介质

本身浓度及其所致症状和治疗反应。而肥大细胞增生症尤其是 SM 的诊断则侧重于肥大细胞的"异型增生"即单克隆性增生。值得注意的是，当 SM 出现肥大细胞介质释放相关的临床症状时则属于原发性 MCAS。可见 SM 和 MCAS 两者概念侧重不同，范围上有一定重叠。

系统性肥大细胞增生症

系统性肥大细胞增生症（SM）的病因尚不明确，研究报道常常与 KIT 基因的功能获得性突变有关。KIT（CD117）是一种Ⅲ型酪氨酸激酶受体，可表达于肥大细胞，在造血干细胞因子（SCF, stem cell factor）作用下调节肥大细胞增殖、成熟和趋化。KIT 基因突变可造成肥大细胞不受 SCF 调控而发生克隆性增殖，突变位点以 D816V 最常见（>80%）。SM 临床表现除肥大细胞介质释放综合征外，还可出现脏器浸润表现：皮肤受累可表现为荨麻疹，亦可形成皮肤肥大细胞瘤。皮肤外器官受累则可出现贫血、血小板减少、肝脾或淋巴结增大、门脉高压、骨质疏松、病理性骨折等。

治疗方面，SM 尚无治愈方法，治疗目标在于控制症状，提高生活质量，延缓疾病进展。目前治疗方法异质性较高。对于 ISM 患者，治疗主要为避免肥大细胞介质释放诱因、控制介质释放症状及局部手术治疗。控制介质释放症状的药物包括：抗组胺药物如 H_1 或 H_2 受体阻滞剂（如西替利嗪、雷尼替丁）、肥大细胞膜稳定剂（如色甘酸钠）、白三烯抑制剂（如孟鲁司特）等。如症状严重引起低血压、休克，则首选肾上腺素治疗，同时可予以糖皮质激素治疗。对于 ASM 患者，应予以化疗，干扰素-α 单用或联合泼尼松、克拉屈滨单用是较常用方案。曾有报道采用造血干细胞移植治疗 SM，可能改善患者生存率。

本例患者诊疗及思考

本例患者因反复发作皮肤潮红、低血压、晕厥收治于心内科。晕厥为心内科常见症状之一，首先尝试从晕厥角度进行鉴别诊断。该患者无体位性低血压、心脏源性因素，虽直立倾斜试验硝酸甘油诱发阳性，提示血管迷走神经兴奋性增高，但试验诱发出的晕厥与平素发作时的伴随症状不同，故血管迷走神经兴奋性增高难以解释疾病全貌，此时从晕厥角度继续鉴别诊断似乎无路可循。遂转变思路，以皮肤潮红、低血压为线索进行分析，鉴别一系列外源性及内源性病因，涉及变态反应科、内分泌科、消化科、血液科等多个科室疾病，通过多科通力协作及多次会诊、查房讨论，除外脓毒败血症、类癌综合征、嗜铬细胞瘤、甲状腺髓样癌、血管活性肠肽瘤等疾病，将视角锁定在肥大细胞增生症尤其是 SM。SM 的诊断有赖于骨髓涂片及活检、血清类胰蛋白酶测定，后者需发作时及发作间期进行对比。患者临床症状发作频率较低且无规律，幸运的是入院后恰有 1 次典型症状发作，得以获得发作时血标本，测定提示发作期血清类胰蛋白酶较发作间期升高近 9 倍（81.6 ng/ml vs 9.85ng/ml），且升高持续时间较长，符合 MCAS 诊断标准中的血清类胰蛋白酶较基线值上升超过 20% 或绝对值增加超过 2ng/ml，虽未能尝试抗炎症介质治疗观察效果，但结合存在典型的肥大细胞介质释放症状，MCAS 诊断仍可基本成立。关于 SM，与病理科医师进一步沟通对骨髓病理中浸润的肥大细胞进行计数（甲苯胺蓝、CD117），提示存在 ≥15 个肥大细胞聚集且为多灶性，符合 SM 诊断主要标准，同时还符合次要诊断标准中的 2 条（骨髓存在表达 CD2 和 CD25 的异常肥大细胞、血清类胰蛋白酶水平持续超过 20ng/ml），故可确诊 SM（图 1）。目前无 B 型和 C 型表现，属于惰性 SM（ISM）。治疗方面，血液科专科医生推荐两种治疗方案：一种建议仅加用针对肥大细胞介质释放症状的治疗，症状发作较严重时积极加用肾上腺素、激素治疗；另一种则考虑到患者症状发作时血压下降明显，可能导致重要脏器供血不足、致死性心律失常等，存在生命危险，建议积极治疗，可尝试使用激素，后续随诊如能明确 SM 诊断则需积极化疗。在与患者充分沟通病情后，患者顾虑激素副作用，考虑到每年发作次数较少，每次发作前驱症状持续约 30 分钟，留有干预治疗的时间，患者本人最终未接受激素治疗，亦拒绝抗肥大细胞介质的药物，但已购肾上腺素笔随身携带备用。

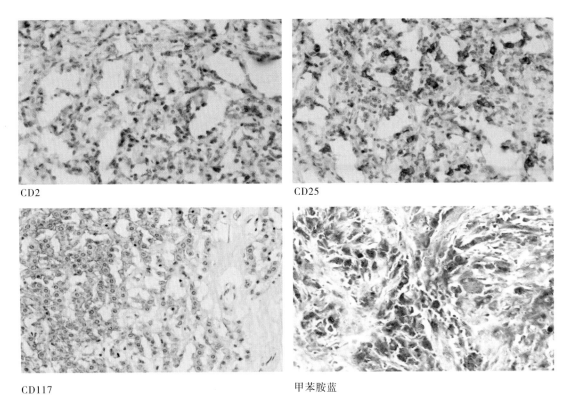

CD2

CD25

CD117

甲苯胺蓝

图 1　患者骨髓活检免疫组化结果：CD117（肥大细胞++），CD20（+），CD25（+）；特殊染色：甲苯胺蓝（+）。

　　本例患者的诊治经过提示晕厥患者除筛查体位性低血压、心脏、血管神经因素外，需注意其伴随症状如皮肤潮红等。肥大细胞活化综合征/系统性肥大细胞增生症目前在国内认识相对较少，存在较高的漏诊率，应提高对该病的认识，对存在皮肤潮红等肥大细胞介质释放症状的患者需提高警惕性。骨髓或组织病理检查、肥大细胞特殊及免疫组化染色、基因检测、血清类胰蛋白酶测定对该病诊断有较大帮助，有条件可积极开展，以减少误诊及漏诊。

第五节　食物依赖－运动诱发的严重过敏反应

病例 52　进食后反复晕厥、瘙痒性皮疹

> ### 视　点
>
> 本例为一 44 岁的男性患者，以反复晕厥就诊，患者多在饮酒、进食后发作晕厥，并伴有全身瘙痒性皮疹，给予抗过敏治疗有效，近期发作频繁并伴有心肌缺血表现，入院后检查除外了心源性、神经介导的反射性以及体位性低血压引起的晕厥，经过过敏源的测定，将晕厥的原因锁定在**小麦依赖－运动诱发的严重过敏反应**。本例提示，晕厥的诊断及鉴别诊断，对于心脏科医师始终都是难点之一，对于患者病史的仔细询问及多方面筛查，往往可以得到意想不到的结果，本例患者正是在分析后将晕厥原因锁定在过敏性疾病后取得突破性进展的。

病历摘要

患者，男性，44 岁。因反复晕厥 9 年，加重半年入院。9 年前在进食饮酒后出现心悸、大汗、手心麻木、面色苍白，伴全身红色痒性皮疹；5 分钟后意识丧失；2~3 分钟后自己清醒，醒后头痛、乏力、恶心、呕吐胃内容物；无四肢抽搐、口吐白沫、舌咬伤、尿便失禁等，未诊治。此后每年类似发作 2~3 次，多在季节变换时，每次均在饭后 1~2 小时，50%~60% 伴饮酒；此后反复发作，当时测血压可降至 50~80/30~50mmHg，心率增快；多于到达医院前患者意识恢复，血压回升，予输液、抗过敏治疗后好转；2 次为进餐运动后发作；2 次伴二便失禁；2 次伴血钾降低（最低 2.8mmol/L）；恢复后伴头痛、乏力、恶心、呕吐胃内容物；外院就诊查 TCD：双侧大脑中动脉、椎动脉流速减慢；血生化、24 小时动态血压、24 小时动态心电图、ECHO、直立-倾斜试验、脑电图、颅脑及颈、胸、腰椎 MRI 均为（-）；2012-5 午餐后听课时再次出现大汗、心慌等前驱症状；5 分钟后意识丧失伴小便失禁，血压测不到，心率不详；20 分钟后意识恢复，测 BP 98/54mmHg，HR 94 次/分，SpO_2 96%，面部、躯干及四肢红色充血性皮疹；ECG：窦性心律，$V_3~V_6$ 导联 ST 段上斜型

压低 0.1~0.2mV；予抗过敏、补液等治疗后，血压升至 120/60mmHg，HR 78 次/分，皮疹消退；此后发作频繁——（自 2012-5 至今）半年之内发作 5 次。

既往史：1992 年：反复出现全身风团样皮疹，饮酒可诱发，抗过敏治疗有效；2007 年：我院查 TIgE 311KU/I（<60KU/I），蟹 1 级过敏，吸入物过敏原 2 级过敏，诊断"荨麻疹，严重过敏反应"；青霉素过敏；个人史：抽烟 20 余年，3 天 1 包，偶饮酒；婚育史：无特殊；家族史：母亲患高血压，脑出血。

体格检查：卧位 BP 120/80mmHg，坐位 BP 115/75mmHg；躯干及四肢散在陈旧米粒大斑丘疹；颈部未闻及血管杂音，心肺腹（-）；双下肢不肿。

实验室检查：血常规：WBC $7.04×10^9$/L，NEUT# $4.94×10^9$/L，Hb 155g/L，PLT $126×10^9$/L；尿常规：（-）；便常规+潜血：（-）；肝肾功：ALT 25U/L，TBil 29.2μmol/L，DBil 9.3μmol/L，K^+ 4.0mmol/L，Cr（E）74μmol/L；ESR 2mm/h；hsCRP 0.33mg/L；凝血、免疫球蛋白、补体均为（-）；骨髓涂片：增生活跃，粒系、红系、巨核系各阶段比例及形态大致正常，可见个别组织嗜碱细胞；骨髓穿刺病理：造血组织减少，脂肪组织相对增多，可见少量嗜酸性粒细胞。

专科检查：超声心动：各房室大小内径正常，左室收缩及室壁运动未见异常，各瓣膜正常。Holter：窦性心律，4 次房性期前收缩（早搏），未见 ST-T 改变；因过敏体质，未行冠脉 CTA。

消化内科会诊考虑患者晕厥均在餐后出现，目前考虑过敏可能，故行胃镜检查为慢性浅表性胃炎，病理：胃黏膜慢性炎，十二指肠黏膜慢性炎；腹部超声：胆囊壁欠光滑。

神经内科会诊后行颈动脉、椎动脉及锁骨下动脉超声：无异常；脑电图：快波——各导联示较多低波幅 16~24cps β 节律及活动；慢波——前部导联示较多散在低-中波幅 4~7cpsθ 波及 θ 活动；卧立位 TCD：未见明显异常。

变态反应科会诊后行过敏检测：T-IgE 137kU/L，对虾（2 级）、螨虫（2 级）、面筋（2 级）、小麦麦胶蛋白（3 级）过敏；类胰蛋白酶：Tryp 9.33μg/L（0~13.5μg/L）。

诊治经过

住院后患者未再发作晕厥，变态反应科尹佳教授结合患者病情及实验室检查结果，诊断为小麦依赖运动诱发严重过敏反应，建议患者避免面食及空腹运动，常备急救药品，必要时予盐酸西替利嗪滴剂、硫酸沙丁胺醇、肾上腺素等治疗。

关于患者晕厥原因的鉴别诊断

患者为中年男性，主要表现为进食及饮酒后出现全身皮疹、心悸、低血压及晕厥，给予抗过敏治疗或休息后可以缓解。对于晕厥的鉴别诊断，参照 2009 年 ESC 的晕厥的指南，晕厥的原因主要分为三类：反射性晕厥（神经反射介导的）、体位性低血压引起的晕厥和心源性晕厥。

神经介导的反射性晕厥包括：①迷走反射性晕厥，可以由情绪改变诱发，如恐惧、疼痛、操作、恐血症或直立体位引起；②颈静脉窦性晕厥；③情景性晕厥，包括咳嗽、打喷嚏，胃肠道刺激（吞咽、排便、腹痛），排尿，运动后，餐后，其他如大笑、举重等动作④不典型晕厥（没有明显诱发因素或表现不典型）。

体位性低血压性晕厥包括：原发性自主神经衰竭（如单纯自主神经调节失常、多系统萎缩、伴有自主神经功能障碍的 Parkinson's 病、路易体痴呆症；继发性自主神经功能衰竭（糖尿病、淀粉样变性、尿毒症、脊髓损伤）；药物引起的体位性低血压（酒精、血管扩张剂、利尿剂、抗抑郁药）；血容量不足（出血、呕吐、腹泻）。

心源性晕厥包括：心律失常性晕厥，分为心动过缓性晕厥（窦房结功能异常、房室传导系统异常、置入设备功能障碍），心动过速性晕厥［室上速、室性心律失常（特发性、继发于结构性心脏病、离子通道病）］，药物诱发的心律失常；器质性心脏病（瓣膜性心脏病、急性心肌梗死或缺血、肥厚梗阻性心肌病、心脏肿瘤、心包疾病/压塞、先天性冠状动脉异常、人工瓣膜失调等）；其他疾病包括主动脉夹层、肺栓塞、肺动脉高压。

本例患者的病史可以分析出患者的每次均是在进食、饮酒后发作，最为突出的临床表现为同时出现的全身皮疹以及抗过敏疗效好，而心脏及神经的专科检查除外了能够引起晕厥的其他原因，这些都指向患者的晕厥发作是与过敏反应密切相关，即严重过敏反应导致的晕厥。

关于食物依赖-运动诱发的严重过敏反应

严重过敏反应是严重的、全身性速发型超敏反应，可由多种原因诱发，可没有任何征兆而突然发生。严重过敏反应常表现为多系统症状，可危及生命。根据美国国家过敏及感染性疾病研究院制定的严重过敏反应诊断标准，临床表现符合下列 3 条中任何一条即可诊断为严重过敏反应：①急性起病（几分钟到数小时），表现为皮肤、黏膜组织症状，例如风团、全身瘙痒、口唇水肿，伴起到阻塞（如窒息、哮喘、气管痉挛、喘鸣、呼吸峰流速降低）或血压降低及低血容量症状；②接触已知变应原后（数分钟到数小时）出现下述 3 项症状（皮肤黏膜表现、起到阻塞、血压下降或低血容量症状）中的两项及以上；或在可疑食物过敏时出现胃肠道症状（如痉挛性腹痛、呕吐）；③暴露于已知变应原后（几分钟到数小时）出现低血压。

食物依赖-运动诱发的严重过敏反应（food-dependent exercise-induced anaphylaxis，FDEIA）是食物过敏导致严重过敏反应的一种独特类型。1979 年首次报道一例进食贝类食物后运动诱发的严重过敏反应，作者将其描述为食物引起的迟发 2 型过敏反应，1983 年 FDEIA 概念被证实提出，其关键点是只在进食某些食物变应原和进食后运动这两个因素同时存在时才发生严重过敏反应，多种食物，包括海鲜、坚果、小麦、蔬菜、水果等均可导致 FDEIA，其中与小麦相关的被称为小麦依赖–运动诱发的严重过敏反应（wheat-dependent exercise-induced anaphylaxis，WDEIA）。

小麦蛋白成分复杂，包括水–盐溶性蛋白（主要包括白蛋白和球蛋白）和非水–盐溶性蛋白（主要是面筋），而面筋成分中的醇溶蛋白在 WDEIA 发病重具有重要的作用，其主要的机制有剧烈运动后体内血液重新分布，肌肉等运动器官血流量增加，血流速度加快，肠黏膜相对缺血，导致未完全消化的致敏蛋白（如醇溶蛋白）被吸收入全身血液循环，随后与血液循环中特异性 IgE 发生特异性结合，从而激活肥大细胞，引起脱颗粒，释放大量组胺，导致一系列临床症状，正常人由于体内没有特异性 IgE，故积食进食小麦后大量运动也不会诱发肥大细胞脱颗粒反应；其次剧烈运动时产生乳酸等酸性代谢产物，导致血液 pH 值减低，可能增加肥大细胞活性；此外运动还可增加核心体温，在胆碱能荨麻疹发病机制中，核心体温增加是肥大细胞等炎性细胞释放炎性介质的重要机制。

小麦依赖–运动诱发的严重过敏反应的诊断

目前尚无明确的 WDEIA 诊断标准，北京协和医院的变态反应科尹佳教授根据相关文献及本院的病例特点，初步制定了 WDEIA 的诊断标准：①在运动状态下发生严重过敏症状：皮肤瘙痒、风团、口唇及肢体血管性水肿；起到阻塞症状（呼吸困难、窒息、气管痉挛、喘鸣）；血压降低及低血容量症状（心悸、头晕、黑蒙、晕厥等）。符合上述 3 项中的 2 项及以上，可合并胃肠道症状（恶心、呕吐、腹痛、腹泻等）；②发作前 4~6 小时内曾进食小麦类食物；③通过 IgE 检测和（或）皮肤实验证实为小麦蛋白介导的速发型变态反应；④食物–运动联合激发试验阳性，或患者避免进食小麦和进食后不运动则不发病。同时符合第 1、第 2 条，可诊断为疑似 WDEIA；如找到小麦蛋白导致速发型变态反应的证据，即同时符合第 1~3 条，可诊断为高度疑似 WDEIA；在此基础上，同时符合第 4 条，可临床诊断 WDEIA。

最近的研究发现，对致敏食物抗原决定簇进行检测是诊断 WDEIA 的一种安全而有效的方法，同时检测 ω-5 麦胶蛋白和大分子的麦谷蛋白，其敏感度和特异度可以分别达到 97% 和 98%。

本例患者的临床表现符合 WDEIA 的标准，但并不是所有发作都是在运动后产生，其主要是在饮酒后发作，考虑到大量饮酒后亦可以导致血液在体内的重新分布，进而导致肠黏膜相对缺血，故仍考虑患者诊断 WDEIA 相对明确。但患者之所以在起病多年后才能就诊表明 WDEIA 的诊断非常困难，分析其主要原因有：①只进食小麦类食物而不运动或运动前 4~6 小时避免进食小麦类食物食入均不会引发症状；②发作距进食时间可为 30min 至数小时，时间跨度很大，导致患者很难讲两者结合起来考虑，而容易将发作与其他不相关因素关联起来；③小麦是我国北方广大地区的主食，患者日常生活中经常使用，但仅在少数情况下才发病，出现严重休克反应后再次进食小麦不一定会诱发症状，因此给患者带来极大的困惑；

④起病缓急和发作的严重程度与进食量、运动量、运动时间相关。诱发症状的小麦进食量和运动量、运动时间相关，诱发正传的小麦进食量和运动量因人而异，运动量较大时，症状发作越快且越严重，少量进食小麦类食物后轻微运动可无任何症状或仅引起荨麻疹，而不引起过敏性休克。所以诱发条件各异也给诊断带来了诸多困难。

小麦依赖-运动诱发的严重过敏反应的治疗

食物过敏在进食后越早发生，过敏症状越严重，如全身瘙痒、荨麻疹、红斑、血管性水肿症状同时合并任一重要器官症状时，应立即注射肾上腺素，皮质激素可预防过敏性休克迟发相，也可改善患者的临床症状。

由于大部分患者不具备专业急救知识，反复发作性休克，尤其是反复发作的晕厥往往给其造成巨大的心理恐慌，因此对患者进行必要的急救知识培训和随身携带备用急救药物是非常必要的。对轻微体力活动后及诱发症状者，建议避免进食小麦类药物；对仅在剧烈运动后后发作者，建议其空腹运动（运动前 4~6 小时避免进食小麦类食物），并随身备用急救药物。

本例患者诊治的思考

患者为中年男性，因反复晕厥至心内科就诊，分析病史发现患者的晕厥与心源性晕厥、体位性低血压性晕厥均不同，发作时多在进食或饮酒后发生，而且伴有明显的全身皮疹、低血压等过敏性疾病表现，而且给予补液及抗过敏治疗有效，所以经过对心源性、神经介导晕厥及体位性低血压性晕厥的常见原因的常规检查，在排除了上述原因引起的晕厥后即将原因锁定在过敏性疾病所致的晕厥。对于过敏反应引起的晕厥，目前患者认知程度很低，在协和医院诊断的 15 例 WDEIA 患者的调查发现，86.7% 的患者认为面食与症状发作不相关，73.3% 的患者认为运动与发作不相关；当确诊是食物导致的过敏反应后，也几乎没有患者意识到小麦诱发的；这就极大地影响了此类疾病的诊断和给予患者及时、正确的治疗。

对于心内科医生而言，晕厥的诊断一直是临床过程中常见而又相对棘手的问题，除了常见的心源性因素，其他病因的诊断要求临床医生要首先从患者的病史中入手，从蛛丝马迹中发现可疑的端倪，并依托其他科室的协助和丰富经验，快速而有效的诊断，避免患者继续迷茫在反复晕厥的痛苦之中。

参 考 文 献

1. Cianferoni A, Muraro A. Food-induced anaphylaxis. Immunol Allergy Clin North A, 2012, 32（1）：165-195.

2. 尹佳，文利平. 小麦依赖-运动诱发的严重过敏反应：15 例病例分析. 中华临床免疫和变态反应杂志，2010，4（1）：26-32.